汉竹编著·健康爱家系列

调理月经 暖养子宫

气色好百病消

谢文英 陈晓辉 / 著

江苏凤凰科学技术出版社
全国百佳图书出版单位
·南京·

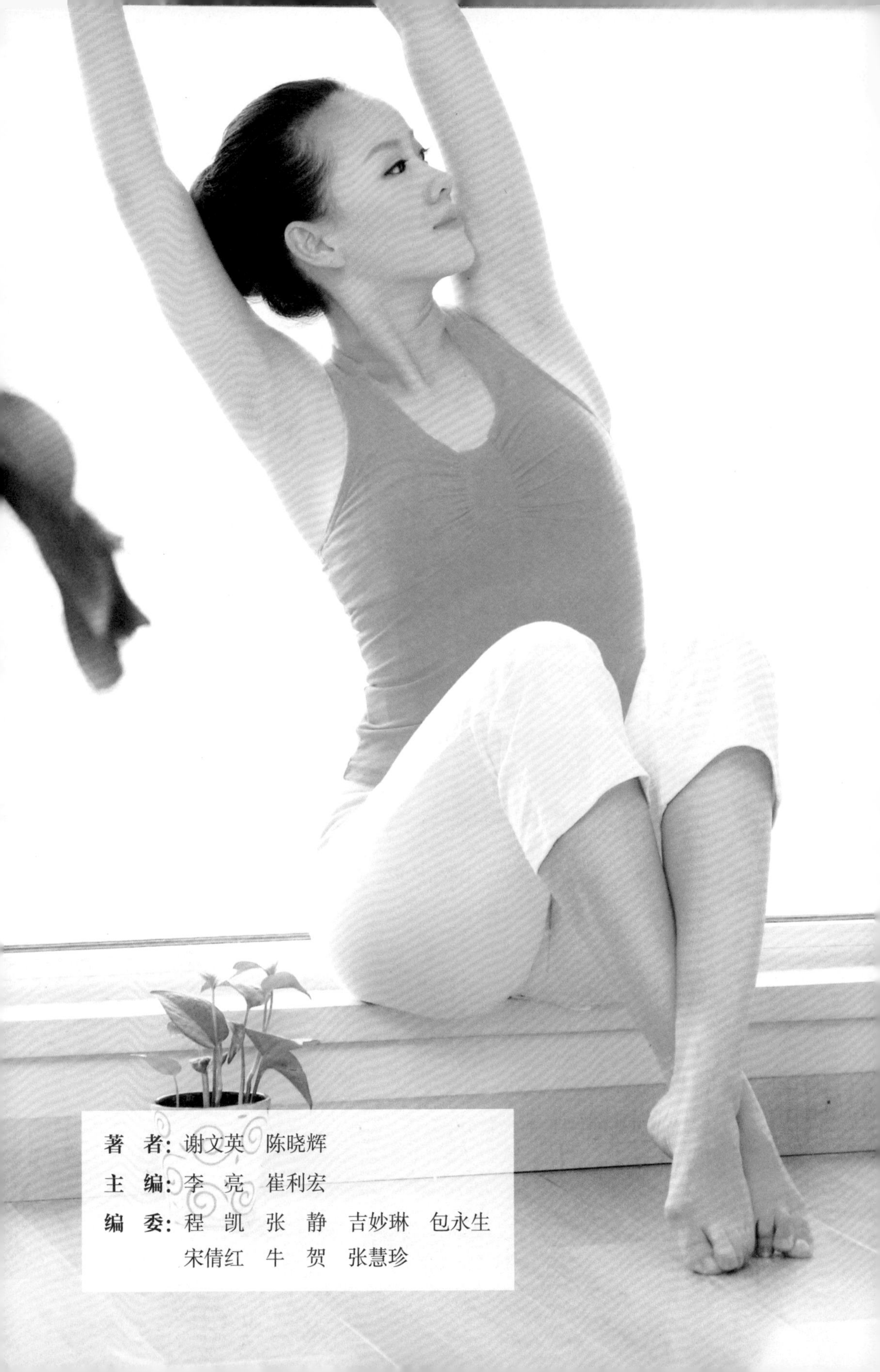

著　者：谢文英　陈晓辉

主　编：李　亮　崔利宏

编　委：程　凯　张　静　吉妙琳　包永生　宋倩红　牛　贺　张慧珍

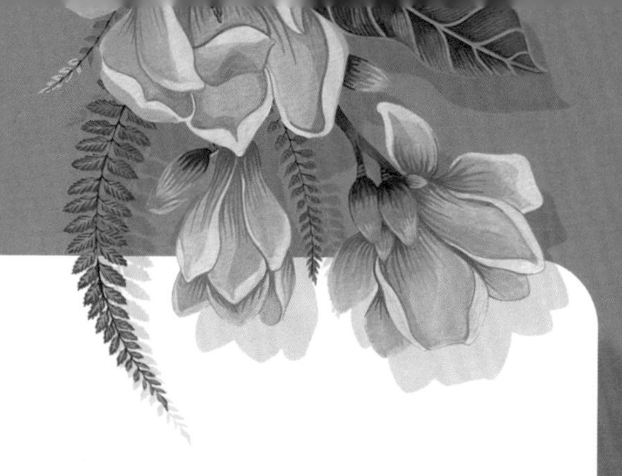

导读

乳房摸着有硬块，有时又胀又疼怎么办？

外阴瘙痒，白带发黄有味，经期不规律，这些怎么调？

……

现代女性大多背负着工作和家庭的双重压力，身体很容易出现问题，月经不调、乳腺增生、阴道炎、盆腔炎等，困扰着很多女性。女性需要了解一些养护知识，注意日常调理身体，才能时刻保持良好状态。

为了女性的健康美丽，保养身体、防治疾病就显得尤为重要。本书涵盖了月经、白带、乳房、子宫、卵巢、孕产 6 大方面的内容，不仅为女性科普一些养护知识，还结合病因、病症分析，给出了饮食、穴位、生活等多方面的常见病调理方法，让保养身体不再犯难。此外，本书还对困扰女性的脱发、色斑、痘痘、更年期综合征等问题，也给出了病因分析和调理方法，教你从根源上解决这些麻烦。

女人，如果你真的爱自己，多了解一些女性健康知识，少走一些弯路，请翻开此书，为自己的健康投资，也为自己的幸福保驾护航！

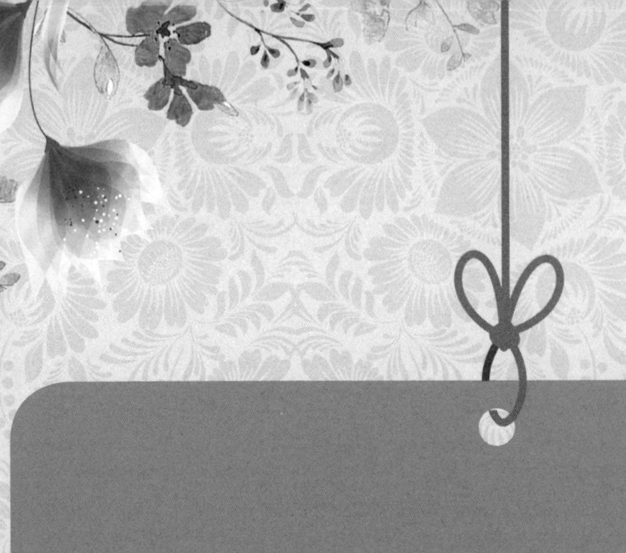

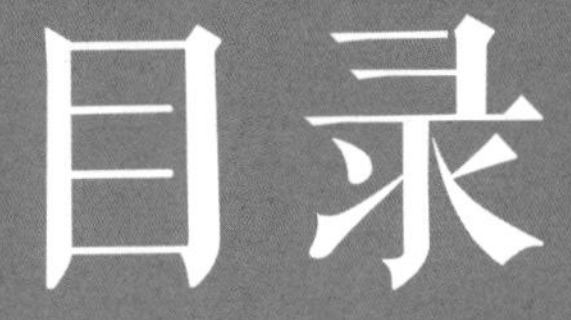

目录

第一章

调好月经，健康的女人才美丽

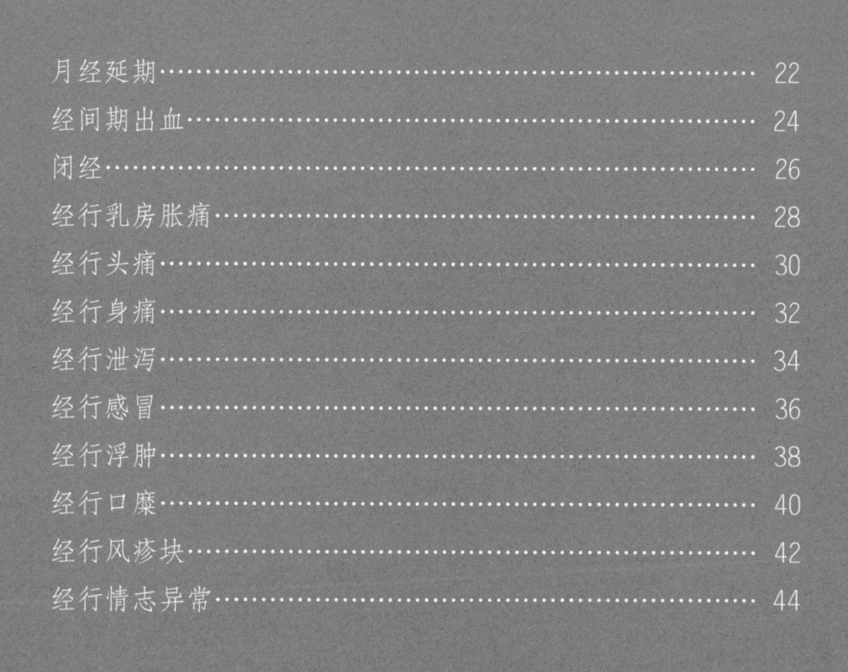

第二章

女性出现白带异常，不容小觑

第三章
呵护乳房、子宫、卵巢，女人美到老

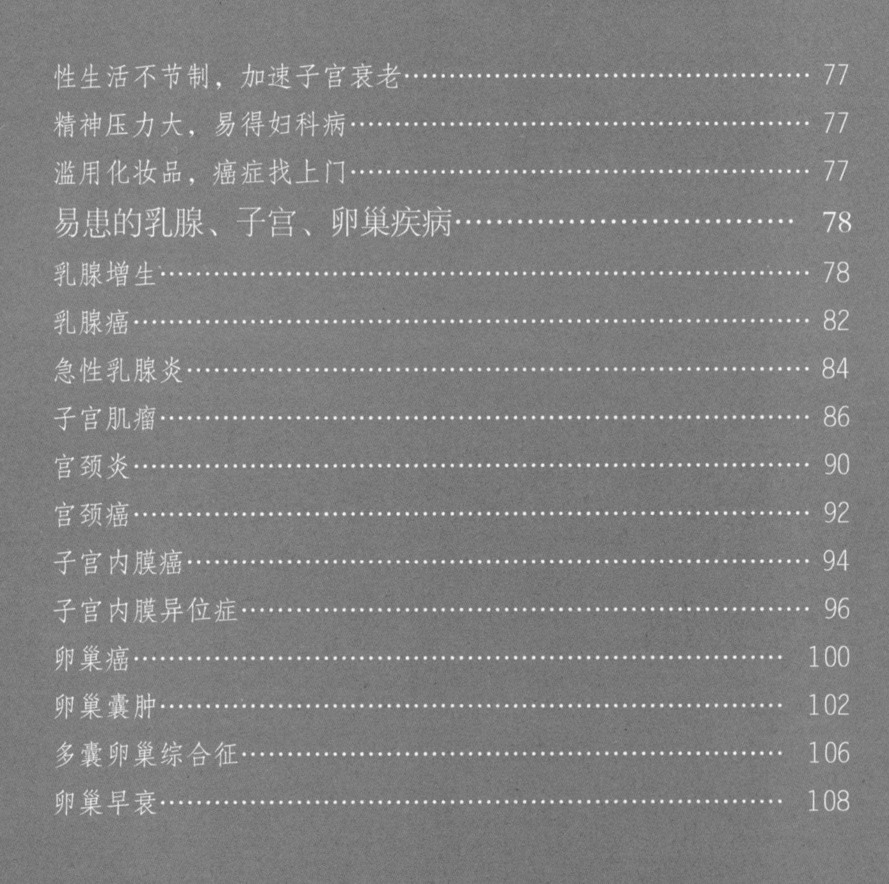

第四章

聊一聊那些发生在女性身上的常见问题

第五章

孕前、孕期、产后这样做，让你怀得上，生得下，恢复快

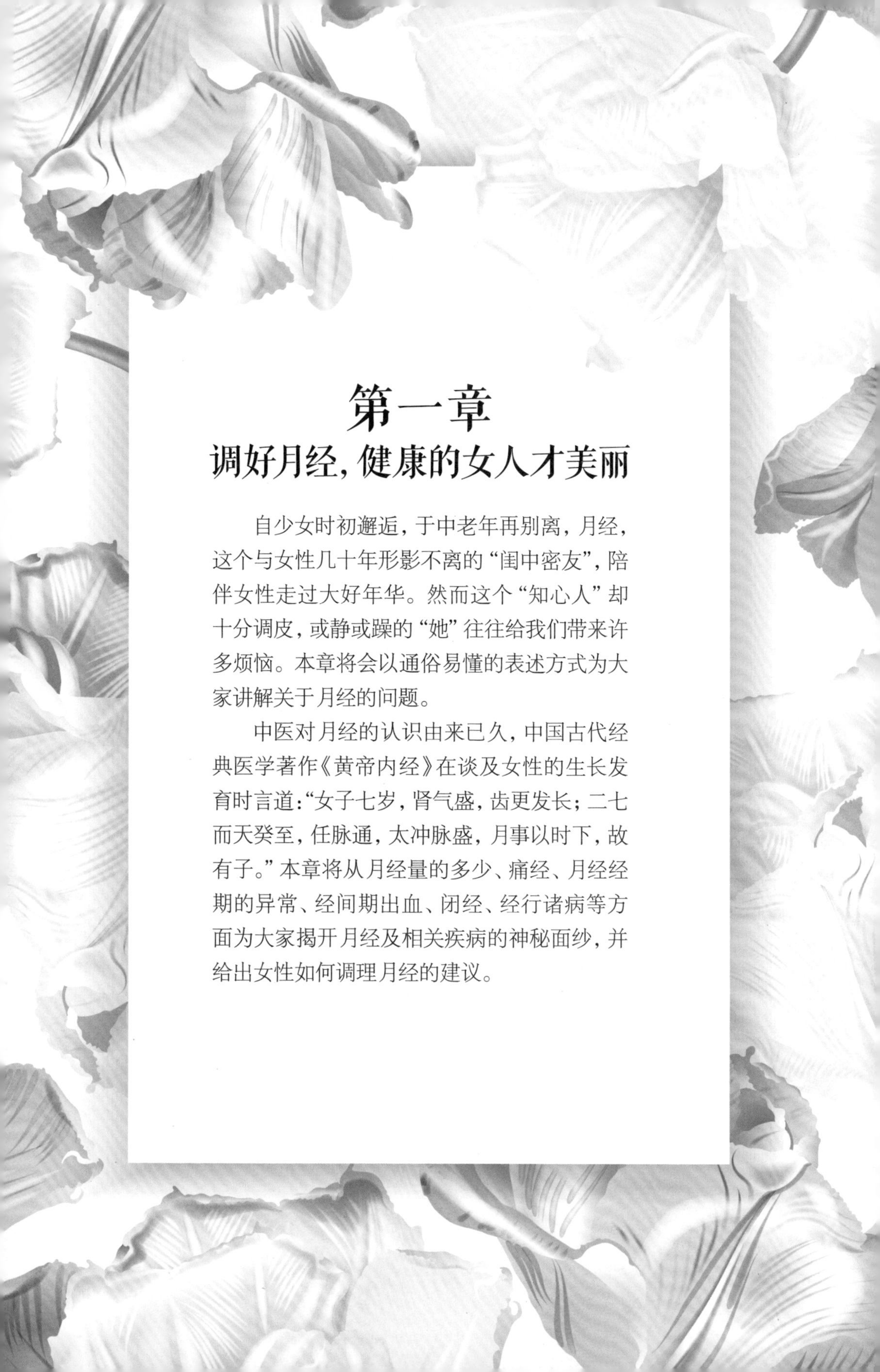

第一章
调好月经，健康的女人才美丽

自少女时初邂逅，于中老年再别离，月经，这个与女性几十年形影不离的“闺中密友”，陪伴女性走过大好年华。然而这个“知心人”却十分调皮，或静或躁的“她”往往给我们带来许多烦恼。本章将会以通俗易懂的表述方式为大家讲解关于月经的问题。

中医对月经的认识由来已久，中国古代经典医学著作《黄帝内经》在谈及女性的生长发育时言道：“女子七岁，肾气盛，齿更发长；二七而天癸至，任脉通，太冲脉盛，月事以时下，故有子。”本章将从月经量的多少、痛经、月经经期的异常、经间期出血、闭经、经行诸病等方面为大家揭开月经及相关疾病的神秘面纱，并给出女性如何调理月经的建议。

女性特有的生理现象——月经

中医把月经称为“月水、月信、月事”，认为月经与“月相”有关。这里说的“月相”，也就是月亮的阴晴圆缺。太阳影响人体内属阳的物质，月亮影响人体内属阴的物质。

用现代医学解释，月经就是一个生理循环周期，而且是处在具有生育能力阶段的女性所特有的一种生理现象。

月经周期四部曲

有些女性是从月经结束时开始计算月经周期的，这其实是不对的，应该从月经来的当天开始算，大家一定要注意这一点，以免就诊时影响医生的判断。

还有些女性认为，月经周期只是经血排出的那短短5~7天而已，这其实也是不对的。月经周期应是指从经血排出的第1天到下次经血再来的这段时间，一般在22~35天的范围内属于正常的生理周期。月经周期是由下丘脑、垂体和卵巢这三者所分泌激素之间的相互作用来调节的，包含4个时间段：月经期、卵泡期、排卵期和黄体期。

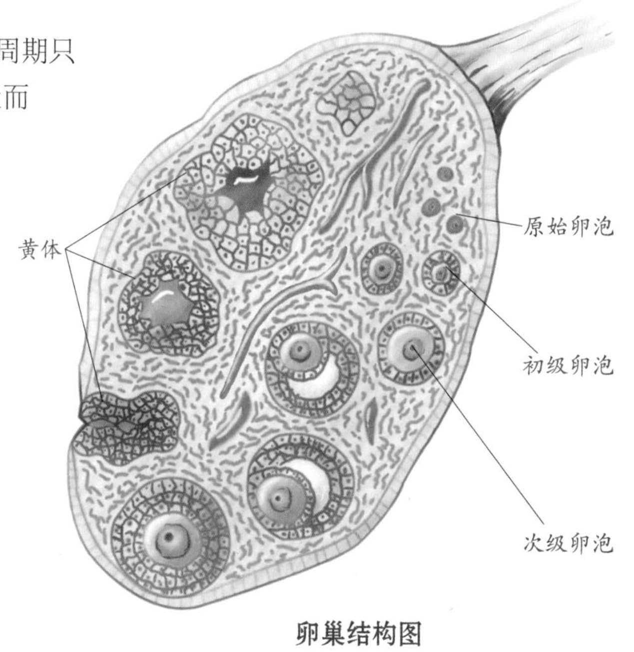

卵巢结构图

月经期

在没有怀孕的情况下，月经出血的天数一般是 3~5 天，若超过 8 天或不到 2 天，都属于异常现象。

月经期女性的雌性激素和黄体素分泌量都会下降，体温也会变低，因此要特别注意保暖。不要吃寒凉的食物；洗完头发后马上吹干；月经期抵抗力较弱，要正常作息，不要熬夜；还应注意下腹部保暖，并进行适度且缓和的运动；饮食要均衡，这些都有助于减轻月经期不舒服的症状。

卵泡期

卵泡期是指行经期结束到排卵期的这段时间。这个时期身体会分泌大量雌性激素，以刺激子宫内膜的增生，使卵泡发育成熟从而能顺利进入排卵期。这时候女性的身心维持在一个稳定且平衡的状态。饮食上宜多摄取一些含铁的食物，如红枣、葡萄干、菠菜、牛肉、黑木耳、樱桃等，可以补血。

排卵期

一般月经来潮后的第 14~15 天为排卵日，排卵日及其前后各四五天共 9~11 天为排卵期，又称为受孕期。排卵后的卵巢因为受到脑垂体的作用，会分泌大量的黄体素，让子宫内膜变得更为肥厚，以便受精卵能够顺利着床。计划怀孕的女性，可通过预测排卵时间进行备孕，相反，不打算生育者就要注意避孕。

排卵日前 4 天，子宫处于低温期，子宫虚寒的人可用肉苁蓉来温补肾阳。排卵日后 4 天，子宫处于高温期，下巴容易长痘者，可以煮一些玄参茶来滋阴降火。

黄体期

黄体期为排卵期后到月经来潮的前一天，当这个阶段告一段落，女性的身体就会展开又一次的月经周期循环。

女性在月经周期的第 14 天排卵之后，由卵泡转变成的黄体开始分泌黄体素，到月经周期的第 21 天，黄体素的分泌达到最高峰，如果卵子未受精，黄体素就会逐渐减少，这种激素的变化就会引起情绪烦躁、焦虑紧张、水肿、头痛等“经前综合征”。直到月经再次到来，基础体温会随之降下来，这些症状也会缓解。通常在黄体期，大部分女性食欲会增强，这是激素的作用，要适当控制饮食，避免发胖。

月经异常可能是怀孕或某些疾病的信号

月经是女性与生俱来的特殊伙伴，是女性的专属闺密，它的重要性不言而喻。若发现月经不正常，可能是怀孕或某些疾病的信号，要引起注意。

月经迟迟不来可能是怀孕的信号

若是处于育龄期的已婚女性，按以往月经规律，超过 10 天没来月经，首先要考虑是否怀孕。此时应到医院做进一步的检查，并采取相应的措施。

月经不正常可能是疾病的信号

女性年满 18 岁，月经尚未来潮者称为原发性闭经；月经来潮后再出现停经 3~6 个月或 6 个月以上者称为继发性闭经（不包括妊娠、哺乳、绝经所致的闭经）。若出现这些闭经的情况，就要注意检查是否有生殖道闭锁、先天性无子宫或子宫发育不良、卵巢肿瘤、脑垂体肿瘤或功能低下、内分泌疾病等。除此之外，月经持续时间、经量、伴随症状等的变化也是发现和诊断很多疾病的重要线索。

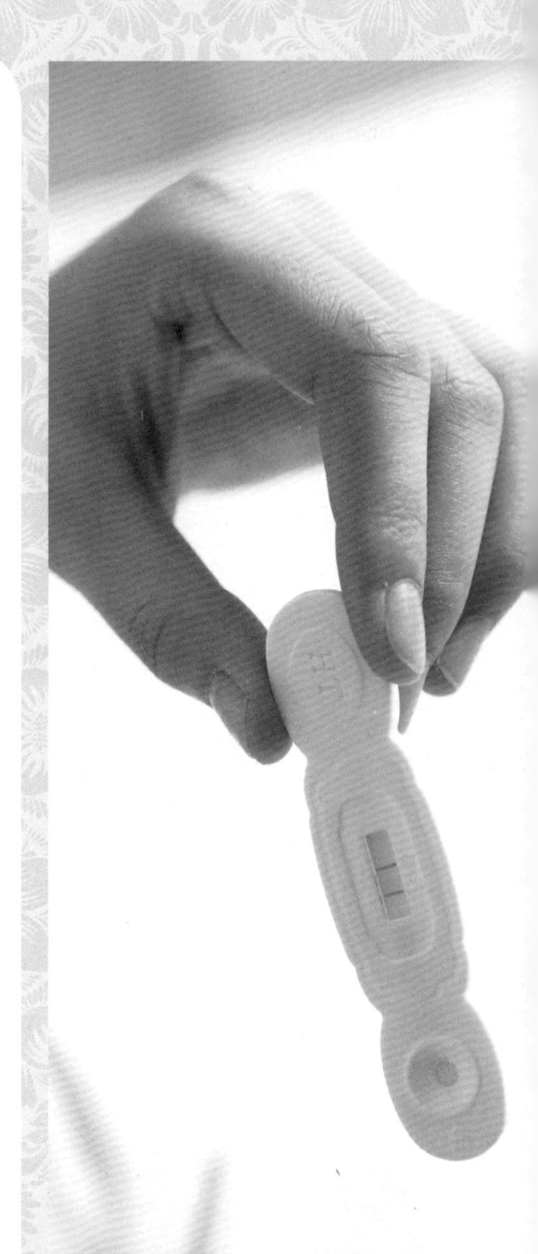

一般来说，如果验孕棒只出现一条对照线，表示没有怀孕；出现两条线，即对照线和检测线都显色，且检测线明显清晰，表示已经怀孕。

你的月经正常吗

正常的月经有其规律性，每个月在固定的时间出现有规律的阴道流血，称之为月经。那么我们如何判断月经是否正常呢？可以从月经颜色、月经量和月经周期这三个方面来判断。

月经颜色

月经颜色简称经色，一般呈红色或暗红色。若出现紫黑色或伴有黑色血块，或出现淡红色，则属于不正常。

月经量

月经量的多少因人而异，正常月经量为30~50毫升，以每天湿透3~5片卫生巾为准。若每次的月经量少于30毫升，并连续3个月达不到30毫升，则考虑月经量过少；若每天的月经量正常，但经期只有1~2天，这也是月经量减少的一种表现。而月经量达到80毫升以上，则考虑月经量过多。

月经周期

月经来临第一天作为月经周期的开始，两次月经来临第一天的间隔时间称为一个月经周期，一般正常周期为22~35天。

月经期一般无特殊症状。少数人可能会有全身不适、水肿以及腰骶部沉重或下坠感、困乏、乳房胀痛和手足发胀等症状；个别可有膀胱刺激症状，如尿频、尿急；神经系统轻度不稳定症状，如头痛、失眠、精神抑郁或易激动；有的还有胃肠功能紊乱，如恶心、呕吐、便秘、腹泻等。这些症状与盆腔瘀血及神经体液调节功能的改变有关，一般不会很严重，月经过后自然消失。如果月经过后这些症状还持续存在或者异常严重时，请尽快就医，做进一步检查诊断，及时医治。

月经不正常？分清证型再调理

很多女性在经期常常感到手脚冰凉、小腹疼痛，用热水袋敷在小腹处就会感觉很舒服；也有很多人认为经期要多吃红枣、龙眼等滋补类的食物，其实这种调理方式只适用于那些气血亏虚的月经不调女性。如果是血热型的女性，吃了这些滋补类的食物，不但不能解决问题，还会导致相反结果。所以，当我们要调理月经时，首先就要正确分辨自己的月经不调属于哪种类型，才能对症调理。有些月经不调的分型界限不是特别清楚，这就需要我们仔细观察身体的其他变化，综合分析，或在看病时能够详细地讲述给医生听，医生才能对症施治。下面就带大家认识一下月经不调的分型。

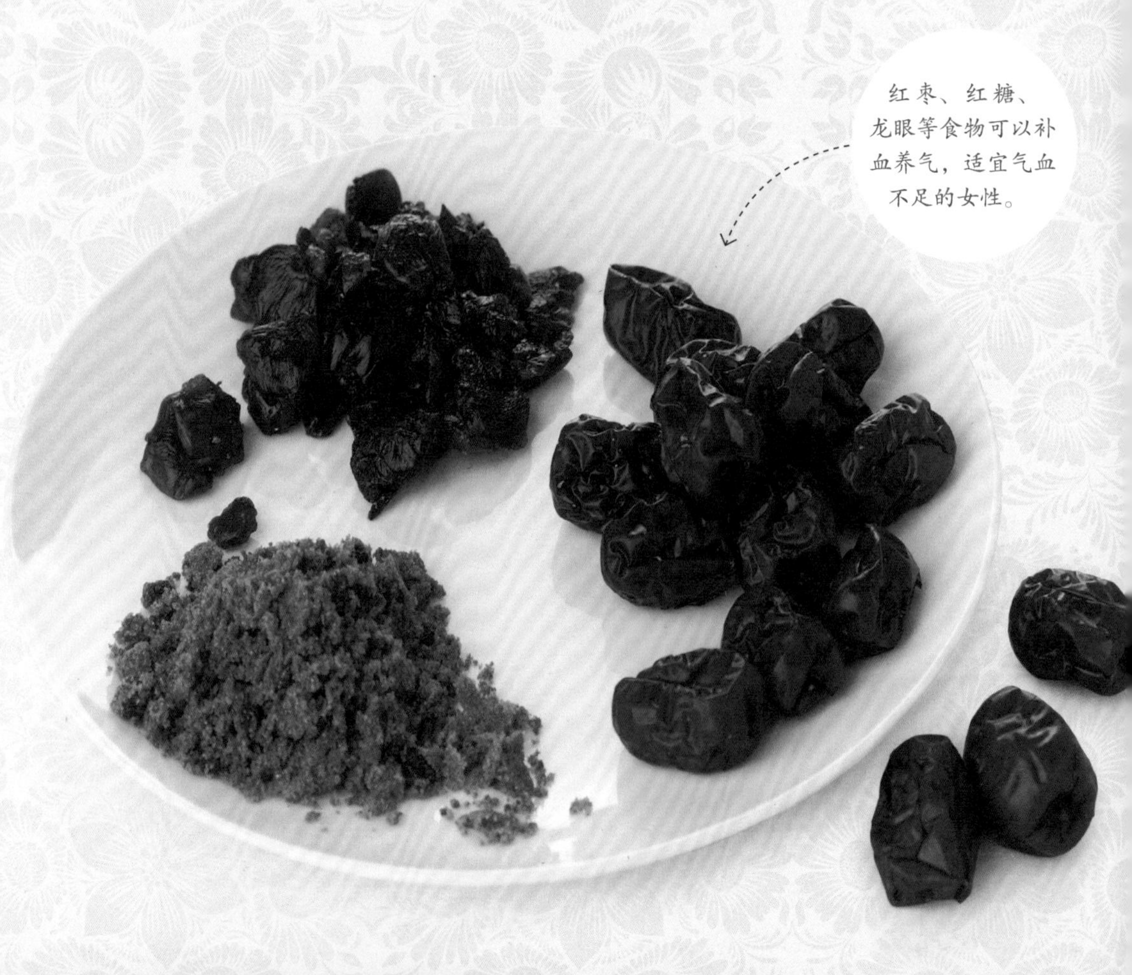

红枣、红糖、龙眼等食物可以补血养气，适宜气血不足的女性。

月经不调的证型表

证型	症状	调理
气血亏虚型	月经周期多延后，量少，色淡，质稀；头晕眼花，心悸怔忡，面色萎黄，小腹空坠；舌质淡，苔薄白，脉细	经期后饮食宜补血调经，在脾胃可以承受的情况下多吃补血的食物，可以早晚吃 2~3 颗红枣。注意，应在月经结束后再进补
痰湿型	月经周期延后，量少，色淡红，质黏腻如痰，形体肥胖，胸闷呕恶，带下量多，色白，质黏腻；舌质淡，舌体胖，有齿痕，苔白腻，脉滑	适当吃一些祛湿化痰的食物，如经期后可用陈皮、茯苓、白扁豆等煮水喝或与瘦肉煲汤同食
血寒型	月经周期延后，量少，色暗，夹血块；小腹冷痛，得热痛减，畏寒肢冷；舌质暗淡，苔白，脉沉迟	可吃一些温经散寒的食物，如生姜、干姜、红糖等
血热型	实热者月经周期多提前，量多，色深红或紫红，质黏而稠；舌质红，苔黄，脉滑或洪数。虚热者月经周期多提前，月经量不多，色鲜红，质稠；舌质红，少苔或无苔，脉细数	实热者平时可吃莲藕、芹菜等清热的食物；虚热者平时可以喝一些用生地黄、玄参、牡丹皮等清虚热的中药材煲的鱼汤或老鸭汤
肾虚型	肾气虚者月经淋漓不尽，带下清稀量多；小便频数清长，夜尿多；气短，动则喘甚；舌淡白，脉细弱或沉弱。肾阴虚者月经量少，月经周期多提前，经色鲜红；咽干口燥，失眠多梦；舌质红，苔少，脉细数。肾阳虚者月经量少，月经周期多提前；畏寒肢冷，腰以下为甚；舌质淡，舌体胖，苔白，脉沉弱而迟	肾气虚者经期不宜进补，要注重经期后补气，可用人参、黄芪、党参等补气之品炖鲈鱼、山药等食用；肾阴虚者可用沙参、麦冬、玉竹等滋阴药材煲鱼汤或老鸭汤；肾阳虚者可以多吃韭菜、核桃、黑芝麻等来补肾壮阳

月经病这样调，气色好不显老

月经量减少

月经量减少是指月经的出血量1个月少于30毫升，且连续3个月都达不到30毫升。有些人每天的月经量正常，但经期只有1~2天，也属于月经量减少的表现。

月经量减少的病因

导致月经量减少的主要原因有：精神因素、过度减肥、内分泌失调、子宫病变及人流手术等。

数千年前，中医就认识到精神因素对人体的影响，如“思伤脾”“思则气结”，而月经量减少，就是忧愁思虑伤了脾胃，造成气血不足或停滞。子宫就像一个活水池，只有储存一定量的血液才能保证月经量的稳定，如若子宫缺血了，到了经期月经量也就会随之减少。

月经量减少的危害

月经量减少不仅会引发一些疾病，严重的还会导致不孕。

◎可能会引起色斑、暗疮，影响容貌。因月经量少而导致的这些色斑、暗疮，不是护肤品能解决的，因为这可能是机体病变的反映。如果不及早诊治，可能会影响身体健康。

◎月经量少可能是妇科炎症的一种表现。月经量少，颜色黑，还可能会导致一些疾病，如月经性关节炎、皮疹、月经性牙痛、月经性哮喘、子宫内膜异位症、宫颈炎等。

◎月经量少可引发头痛。这是因为月经前后血清中雌二醇浓度降低，引起颅内外血管及子宫血管对某些因素更加敏感，并引起血管张力的变化，进而导致头痛。

◎月经量少有可能会导致不孕。

减肥和月经也息息相关，有些女性拼命地节食，往往会引发月经不调，反过来又会导致肥胖，因为月经与体内脂肪代谢关系密切。临床观察发现，不少肥胖患者，在合理减肥的同时，也治愈了多种月经疾病，而有些月经不调的患者在治愈后，身材也变得更加匀称和健美了。所以当女性月经量逐渐减少时，节食减肥者应停止减肥，加强营养，直到恢复健康。否则不仅达不到目标，而且会继续损害健康。

子宫病变，如先天性子宫发育不良、子宫内膜结核、子宫内膜炎症、宫腔粘连等，也可引起月经量减少。常见的月经量减少原因还包括人工流产术。随着社会的发展，人工流产术成为女性终止妊娠的主要手段。女性的子宫内膜分为基底层和功能层，基底层就像是土壤，功能层就像是从土壤中长出的植物。以前做人工流产的方法一般是刮宫，但是刮宫的时候连基底层也给刮走了，所以无论之后怎么“施肥”，都不能使没有土壤的地方长出植物。子宫内膜破损后，内膜的面积减少了，月经量也就减少了。破损的内膜处只有子宫肌肉，肌肉相互粘连，使子宫变形，就容易导致不孕。

现在还有一种人工流产的手术，是负压吸引术，胚胎就像种在子宫内膜这片土壤中的种子一样，要想彻底清理胚胎，就要用负压吸管吸走种子，这片土壤势必会有损伤。不过这种人工流产手术，一般只破坏功能层，还可以通过基底层来修复，但是刮宫所造成的基底层损伤就很难修复了。

人工流产可归属为中医“堕胎”“小产”病的范畴。《黄帝内经·素问》中写道：“人有所堕坠，恶血留内”，说明人工流产不只是伤了元气，也会有瘀血存留在身体内。有一句老话叫“恶血不去，新血不生”，由此可以看出小产的危害甚大。

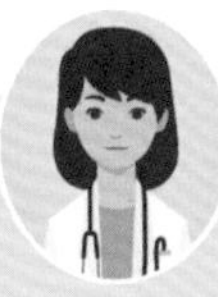

谢老师
开讲啦

月经量少会影响怀孕吗？月经的情况跟人的年龄、身体素质有关，只要能够正常排卵，无其他疾病，月经量少一般是不影响怀孕的，少数严重者可能会影响怀孕。月经量少的人最好到医院进行检查，看子宫和输卵管的情况后才可以判断是否影响怀孕。

月经量减少的调理

“保证充足的睡眠时间，调整好心态，劳逸结合，培养一些兴趣爱好，不要过度减肥，多吃含铁食物等是防治月经量减少的有效措施。”

月经量减少如何调理

当女性长期月经量减少时，一定要引起重视。因为从月经量减少到卵巢早衰的病程为6个月到6年，所以一定要认真调理，情况严重的要及时就医。

女性应以血为本，以肝为先天。子午流注时刻表中表明丑时是肝经主令，此时正是肝脏排毒的重要时刻。丑时是夜里的凌晨1点到凌晨3点，《黄帝内经·素问》言:“卧则血归于肝。”假如丑时不进入睡眠，而是精神亢奋，焚膏继晷，就会导致血无处可归，造成血虚、血液运行不畅等问题。凡此种种，女性都容易出现月经量减少并患上相关疾病，伴随有皮肤干燥、发黄、粗糙、暗淡、长斑和长痘等皮肤病症。熬夜伤了阴血所致的月经量减少难治难调，还要靠长时间的生活调理为主。女性月经量正常与否，是女性健康与否的一个重要判断依据。

女性在日常生活中要保持良好的心态，有些时候，心理上的压力，也会导致月经异常。所以女性朋友，为了自己的健康，一定要调整好心态，保持愉快的心情，不要把烦心的事放在心里，让自己轻松起来，心情好了，气机通畅了，整个人都好了，因此保持良好的心态非常重要。

此外，行经时不要太劳累，过度劳累会影响新陈代谢。在闲暇时间可以看看电视、逛逛公园、自驾游、培养一些爱好等，要学会享受生活。我们都知道科学家爱因斯坦，发现相对论的他，每天都苦思冥想，但他有拉小提琴的爱好，每当身体困乏时就会打开琴匣，演奏一曲，这样不仅可以陶冶身心，也驱散了劳累对身体的损伤。

饮食调理月经量减少

月经量减少主要是由于气血亏虚引起的，所以调理原则应以补气养血为主，多吃一些富含铁的食物，忌吃辛辣刺激和生冷寒凉类食物。而对于减肥或熬夜引起的月经量减少，要调整饮食和作息，保证充足的睡眠，才有利于月经量恢复正常。

合理的饮食对于月经量减少的调理十分重要，食有健康、食有营养，气血才会化生有源。

▶ 平时应该多吃些富含铁以及具有滋补作用的食物，比如乌鸡、羊肉、深海鱼、虾、黑木耳、海参、胡桃仁、红枣等。

▶ 对于脾胃不好的女性，应先调整饮食，吃有利于消化的食物。便溏的情况下可在粥里加入适量铁棍山药。

▶ 忧愁思虑导致的月经量减少可以在平时多吃一些香蕉、苹果来舒缓情绪。

▶ 易上火的女性要多喝白开水，注意清淡饮食，保养脾胃，并控制好情绪。

▶ 熬夜导致的月经量减少，要保证充足的睡眠，还可以偶尔喝一些四物汤或当归甲鱼汤。

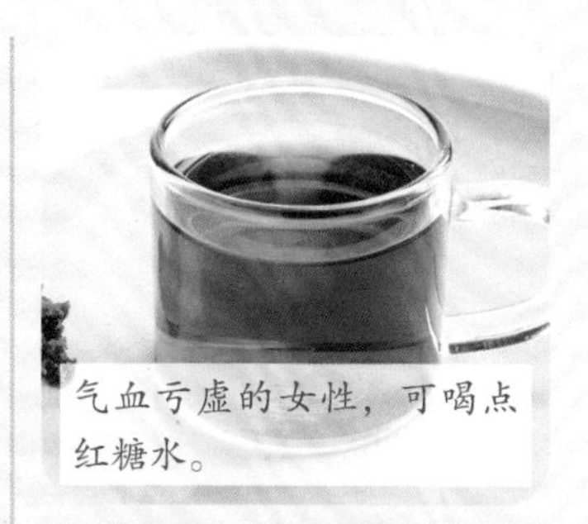

气血亏虚的女性，可喝点红糖水。

喝杯热饮 月经期间，身体不适，喝杯热糖水，吃点甜食，可以帮助女性减轻紧张情绪、顾虑，轻松的心情和愉悦的情绪，有助于缓解不适。如果疼痛难忍，可以通过中医调理方式进行缓解。

人参乌鸡汤，可补气生血

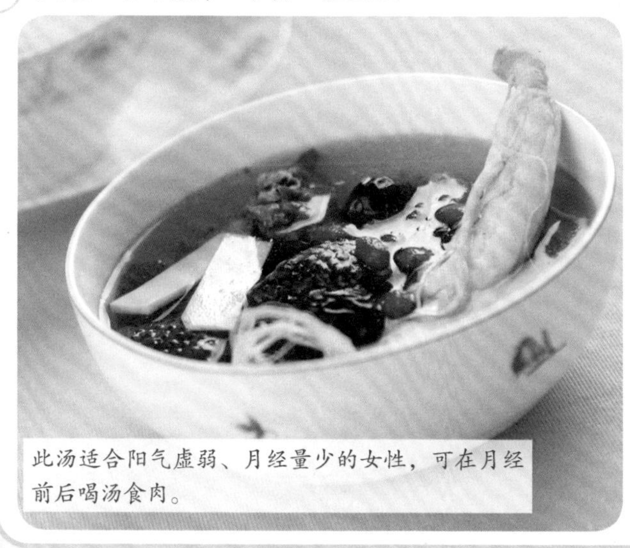

此汤适合阳气虚弱、月经量少的女性，可在月经前后喝汤食肉。

人参 50 克，乌鸡 250 克，生姜 15 克，盐适量。将乌鸡去内脏洗净后，入沸水氽一下，去除血水。生姜洗净，切片；将人参与乌鸡一起放入锅中，加适量水和盐，放入姜片，炖至熟烂即可。此汤可大补元气，补气生血，促进子宫内微循环，有改善月经量少的功效。

月经量过多

月经量过多，是指月经出血量每月在 80 毫升以上。女性行经时可以留意卫生巾的使用量，如果换一次卫生巾很快又湿透，或者每次月经期用较多卫生巾，就属于月经量过多。

不同证型月经量过多症状表现

月经量过多的女性，会有明显的心悸、乏力、腰酸腿痛、失眠多梦、精力不足、面色苍白、身体虚弱、免疫力低下等表现。不同证型会有一些不同的表现。

◎**气虚型：**经行量多，色淡红，质清稀，神疲肢倦，气短懒言，小腹空坠，面色苍白，舌淡、苔薄，脉细弱。

◎**血热型：**经行量多，色鲜红或深红，质黏稠或有血块，伴口渴心烦，尿黄便结，舌红、苔黄，脉滑数。

◎**血瘀型：**经行时间延长，量或多或少，经色紫暗，有血块，小腹疼痛，舌紫暗或有瘀点，脉弦涩。

月经量过多大多是由排卵型功能失调性子宫出血引起的。多见于育龄期女性，也可见于人工流产后、安放宫内节育器后的前几个月。

月经量过多的病因

中医认为月经量过多可以分为气虚型、血热型和血瘀型三个证候。如若身体虚弱，饮食失调，过劳久思或大病久病，都会导致脾气虚弱，不能统血，血就会随经而泄，此为气虚型；嗜食辛辣肥甘，生活、工作压力大，易致肝郁化火，迫血妄行，此为血热型；小产感邪或不洁房事，或心情郁闷，致气滞血瘀而成月经量多，此为血瘀型。

人工流产也是导致月经量过多的重要原因。这是因为术后经过一段时间的调养，月经会复潮，月经量可能出现较大的变化，很多人由于前期子宫还没有完全恢复好，在月经复潮的时候会出现经量增加的症状。人工流产后，子宫内膜有创伤，在较短的时间内不能完全修复，很可能在一段时间内月经量会比之前多。

另外，一些妇科疾病，如子宫肌瘤、子宫内膜异位症、子宫腺肌症等也会引起月经量增多、经期延长等症状，要注意观察，及时就医。

血液系统疾病同样会引发月经量增多，如白血病、再生障碍性贫血、血小板减少、恶性贫血等。若长期月经量过多，且经妇科医生调理无效，应考虑是否患有血液病，不可掉以轻心。

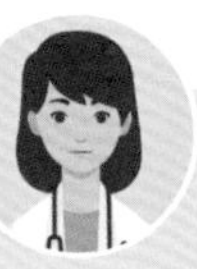

谢老师
开讲啦

月经量过多的女性，往往会有明显的贫血现象，在生理期过后，常会有心悸、全身无力、腰酸腿痛、失眠多梦的症状出现，平时也容易感冒和疲劳。可在平时适当补充铁质，预防贫血的发生，或是通过食物补充铁质。

保持心情愉悦也能保护子宫

长期悲观的情绪会影响身体内分泌，也会对子宫造成一定影响，从而引起月经异常，所以保持心情愉悦也是在保护子宫。

月经量过多如何调理

适寒暑，节饮食，保证充足的睡眠，工作中劳逸结合，这些生活细节是调理月经量过多的有效手段，大家切不可忽视。月经量过多的女性也要适当地节房事、少欲望，防止冲任损伤、肾气不固，否则症状加重变成崩漏，可能危及生命。

月经量过多一定要引起重视，长期的月经量过多可能会造成贫血，严重影响身体健康。

月经量过多、持续时间过长或淋漓出血都属于子宫不规则出血的典型症状。一般有两种诱发原因：一是器质性病变，也就是子宫内部病变，诸如子宫肌瘤、子宫内膜异位症等；另外一种原因是内分泌失调。

精神紧张、气候变化、营养不良、代谢紊乱等多种因素都可造成内分泌功能紊乱，从而导致月经量过多。

高强度的辛苦劳作，过于亢奋的精神状态也是导致月经量过多的重要原因。有的人兢兢业业，一直让自己的精神处于紧张状态，即使病了也不肯休息，就容易导致月经量过多。如果长期月经量过多会导致贫血，也有可能引发失血性休克。不要过于忙碌，也不要过度思虑，更不要废寝忘食，要有效地控制住自己的情绪，虽不至于做到“泰山崩于前而色不变”，也要能放下包袱，看淡过往。

心态上要注意自我调节，消除恐惧心理，避免不良刺激，保持愉快的心情和乐观的情绪。女性一定要懂得保养自己，特别是经期，因为经期的女性是很虚弱的，保养好身体，保持月经正常，女性才会越发美丽动人。

“避免忧思郁怒，劳逸结合，合理膳食，节育和节欲，保证睡眠充足等是预防和调理月经量过多的有效方法。”

调理宜活血化瘀、补气摄血

月经量过多的 3 种证型调理方法：气虚型应以补气摄血为主；血瘀型应以活血化瘀为主；血热型应以凉血止血为主。可通过饮食疗法和穴位疗法配合调理，效果更好。

平时的饮食应以清淡、易消化、有营养为主；不宜暴饮暴食或过食肥甘油腻、生冷寒凉、辛辣香燥之品；要荤素搭配，多吃些含铁丰富的食物，如菠菜、西红柿、瘦肉、鸡肉、动物肝脏等。

▶ 气虚型应选择黄芪、党参、西洋参、白术、山药、乌鸡、乳鸽、牛肉、红枣、猪肚、鲫鱼、小米、龙眼、奶类、蛋类等补气补血的药材或食材。

▶ 血瘀型应选择当归、益母草、丹参、桃仁、川芎、红花、甲鱼、乌鸡、黑木耳、葡萄、樱桃等活血化瘀的药材或食材。

▶ 血热型应选择凉血止血的药材或食材，如赤芍、生地黄、槐花、白茅根、牡丹皮、茄子、黑木耳、甲鱼、绿豆、赤小豆、苋菜、马齿苋、木耳菜等。

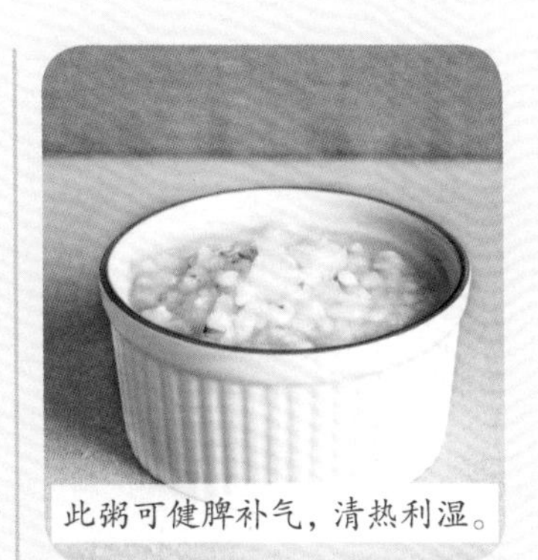

此粥可健脾补气，清热利湿。

薏米山药粥 薏米、山药各 30 克，粳米 100 克。薏米提前浸泡 2 小时，粳米淘洗干净，山药去皮切小块。将所有食材放入锅中熬煮成粥即可。

按揉关元穴、中极穴、膈俞穴可通经调血

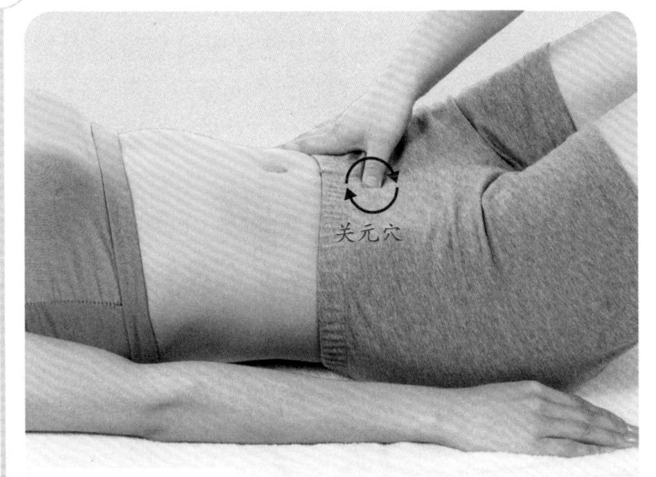

按揉时力度轻柔。

先用拇指指腹分别按揉关元穴和中极穴，每穴各按 3~5 分钟，再用手掌摩腹 5 分钟，可益肾兴阳，通经止带。继续用拇指或食指按揉膈俞穴 50~100 次，可养血和营，调理月经。

痛经

痛经指月经前后或月经期出现下腹部疼痛、坠胀的症状，并伴有腰酸或其他不适。疼痛常呈痉挛性，通常位于下腹部耻骨上，可放射至腰骶部和大腿内侧。

痛经的症状

患者主要表现为月经来潮前或来潮时出现下腹部疼痛，有些患者的疼痛会逐渐减轻，而有的疼痛剧烈，难以忍受。

◎ 原发性痛经主要在青春期多见。多数自月经来潮后开始疼痛，疼痛呈痉挛性，常位于下腹部，可蔓延到腰部和大腿内侧。怀孕分娩后可能会缓解。

◎ 原发性痛经可伴有恶心、呕吐、腹泻、头晕、全身乏力等症状，严重时面色发白、出冷汗。

◎ 继发性痛经常发生于生育年龄女性。疼痛开始于月经来潮前，月经来临后前两天较为严重，此后减轻，伴有下腹坠胀、牵引痛。部分患者会有性交痛。

◎ 继发性痛经的伴随症状与原发疾病有关，如子宫肌瘤患者可伴有月经增多、白带增多；子宫内膜异位症患者会伴有便秘；慢性盆腔炎会伴有下腹隐痛。

随着社会节奏的加快，女性的压力增大，痛经的发病率也越来越高。据调查，我国有接近 80% 的女性有轻度及以上的痛经，其中约 14% 的女性表示痛经对正常生活有影响，近 50% 的女性不采取任何治疗措施。其中未婚女性痛经，比已育女性严重。痛经不仅严重影响女性的生活质量，而且对身心健康，也有相当程度的影响，因此大家应提高对痛经的重视。

痛经的病因

痛经可分为原发性痛经和继发性痛经。原发性痛经指生殖器官无器质性病变而产生的痛经，主要与月经来潮时子宫内膜前列腺素含量高有关。前列腺素含量高会引起子宫过强收缩，血管痉挛，从而导致子宫缺血、缺氧，进而出现痛经。而继发性痛经是指盆腔内器质性病变引起的痛经，如子宫内膜异位症，内膜组织生长在子宫腔以外的部位，异位的病灶受周期性激素的影响而出现增生、出血、疼痛。

盆腔炎也是继发性痛经的一大原因。生殖器官及其周围的结缔组织以及盆腔腹膜发生充血、炎症时，患者会出现下腹部坠胀、疼痛及腰骶部酸痛等症状，常在劳累、性交后及月经前后加剧，伴有经量增多、经期延长。部分女性可出现精神不振、周身不适、失眠等神经衰弱症状。往往经久不愈，反复发作，导致不孕、宫外孕，严重影响女性的健康。

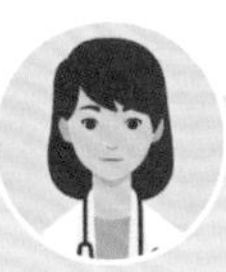

谢老师
开讲啦

临床痛经的病因复杂，中医认为主要有两点：一是由六淫、痰饮、瘀血等导致的“不通则痛”；二是由于体内精、气、血、津液亏虚所致“不荣则痛”。前者主要是由于过食生冷寒凉、感受寒邪、过食辛辣厚味导致胃寒或痰饮，从而使血液运行不畅，导致痛经；后者多是由于血虚或阳虚等使阴液或阳气不足，导致痛经。

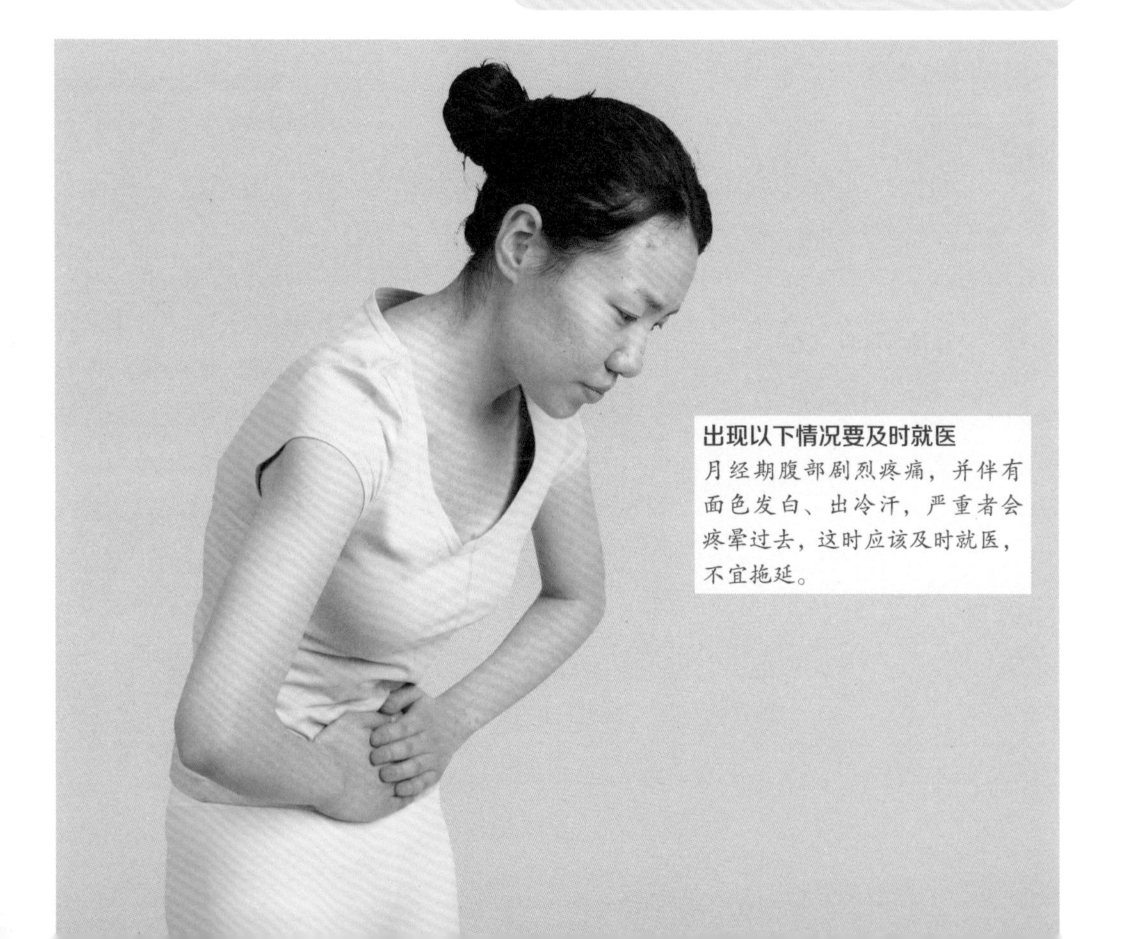

出现以下情况要及时就医

月经期腹部剧烈疼痛，并伴有面色发白、出冷汗，严重者会疼晕过去，这时应该及时就医，不宜拖延。

痛经如何调理

月经让女人又“爱”又“恨”，爱是因为只要它来，就说明身体是健康的，恨是因为它会引起各种身体不适，比如痛经。但很多人的痛经是可以经过后天饮食和生活方式的调整来改善的，比如远离寒凉、平衡膳食、周期性的身体锻炼等。

中医认为“不通则痛”，气血运行不畅会导致气滞血瘀，从而导致痛经。感受寒凉、经常郁闷、吃生冷食物等都会导致气血不通，所以可以从以下几个方面进行调理。

首先就是避免寒凉。中医认为寒主收引，会影响气血的运行而导致“不通则痛”。现代医学也有类似的观点，认为生冷食物、腹部受凉等会刺激子宫，引起输卵管收缩，从而诱发或加重痛经。所以女性在日常生活中要少吃寒凉食物，注意保暖，天气起伏不定时适时添衣。

“多吃温补活血食物，少吃寒凉食物，注意保暖，少生闷气，保持心情舒畅，多运动，是防治痛经的有效方法。”

良好的心态也是缓解痛经的不二法门。经常忧愁郁闷，会影响气机的正常运行，气机运行不畅就会无力推动血液运行，导致气滞血瘀，从而“不通则痛”。所以女性要及时调整心态，保持乐观向上的精神状态不仅可以预防和减轻痛经，还能缓解和预防多种疾病。

俗话说“寒从脚生”，足部保暖是预防疾病、调养身体必不可少的一环。平日多用热水泡脚，或刺激足底的经络和穴位，能促进足部以及全身的血液循环，达到缓解痛经的目的，还能提高免疫力，预防感冒。

日常生活中女性还要动静结合，不可缺乏运动，以免加重气血瘀滞症状，要多做一些有益于气血运行的运动项目，坚持锻炼，如跳舞、游泳、打球、跑步、练瑜伽等，以达到改善体质的目的。

调理宜补气养血、活血化瘀

中医认为，痛经多是由于寒邪入侵机体，从而使血液运行不畅和气血亏虚，所以调理的原则应以温经散寒、补气养血、活血化瘀为主。具体情况还应根据不同体质来调理，如形寒怕冷者，应吃些温性食物；气滞血瘀者，应吃些活血行气之品；身体虚弱，气血不足者，适合吃些补气、补血、补肾之品。

饮食宜均衡。健康的饮食可改善身体的健康状况，缓解痛经。可多吃蔬菜、水果、鸡肉、鱼肉，并尽量少食多餐。

▶ 补充矿物质。钙、钾、镁等矿物质可帮助缓解痛经，在月经前及月经期，可以选择一些富含矿物质的食物，如香蕉、菠菜、牛奶等。

▶ 饮用红糖水。红糖性温，味甘，入脾经，可益气补血、健脾暖胃、缓中止痛、活血化瘀。

▶ 尽量少食用过甜或过咸的食物，避免饮用含咖啡因的饮料。咖啡、茶、可乐、巧克力中所含的咖啡因易导致神经紧张，可能会加重月经期的不适。

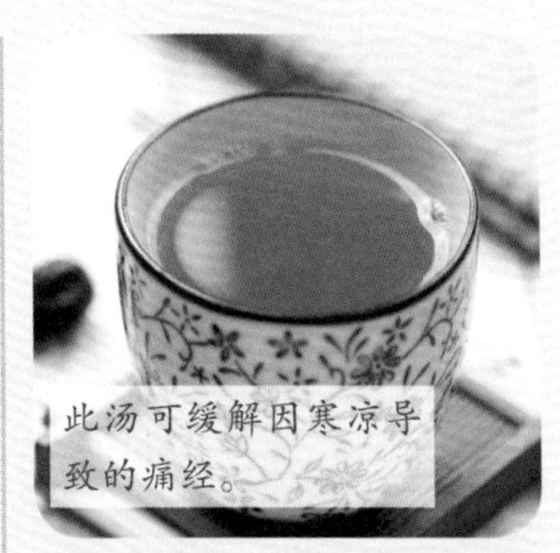

此汤可缓解因寒凉导致的痛经。

姜枣花椒汤 生姜、红枣、花椒各 15 克。加水 1 碗半，煎剩大半碗，去渣留汤。建议在月经前 3~5 天开始饮用，每天 1 次，分数次饮用完，直到月经结束。

摩腹、艾灸调理痛经

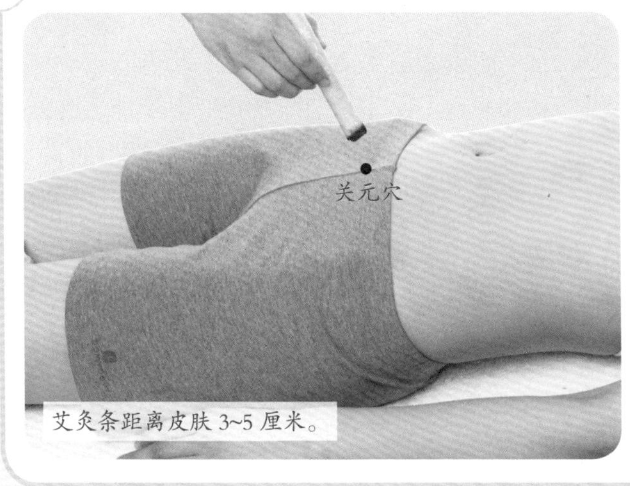

艾灸条距离皮肤 3~5 厘米。

在睡觉之前将两手搓热放于肚脐两侧，然后旋转揉搓小腹，这样不仅可以畅通血脉，缓解“不通则痛”，也可以温暖下元，缓解“不荣则痛”，是调理痛经的常用方法。也可以艾灸关元穴，通过艾条的温热之力，有效地调理因为血脉不通导致的痛经。

月经先期

月经周期提前 7 天以上，甚至十余天者称为“月经先期”，也称“经期超前”“经行先期”或“经早”。若仅提前 3~5 天，且无其他明显症状者，属正常范围。若偶然超前一次，也不能算月经先期。

不同证型月经先期症状表现

月经先期主要表现为月经周期提前，若伴经血量多，气随血耗，阴随血伤，可变成气虚、血热或血瘀等诸证。若周期提前、经量过多、经期延长三者并见，有发展为崩漏之虞，使病情反复难愈。

◎ **脾气虚型：** 月经提前，量多、色淡、质稀，伴倦怠乏力，气短懒言，食欲不振，舌淡或舌边有齿痕，舌苔薄白，脉虚缓。

◎ **阳盛血热型：** 月经提前，量多、颜色鲜红或紫红、质黏稠，伴身热面赤，口渴欲冷饮，小便短黄，大便干结，舌质红，舌苔黄，脉滑数。

◎ **血瘀型：** 经期提前，经量或多或少，或正常或经期延长，经色紫红，质黏稠或有血块，排出不畅，常伴经行腹痛，胸胁胀痛，乳房胀痛，精神抑郁，烦躁易怒，心烦口渴，咽喉发干，脘闷纳呆，舌质红，有瘀点，脉弦涩。

月经先期的病因

中医把月经先期的病因归纳为“虚、热、瘀”三种。一般热证较为常见,《丹溪心法》有“经水不及期而来者，血热也”的说法。《傅青主女科》认为:“先期而来多者，火热而水有余也，先期而来少者，火热而水不足也。”而《景岳全书》中所说的“若脉证无火，而经早不及期者，乃其心脾血虚，不能固摄而然”属于脾虚固摄无力而致月经先期。月经先期中的瘀证早有记载，如东汉张仲景的《金匮要略》中就有记载“经一月再见者，土瓜根散主之”。其中“一月再见”的意思就是一个月来两次月经，张仲景用土瓜根散来破瘀行血，以达到治疗月经先期的目的。

月经先期如何调理

明确了月经先期的病因，就可以正确地预防和调理。比如月经前和行经时不能参加过重的体力劳动，因为劳累会加重月经先期。心情要舒畅，情绪要稳定，气血才能平衡，如果暴怒则会加速血液的运行，加重月经先期，更会导致经量过多。慎食辛辣、刺激性食物，如肉桂、花椒、胡椒、辣椒等，以免助血运行。

调理脾胃对于月经先期的患者来讲也很重要。早饭要富含营养，可选择牛奶、鸡蛋、瘦肉、各种营养粥等。晚饭则不宜吃得太饱，因为《黄帝内经·素问》有“饮食自倍，肠胃乃伤”，俗语也有“吃饭七分饱，穿衣三分寒”“若要小儿安，三分饥和寒”这样的说法。健脾和胃的代表性食材有山药，《神农本草经》谓之“主健中补虚，除寒热邪气，补中益气力，长肌肉，久服耳目聪明”；《日华子本草》称山药有“助五脏，活筋骨，长志安神”的功效。近些年来的研究表明，山药具有增强人体免疫功能的作用，其所含的胆碱和卵磷脂有助于提高人的记忆力，常食之可健身强体、延缓衰老，是老少皆宜的保健佳品。

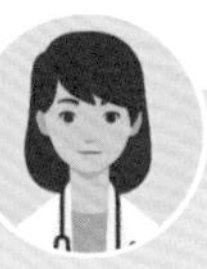

谢老师
开讲啦

月经提前7天以上的人应注意与经间期出血的区别。

经间期出血常发生在月经周期的第12~16天，出血量较少，或表现为透明黏稠的白带中夹有血丝，出血常持续数小时甚至2~7天，自行停止，现代医学称为排卵期出血。经间期出血量较月经期出血量少，而月经先期则和月经期出血量大致相同，且出血时间不一定在排卵期内，持续时间一般与正常月经基本相同。

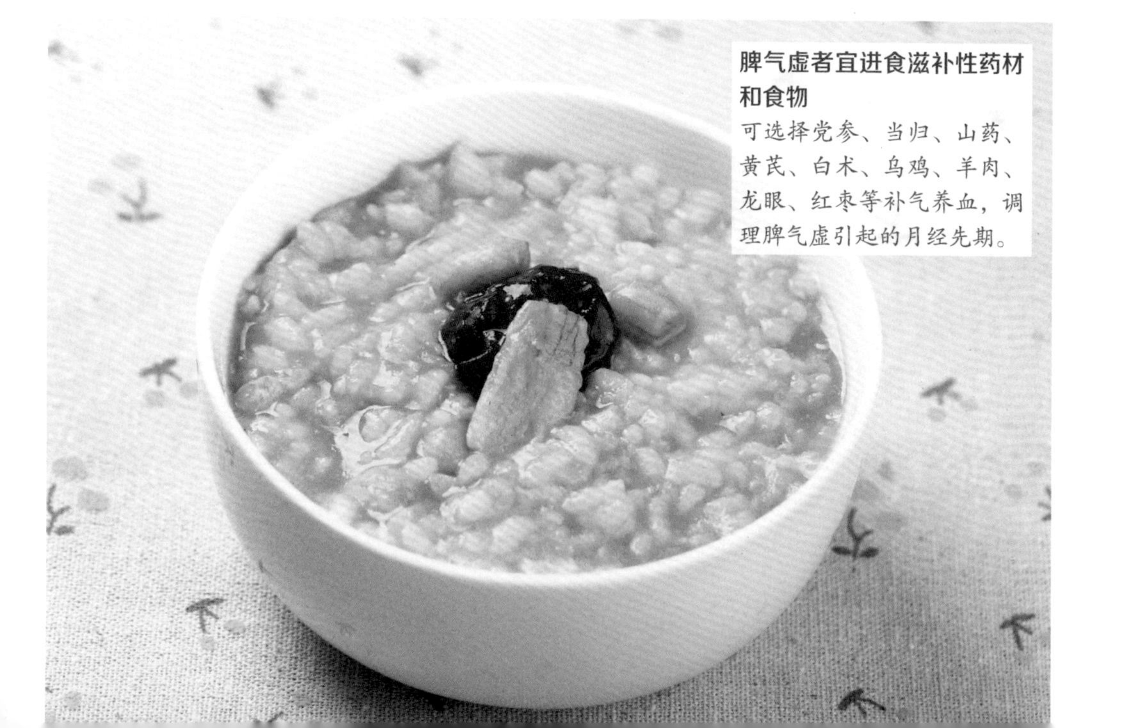

脾气虚者宜进食滋补性药材和食物

可选择党参、当归、山药、黄芪、白术、乌鸡、羊肉、龙眼、红枣等补气养血，调理脾气虚引起的月经先期。

月经延期

月经延期也叫月经错后、月经后期。如果月经延迟来潮超过7天，并且连续两个周期以上，就称为月经延期。青春期月经初潮后一年内，或围绝经期，此时的月经周期本就不太规律，因此若无其他的身体不适，就不属于月经延期。如若每次延后3~5天，或偶然延后一次，下次仍如期来潮，均不属月经延期。

不同证型月经延期症状表现

本病病因有虚实之别。虚者多因肾虚、血虚、虚寒导致精血不足，冲任不充，血海不能按时溢满而经迟；实者多因血寒、气滞等导致血行不畅，冲任受阻，血海不能如期溢满，致使月经后期而来。女性可根据症状来判断自己的病因。

◎**肾虚型：**经期延后，量少，色暗淡，质清稀，腰膝酸软，头晕耳鸣，面色晦暗或面部暗斑，舌淡，苔薄白，脉沉细。

◎**血虚型：**经期延后，量少，色淡红，质清稀，小腹绵绵作痛，头晕眼花，心悸少寐，面色苍白或萎黄，舌质淡红，脉细弱。

◎**虚寒型：**经期延后，量少，色淡质稀，小腹隐痛，喜热喜按，腰酸无力，小便清长，大便稀溏，面色㿠白，舌淡，苔白，脉沉迟无力。

◎**实寒型：**经期延后，量少，经色紫暗有块，小腹冷痛拒按，得热痛减，畏寒肢冷，舌暗，苔白，脉沉紧或沉迟。

月经延期的病因

月经延期的病因有虚实两种：实就是邪气阻滞，虚就是精血不足。精血不足可能是因为先天的肾气不足，也可能是后天的调摄失当，比如年少时饮食失当，伤了脾胃，长期的脾胃虚弱就会诱发多种疾病；还可能是因为曾经有过小产或做过人工流产手术，没有调养好伤到了身体正气；以及可能因为房劳伤肾，消耗阴血。而邪气阻滞可能是因为平素情志抑郁、气机阻滞或者嗜食辛辣燥热的食物，导致痰湿灼津，从而形成痰饮，引起体内气、血、津液的运行失衡。元代名医朱丹溪就提出月经后期的病因为“血虚，血热，痰多”。明代的《医方考》也记载了月经后期的病因，并归纳为“寒、瘀、气、痰”四种。

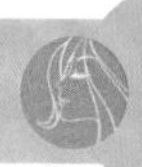

月经延期如何调理

通过以上对月经延期的了解，女性更应该意识到对其预防和调理的重要性。首先要保持乐观向上的心态，其次可以尝试使用中医五行相克的道理来缓解心情的压抑。如悲伤欲哭者，可以试着寻找一些能让人快乐的事，如看各种搞笑的、治愈的综艺节目、电影、小品等，因为中医讲喜克悲，喜悦能冲散悲伤的阴云。月经延期者，因长期思虑，经常心情不舒，可通过释放来缓解。中医认为怒克思，“怒发冲冠”才能驱除过思过虑的“愁肠寸结”。

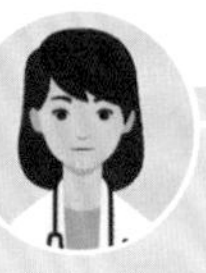

谢老师
开讲啦

从现代医学的角度来说，月经延期与内分泌功能失调，如卵巢早衰、过度减肥等有关。患有一些慢性病者，如慢性肝炎、肺结核等也常常因营养缺乏导致月经延期。另外，宫腔手术、人工流产手术等也会引起宫腔粘连，致使经血瘀留，从而导致月经延期。

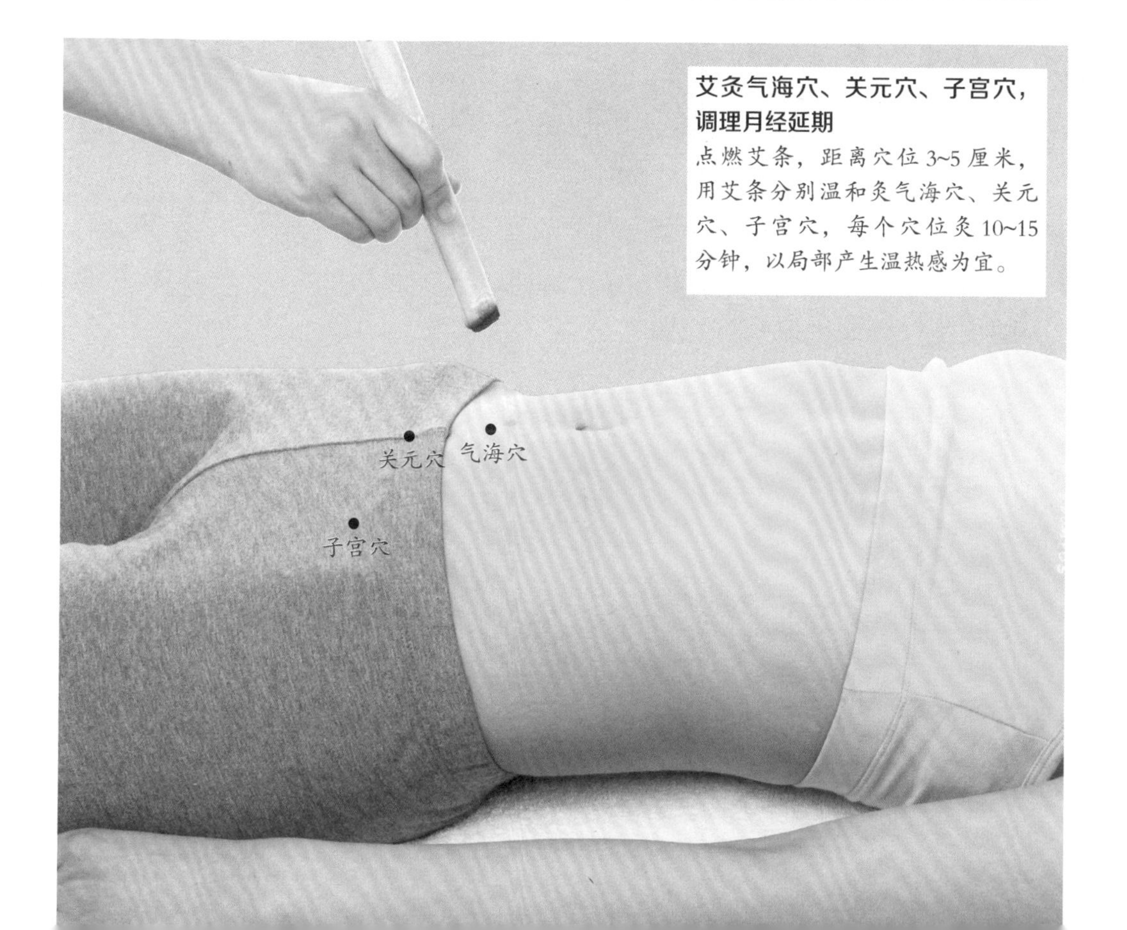

艾灸气海穴、关元穴、子宫穴，调理月经延期

点燃艾条，距离穴位3~5厘米，用艾条分别温和灸气海穴、关元穴、子宫穴，每个穴位灸10~15分钟，以局部产生温热感为宜。

经间期出血

经间期出血是指育龄女性在排卵期所发生的异常出血，中医认为与肝肾阴虚、胞宫湿热、肝郁气滞等因素有关。本病多见于育龄期女性，产后以及小产后更为多见。

经间期出血的病因

排卵前，雌性激素水平达到高峰；排卵时，成熟的卵泡破裂，卵子排出，雌性激素水平迅速下降，呈增生反应的子宫内膜失去雌性激素营养支持而出现少许出血。如果出血量大、时间长又不及时处理的话，就会进一步发展为崩漏，所以此病不可忽视。

中医认为，排卵期是女性阴精较为充实的时刻，此时冲任阴精充实；排卵后，阴气渐消，阳气渐长，这是一个由阴盛向阳盛转化的生理阶段。若肾阴不足、脾气虚弱、湿热扰动或瘀血阻遏，使阴阳转化不协调，就会发生经间期出血。

不同证型经间期出血症状表现

本病以发生在排卵期有周期性的少量子宫出血为辨证要点，常见的辨证病因有肾阴虚、湿热和血瘀3种。

◎ **肾阴虚型：** 两次月经中间，阴道少量出血或稍多，色鲜红，质稍稠，头晕腰酸，夜寐不宁，五心烦热，小便困难，尿色黄，舌体偏小、质红，脉细数。

◎ **湿热型：** 两次月经中间，阴道出血量稍多，色深红，质黏腻，无血块，平时带下量多、色黄，小腹时痛，神疲乏力，骨节酸楚，胸闷烦躁，口苦咽干，纳呆腹胀，小便短赤，舌质红，苔黄腻，脉细弦或滑数。

◎ **血瘀型：** 经间期出血量少或多少不一，色紫黑或有血块，小腹两侧或一侧胀痛或刺痛，情志抑郁，胸闷烦躁，舌质紫或有紫斑，脉细弦。

经间期出血如何调理

对于经间期出血的调理，元代医家朱丹溪《格致余论》中言“阳常有余，阴常不足”，认为“青年不宜早婚，以待阴成”“婚后节制房事，顾护阴精”“注意收心养性，固精勿动”“节制饮食无味，勿耗阴精”，可以看出朱丹溪很重视顾护阴精的调摄。精血虚证的好发人群为女性，因为妇人以血为本。血者，在下为经水，在上化乳汁，是女性维持生命活动和生育功能的重要物质基础。这主要是由于女性特殊的生理特点所决定的。分娩、引产、流产、放节育环、月经过多及崩漏等，皆可使女性时时处于阴血不足的状态。

女性平时不宜多食香燥、耗阴、伤津、动火、生痰的食物，如丁香、肉桂、胡椒、辣椒等，而火锅、胡辣汤、麻辣香锅、麻辣烫这种汇聚多种香料的食物就更要少吃了，不可常食。女性心态的调理也很重要，经常保持心情舒畅，能使气血畅通，阴阳平衡，经间期出血就能得到很好地改善，同时还能使自己的气色好，皮肤光泽白嫩。

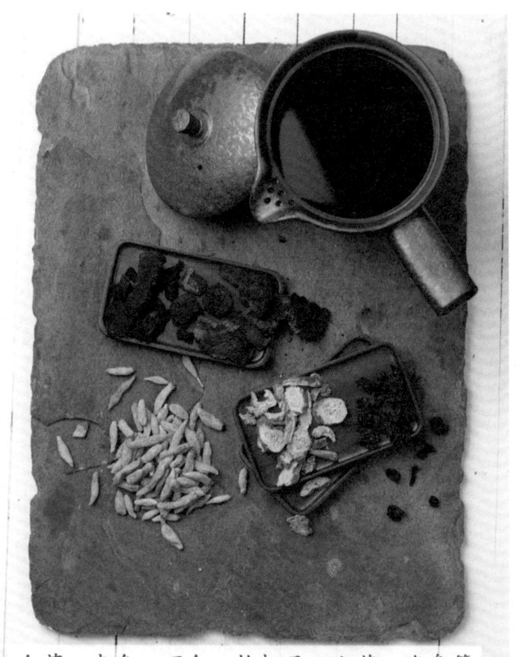

白芍、麦冬、百合、枸杞子、山药、海参等可滋阴补肾，改善经间期出血症状。

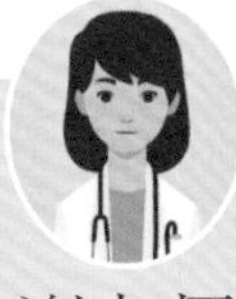

谢老师

开讲啦

出血期间应适当休息，避免过度劳累。保持外阴局部清洁，严禁性生活，防止感染。饮食宜清淡且富有营养，忌食油腻、辛辣、燥热的食物。注意调节情绪，避免精神紧张，保持心情舒畅，加强体育锻炼。

闭经

女子年逾 18 周岁，月经尚未来潮，或月经来潮后又中断 6 个月以上者，称为“闭经”。前者称原发性闭经，后者称继发性闭经，古称“女子不月”“月事不来”“经水不通”“经闭”等。

不同证型闭经症状表现

中医认为，月经按期来潮的关键在于肾气充盛，天癸（指月经）泌至，任通冲盛，胞宫溢满，反之则经闭。临床辨证闭经多因肝肾不足或气血虚弱致冲任虚损，血海空虚，或因气滞血瘀、痰湿阻滞致经隧阻隔，脉道不通等。

◎ **肝肾不足型：** 年逾 18 岁尚未行经，或月经后期量少逐渐至闭经，体质虚弱，头晕耳鸣，舌淡红，少苔，脉沉弱或沉细。

◎ **气血虚弱型：** 月经逐渐延后，渐至闭经，头晕眼花，心悸气短，神疲肢倦，食欲不振，面黄肌瘦，脉沉缓或虚弱。

◎ **气滞血瘀型：** 月经突然停闭，烦躁易怒，胸胁胀痛，小腹胀痛拒按，舌紫暗有瘀点，脉弦或沉缓。

◎ **痰湿阻滞型：** 月经停闭，形体肥胖，胸胁沉闷，呕恶痰多，面浮足肿，舌苔腻，脉滑。

闭经的病因

妊娠期、哺乳期或更年期的月经停闭属生理现象，不作闭经来论；有的少女初潮 2 年内偶尔出现月经停闭，也是正常现象，一般可以不用治疗。继发性闭经则常由精神因素、生活方式、药物因素、疾病因素导致，如长期精神压抑、紧张、忧虑等。体重过轻或肥胖，也会干扰体内激素的正常水平和功能，从而导致闭经。另外，长期口服避孕药也会导致闭经，但一般停药 3~6 个月后，月经多会自然恢复。一些疾病因素，如下丘脑疾病、卵巢疾病等也会引起闭经，需要到医院仔细检查，明确病因。

闭经如何调理

闭经会随着环境、季节、劳损、情绪不稳等加重病情，因此闭经的调理就显得极为重要。

现在很多女性追求苗条身材，通过节食来减肥，有的在减轻体重的同时，也出现了月经量减少，甚至闭经的现象，引起内分泌失调，影响生育功能。要知道身体健康才是美的基础，健康人的面色红润、亮丽、有光泽，肌肉充实，看上去有精神。所以，因节食减肥导致闭经的女性应尽快恢复正常饮食，以身体健康为第一要义。

饮食上忌暴饮暴食，暴饮暴食容易损伤脾胃功能，使气机不利，血运不行，冲任血少而导致闭经。还要少食生冷酸涩食物，否则易导致血管收缩，血行凝滞而发生闭经。

对于闭经的女性，每天要多吃新鲜的蔬果、肉类，以补充丰富的蛋白质、维生素、矿物质等营养成分，如苹果、草莓、西蓝花、胡萝卜、葡萄、牛肉等。要保持良好的心态、规律的生活、充足的睡眠，才能调理好闭经，使自己变得健康。

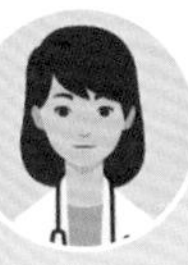

谢老师
开讲啦

保持良好的生活习惯和积极治疗基础病是预防闭经的主要措施。1.做好计划生育，避免意外怀孕，尽量减少宫腔手术。2.保证营养均衡，积极、适度锻炼，维持健康的体重，不宜过瘦或过于肥胖。3.闭经与精神状态关系密切，因此应保持心情舒畅，避免精神受刺激。4.及时治疗可能导致闭经的疾病。

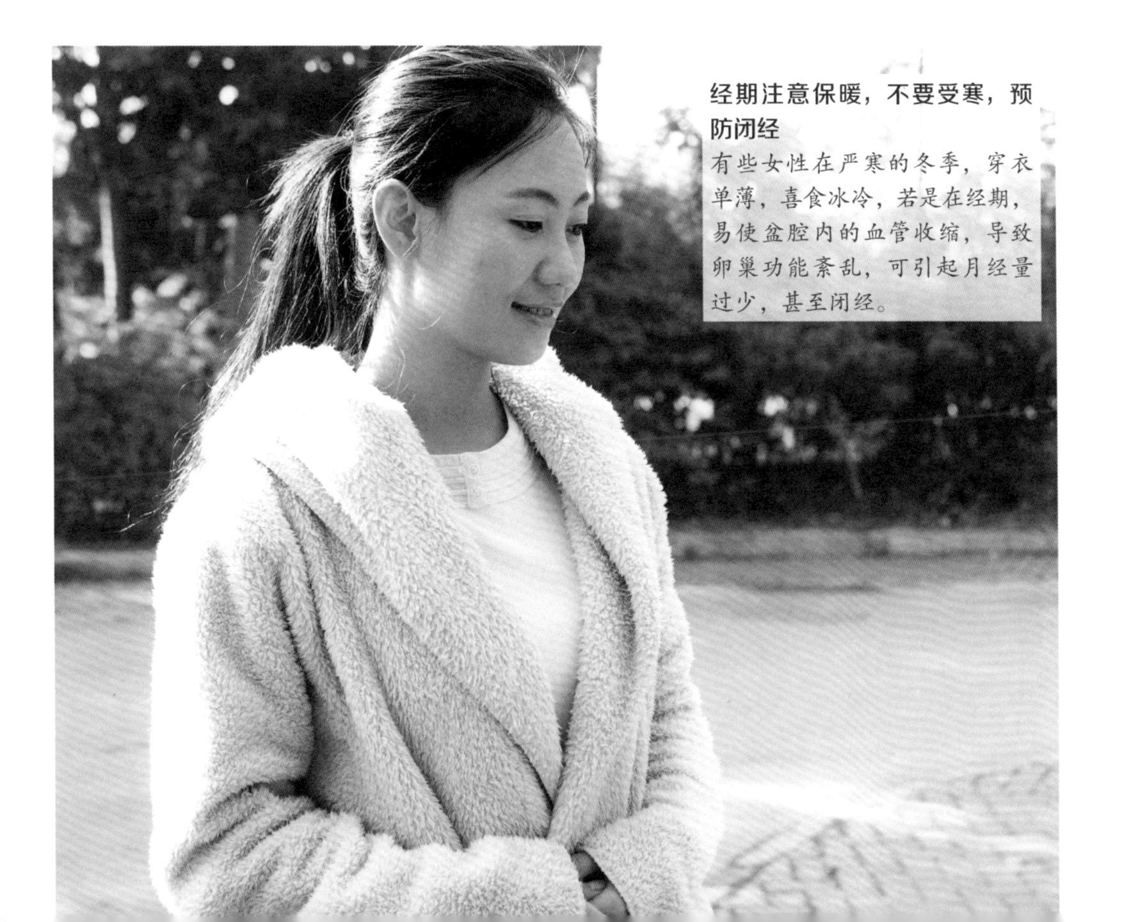

经期注意保暖，不要受寒，预防闭经

有些女性在严寒的冬季，穿衣单薄，喜食冰冷，若是在经期，易使盆腔内的血管收缩，导致卵巢功能紊乱，可引起月经量过少，甚至闭经。

经行乳房胀痛

每月行经前后或正值经期，出现乳房胀痛或乳头胀、疼痛，甚至不能触衣者，称为经行乳房胀痛。多见于青壮年女性，属于现代医学经前期紧张综合征的范畴。

“经期女性容易急躁易怒，或郁郁寡欢，影响肝气的调达，产生气滞痛。经期保持稳定、平和的心态是防治经行乳房胀痛的有效方法。”

中医认为“女子乳头属肝，乳房属胃”，指出乳房的经络所属，因此经行乳房胀痛多与肝气不舒和脾胃的痰湿阻滞有关，而月经前经血充盛，此时身体的瘀滞会加重，所以容易出现病症。

肝气郁结和情志有关，因此保持乐观开朗的好心态，是很有必要的。《黄帝内经》云：“恬淡虚无，真气从之，精神内守，病安从来。”古代著名的思想家、文学家范仲淹“不以物喜，不以己悲”的状态也值得大家借鉴。《中庸》讲“喜怒哀乐之未发，谓之中；发而皆中节，谓之和”，就是说无论怒、喜、思、悲、恐，任何一种心态都不能持续沉浸其中。

在保持心态平和的同时可以经常按摩乳房，促进乳房的血液供给。可以在淋浴时借用喷头的水力对乳房进行按摩，温度适宜的条件下还可以用冷热水交替进行，以刺激乳房的血液循环；也可以在睡前按摩，用手掌从乳房的中心位置开始，以画圈的形式向上按摩至锁骨位置，再把范围扩大到乳房周围继续做螺旋状按摩，每个动作可重复多次，以感觉发热为宜。

调理宜行气豁痰、疏通乳络

本病以乳房胀痛随月经周期性发作为辨证要点，治疗以行气豁痰、疏通乳络为原则。肝气郁结型应疏肝理气、和胃通络；脾胃痰滞型应健脾祛痰、和胃止痛。

经行乳房胀痛的女性不仅要保持心态的平和，同时在饮食和生活习惯上也要注意调整。

▶ 多吃高蛋白和富含维生素的食物，如奶制品、鱼类、蛋类、新鲜的蔬菜和水果等，有助于调节人体内激素的分泌，从而减轻乳房胀痛。

▶ 经期不宜过食寒凉冰冷之物，以免经脉壅涩，血行受阻，加重瘀滞现象。

▶ 少食腌制类、辛辣、油腻类食物，以免引发胀痛。

▶ 经前及经期注意保暖，经期身体抵抗力差，应尽量避免受寒、淋雨、接触凉水等，以防气血为寒湿所凝，导致出现月经病。

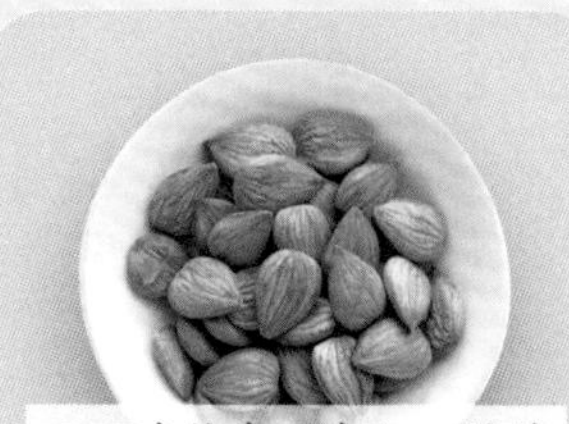

不可直接食用未加工的苦杏仁，以免中毒。

食用坚果类食物 种子类和坚果类食物，如花生、杏仁、核桃、瓜子等，具有清除自由基的功能，有助于提高身体免疫力。

刺激行间穴、三阴交穴，可行气止痛

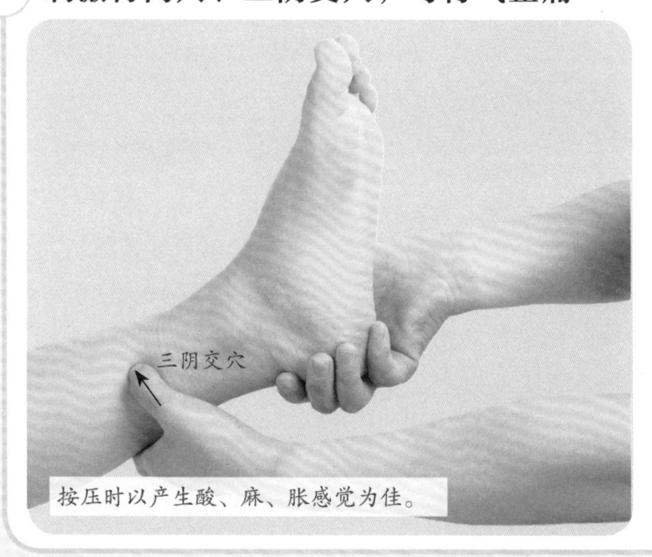

按压时以产生酸、麻、胀感觉为佳。

可采用按压法刺激穴位，用拇指指腹分别按压行间穴和三阴交穴，持续5~10秒，然后放松，反复操作，每个穴位操作3~5分钟，15天为1个疗程。可达疏肝养肝、调经通络、行气止痛之功效。对于治疗经行乳房胀痛效果甚佳。

经行头痛

经行头痛，中医病名，是指每次经期或行经前后，出现以头痛为主要症状，经后消失的一种病症，多发于行经女性。

经行头痛的病因

中医认为经行头痛主要有虚实两种。实证和经行乳房胀痛病因大致相同，如果你有经行头痛又有经行乳房胀痛的话，一般可以诊断为实证。虚证主要分气血两虚、血瘀和阴虚阳亢三种，女性行经期间，经血大量流失而致气血亏虚，难以上供头部，清窍失养，引发头痛；抑或气血亏损导致血气运行不畅，血瘀凝滞，不通则痛。阴虚阳亢主要是因为肝肾阴亏，经行量多如注，肝失血养，肝经郁滞，气机失畅，郁而化火，上扰脑络，而致头痛，此种头痛多以巅顶痛为主，因为巅顶是肝脉所主。

从现代医学的角度来看，经行头痛可能与血清中的一种雌性激素的浓度变化有关。月经前后，血清中的这种雌性激素浓度降

不同证型经行头痛症状表现

因实证的症状与乳房胀痛有很大关系，很好判断，所以只列虚证的证型，主要有 3 种。

◎ **气血两虚型：** 经期或经后头晕，头部绵绵作痛，月经量少，色淡质稀，心悸少寐，神疲乏力，舌淡苔薄，脉虚细。

◎ **血瘀型：** 每逢经前、经期头痛剧烈，痛如椎刺，经色紫暗有块，或伴小腹疼痛拒按，胸闷不舒，舌暗或舌尖边有瘀点，脉细涩或弦涩。

◎ **阴虚阳亢型：** 经行头痛，甚或巅顶掣痛，头晕目眩，月经量稍多，色鲜红，烦躁易怒，口干咽干，舌质红，苔薄黄，脉弦细数。

低，从而引起血管张力的变化，使得一部分敏感的女性发生头痛。月经后，该激素浓度恢复正常，患者头痛则缓解。

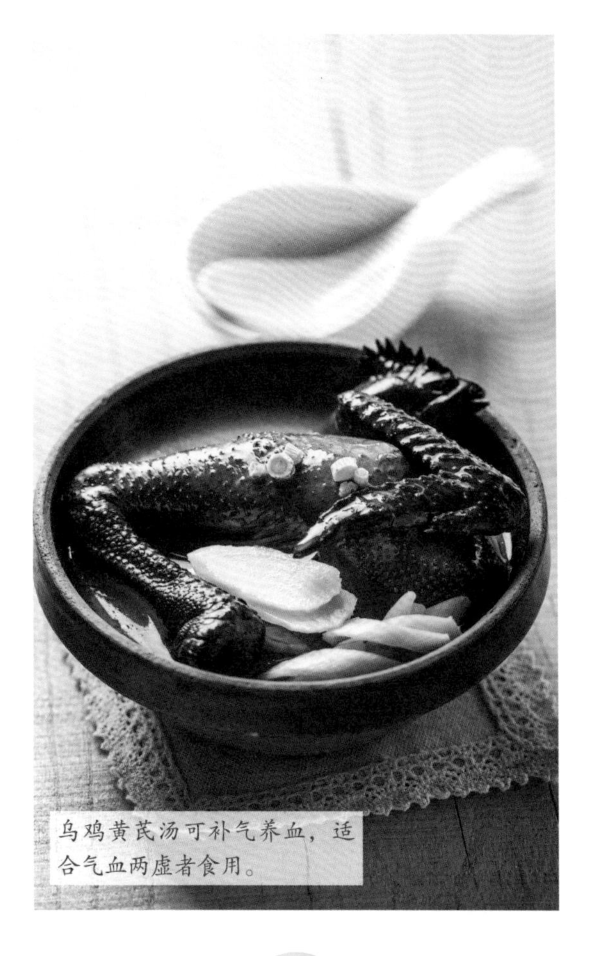

乌鸡黄芪汤可补气养血，适合气血两虚者食用。

经行头痛如何调理

经行头痛的治疗以调理气血为原则，实证者宜行气活血以止痛，虚证者宜补气养血以止痛。根据不同的病因，结合中药和饮食调理，治疗得当，可以减轻头痛。

气血两虚者需要补气补血，选用中药方调理时，可用补气名方“四君子汤”和补血名方“四物汤”合二为一的“八珍汤”。选用药膳进行调理时，可用医圣张仲景的食疗方“当归生姜羊肉汤”。另外，可在煲汤时加入黄芪、党参、山药、当归等，做成“乌鸡黄芪汤”“当归猪肚汤”等来调补气血。

阴虚阳亢的调养，主要是养肝阴以制怒。因怒伤肝，会使“血郁于上”，从而加重疾病，导致恶性循环。可用甲鱼、老鸭熬汤，“清炖甲鱼汤”“玉竹老鸭汤”都是不错的选择。做这些汤时，一定要注意调味时不要放入太多辛温之物，如肉桂、丁香等，否则不仅无法养肝阳，还会加重阳亢的程度。

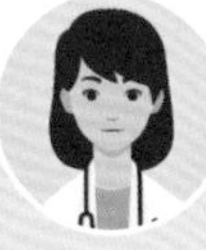

谢老师
开讲啦

经期头痛患者应避免寒凉刺激，不吃寒凉食物，不喝冷饮。酒精和咖啡因会使人的血管扩张，容易引起经期偏头痛，所以高浓度白酒、咖啡、可乐、浓茶等饮品在经期尽量不要饮用。

经行身痛

所谓经行身痛是指女性每逢经前、经期或经后出现以身体疼痛为主的病症，特点是每次在经前发病，经期过后症状会逐渐减轻，相当于现代医学的经前期水钠潴留。

> “经行身痛的发生，多由于气血亏虚，筋脉失养；或素体虚弱，经期卫外不固，风寒之邪乘虚侵袭；或气滞血瘀，经络痹阻导致。”

现代医学认为，这种病症是由于经前期的孕激素分泌不足或雌性激素分泌过度引发经前期水钠潴留，导致骨骼肌和关节周围的组织水肿，从而出现的全身关节疼痛。

中医认为该病主要有两个原因：虚和瘀。早在《女科百问》即有“经水欲行，先身体疼痛”的记载，书中提出此病主要责之于气血之虚。经期女性因血液大量流失而导致肢体百骸和筋骨关节缺乏血液的滋润，以致筋脉失养而痛，就是所谓的“不荣则痛”。

虚证导致的经行身痛一般伴有肢软乏力、头晕眼花、心悸失眠等症状，调理起来十分简单。所谓“气为血帅，血为气母”，在补血时略加行气药，即可促进血液运行，缓解疼痛，因为血液运行需要气的推动。

实证的经行身痛就是常说的风湿痹痛，以寒凝血瘀为主。素有寒湿稽留经络、关节，血为寒湿凝滞，经行时气血下注冲任，因寒凝血瘀，经脉阻滞，以致气血不通而身痛。血瘀导致的经行身痛主要表现为经行时腰膝、肢体、关节疼痛，得热痛减，遇寒疼甚，月经推迟，经量少，色暗，或有血块，舌紫暗，或有瘀斑，舌苔薄白，脉沉紧。

《陈素庵妇科补解》认为本病：“此由外邪乘虚而入，或寒邪，或风冷，内伤冲任，外伤皮毛，以致周身疼痛。”寒气凝结在经脉，经脉瘀阻，导致不通而痛。

医圣张仲景的《金匮要略》曾说“此病伤于汗出当风，或久伤取冷所致也”，劳累出汗后不能过于暴露自己的肌肤，否则寒邪、湿邪就容易随着腠理侵入肌肤。临床中常见一些壮年患者因不守此禁忌而患病，以致长年累月疼痛，甚至卧床不起，“湿性黏滞，病程缠绵难愈”，要树立攻克疾病的信心，切不可半途而废。

调理宜益气养血、活血止痛

本病主要由血虚和血瘀所致，因此调理原则应以益气养血、活血止痛为主。虚证者需要行气补血，实证者需要散寒止痛、活血化瘀。

阿胶是补血的佳品，其他诸如当归、红枣、红糖等也可使用。需要注意的是，此类补药过于黏腻，不宜多食。因为当身体极度虚弱时，气血流通也变得缓慢，把一堆甘缓黏腻的补药放在一个疲惫的"传送带"上，导致货物堆积，使"传送带"运行得更慢，形成恶性循环。若要使用得当，需适当搭配党参、西洋参和橘皮之类滋阴、行气的药物，以加速运行。

血瘀者不宜食辛辣油腻之物，因为患者既有风寒，也有湿邪和血瘀，湿邪与辛辣的热邪会转成痼疾，较难治愈。

除了饮食，生活方面也应注意调理。

- 加强体育锻炼，增强气血运行和抗病能力。
- 避免着凉、淋雨、游泳、涉水等。
- 经期充分休息，避免过度劳累与紧张。

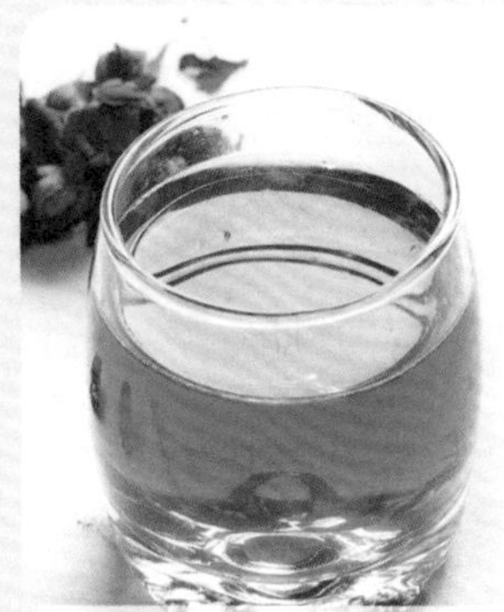

玫瑰花茶可理气解郁、调经止痛。

玫瑰花茶 血瘀体质者可适当多吃一些活血化瘀的食物，如山楂、海带、红花等，多喝玫瑰花茶，也可帮助活血化瘀，还能稳定情绪，美容养颜。

黄芪阿胶红枣汤，可补气养血

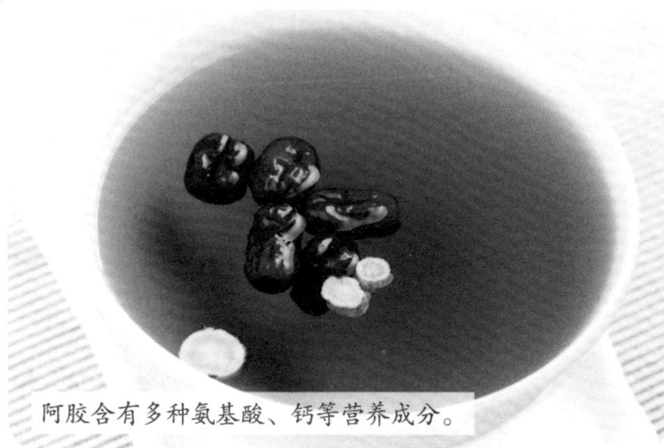

阿胶含有多种氨基酸、钙等营养成分。

阿胶9克，黄芪18克，红枣5颗。黄芪、红枣分别洗净。将黄芪和红枣放入砂锅中，加适量清水，大火煮沸后转小火煲1小时，再放入阿胶，煮至阿胶溶化即可。此汤可补气活血、养血生血，适合血虚者食用。

经行泄泻

经行泄泻，是指经期或行经前后，周期性出现大便泄泻，日行数次，经后自动消失的症状。和经行乳房胀痛、经行头痛一样归属于现代医学的经前期紧张综合征范畴。

不同证型经行泄泻症状表现

本病的主要发病机理是脾肾阳气不足，运化失司，值经期血气下注冲任，脾肾愈虚而发生泄泻。常见分型有脾气虚和肾阳虚两种。

◎ **脾气虚型：**经前或经期大便泄泻，脘腹胀满，神疲肢倦，经行量多，色淡质稀，平时带下量多，色白质黏，无臭气，或面浮肢肿，舌淡，舌体胖，舌苔白腻，脉濡缓。

◎ **肾阳虚型：**经前或经期大便泄泻，晨起尤甚，五更泄泻，腰酸腿软，畏寒肢冷，头晕耳鸣，月经量少，色淡，平时带下量多，质稀，面色晦暗，舌淡，苔白滑，脉沉迟无力。

经行泄泻的病因

中医认为，经行泄泻与人之阳气不足有关。经期人体的气血汇聚于下，当脾阳不足，运化失司，清浊不分，则水湿内停，终致引发泄泻。

肾与脾，为先后二天，相互促进滋养。若肾阳不足，必然波及脾阳，肾主二便，肾阳不足也会导致泄泻。就如《景岳全书·泄泻》所言："肾为胃关……二便之开闭，皆肾脏所主，今肾中阳气不足，则命门火衰，而阴寒独盛，故于子丑五更之后，当阳气未复，延期盛极之时，即令人洞泄不止也。"

"五更泄"是经行泄泻的常见证，多因"命门火衰"，或先天禀赋不足、产后体衰、小产、刮宫感寒而伤肾，波及肾阳而致。因此生活中要学会控制自己的欲望，不要损伤肾阳。

经行泄泻如何调理

针对病因，可先从饮食上调理，脾胃虚弱者应避免辛辣、肥甘和生冷食物，因为辛辣会耗散脾胃阳气，肥甘会减弱脾胃运化，生冷则伤胃阳。经期晚餐不可过饱，因为饮食过量会导致脾胃受损，古有"饮食自倍，肠胃乃伤"的说法。

羊肉性温，既能御风寒，又可补身体，据《本草纲目》记载，羊肉有“暖中补虚，开胃健力，滋肾气，养肝明目，健脾健胃，补肺助气”等功效。因此，常食羊肉可祛湿气，避寒冷，暖心胃，补元阳，可提高人的身体素质以及抗病能力。俗话说：“冬吃羊肉赛人参，春夏秋食亦强身。”羊肉也比较适合于脾肾阳虚的体质。《黄帝内经》曾言“精不足者，补之以味”；古代名医罗天益认为“补可去弱，人参、羊肉之属”；清代的王孟英《随息居饮食谱》中也有记载：“暖中，补气，滋营，御风寒，生肌健力，利胎产，愈疝，止疼。”此外，还可多食山药，山药性平和，不仅健脾养胃，还可补肾，适合常用久食。

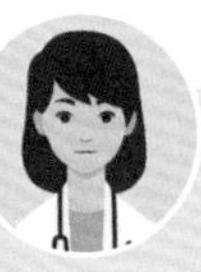

谢老师
开讲啦

经行泄泻与体质素虚有关，尤其是脾肾虚弱者，因此要参加体育活动，增强体质，还要避免使用润肠、滑肠之药。对于反复发作的情况，要改善营养状况和肠道环境，多食高蛋白、高热量和富含维生素、微量元素的食物，以补充体力、滋养身体。经期过后可服用健脾益肾的中药进行调理，增强脾肾功能，调整冲任气血平衡，防止复发。

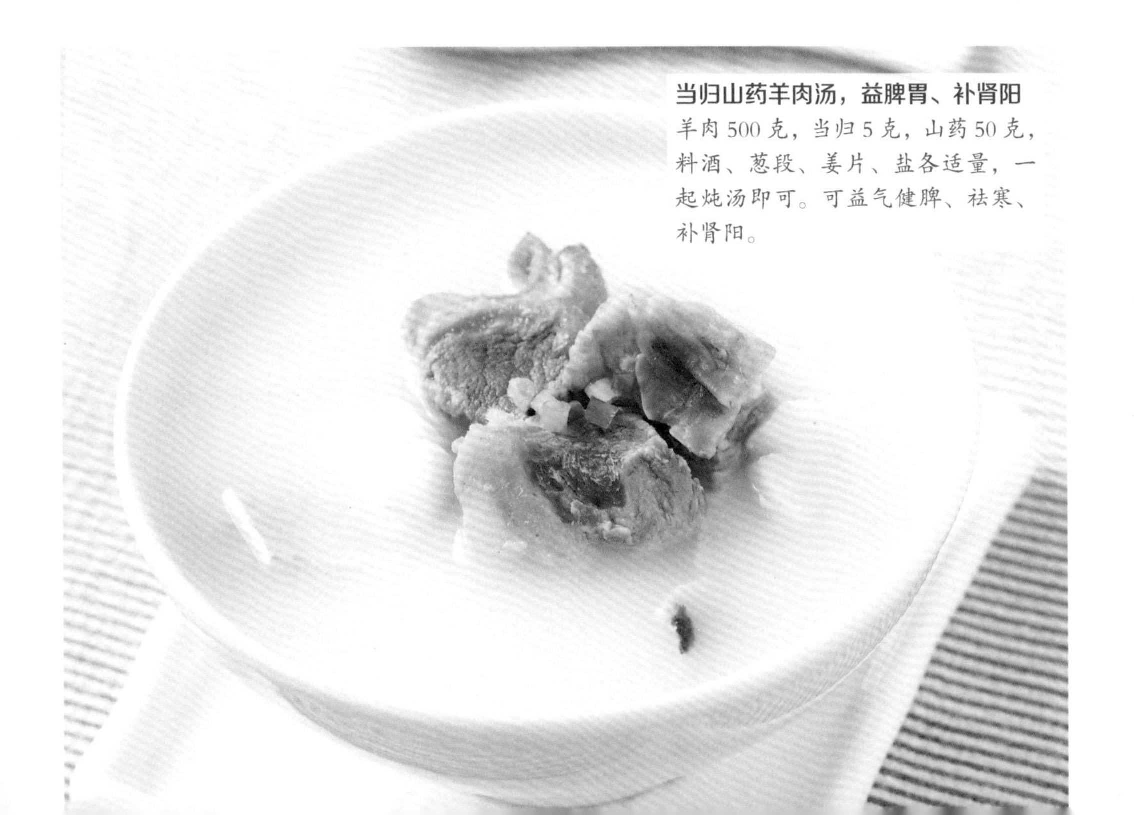

当归山药羊肉汤，益脾胃、补肾阳
羊肉500克，当归5克，山药50克，料酒、葱段、姜片、盐各适量，一起炖汤即可。可益气健脾、祛寒、补肾阳。

经行感冒

经行感冒，又称“触经感冒”，即女性正值经期或经期前后时，出现感冒的症状，且病程比一般感冒长。可随着行经结束而症状逐渐缓解，甚至自愈。至下次月经来潮之际，感冒随即再现。与月经周期关系密切，严重影响患者的生活质量。触经感冒之名，见于明代医家岳甫嘉在《妙一斋医学正印种子编·女科》中的记载：“妇人遇行经时，身骨疼痛，手足麻痹，或生寒热，头疼目眩，此乃触经感冒。”

经行感冒的病因

中医学认为，此病由素体气虚，卫阳不密，经行腠理疏松，卫气不固，经血去体虚益甚，风邪乘虚侵袭，或素有伏邪，随月经周期反复乘虚而发。经净后气血渐复，则邪去表解而向愈。

现代医学认为，经行感冒与慢性鼻炎、鼻窦炎及慢性咽喉炎有一定关系。雌性激素与孕激素在经期会有一定程度的上升，引起体内水钠的潴留，使呼吸道黏膜发生水肿，若患有上述相关呼吸道疾病，可诱发并加重患者咽喉肿痛、咳嗽、流涕、鼻塞等症状。此病还与月经周期免疫力低下有关，若草率单一地按照感冒使用药物处理，往往不能取得较好的疗效，反而会使疾病周而复始，迁延不愈。

不同证型经行感冒症状表现

本病以感受风邪为主，夹寒则为风寒，夹热则为风热。

◎ **风寒型：** 每至经行期间，发热，恶寒，无汗，鼻塞流涕，咽喉痒痛，咳嗽痰稀，头痛身痛，舌质红，苔薄白，脉紧浮。经血净后，诸症状渐愈。

◎ **风热型：** 每至经行期间，发热身痛，微恶风，头痛汗出，鼻塞咳嗽，痰稠，口渴欲饮，舌红，苔黄，脉浮数。

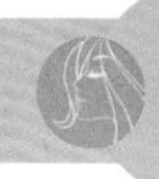

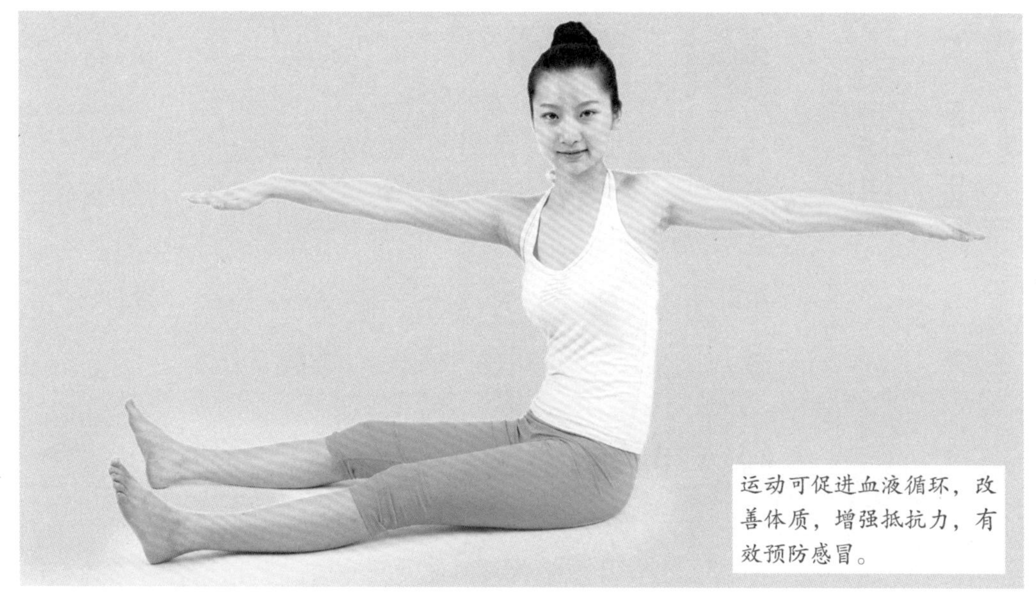

运动可促进血液循环，改善体质，增强抵抗力，有效预防感冒。

经行感冒如何调理

《黄帝内经》云："正气存内，邪不可干。"说明疾病是由体内正气不足而致，所以要想更好地调理和预防本病，日常生活中恰当的保养是不可或缺的。

适当运动。运动可促进血液循环，改善体质，是增强体质、保护正气和预防感冒的有效手段。但《道德经》中言"飘风不终朝，骤雨不终日""揣而锐之，不可常保"，意思是太过勇猛激进，不会长久，也就是说凡事不可急于求成，锻炼身体也是如此，宜选择慢跑、走路、打太极拳、练八段锦等舒缓的运动，重在每天坚持。

保持良好心态。人如果能够一直保持乐观、向上的心态，容貌、精神也会显得年轻，身体自然处于健康状态。

注意保暖。明代医家张介宾有云："天之大宝，只此一丸红日，人之大宝，只此一息真阳。"人体最宝贵的莫过于阳气，像普照大地的太阳，是造化之源，性命之本。根据天气变化增减衣物，注意保暖，就是守护身体的阳气。

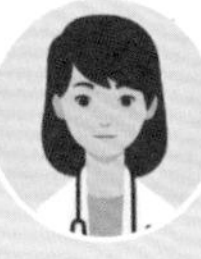

谢老师
开讲啦

经行感冒者，可选择中药调理，如玉屏风散，以黄芪为君药，来达到"屏风"一样的作用，可预防外邪，调节机体免疫力。俗话说"常喝黄芪汤，防病保健康"，经常用黄芪煎汤，具有很好的防病保健作用。

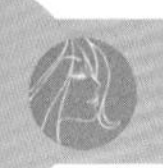

经行浮肿

有些女性一到经期前后就容易出现面部或其他部位的浮肿，经期一过又会恢复正常，这其实是一种病症。中医把经期或行经前后、周期性出现面睑或手肘、脚踝浮肿为主要表现的月经期疾病，称为“经行浮肿”，也属于现代医学的经前紧张综合征范畴。

经行浮肿的病因

经行浮肿的主要原因是脾肾阳虚，水湿运化受困；或肝郁气滞，水湿宣泄不利。经期气血下注冲任，脾肾愈虚，水湿泛溢肌肤越明显，故《黄帝内经·素问》有言：“诸湿肿满，皆属于脾。”《叶氏女科证治》记载：“经来遍身浮肿，此乃脾土不能化水，变为肿。”由此可见，凡浮肿之症，莫不由脾肾相干而为病。

现代医学认为，经行浮肿可能由经前期雌性激素水平偏高，导致水钠潴留所引起。但临床水肿的原因很多，诸如怀孕、营养不良、炎症等，而大部分是因不良的生活习惯，导致正常的血液循环和新陈代谢受阻，水分才会滞留而肿。

经行浮肿如何调理

既然生活习惯对经行浮肿的影响很大，那么就要重视坏习惯的改变，好习惯的养成。

不同证型经行浮肿症状表现

本病因脾肾阳虚或气滞血瘀而发病，主要症状表现如下。

◎ **脾肾阳虚型：**经行面浮肢肿，晨起头面肿甚，腹胀纳减，腰膝酸软，大便溏薄，月经推迟，经行量多，色淡质薄。舌淡，苔白腻，脉沉缓，或濡细。

◎ **气滞血瘀型：**经行肢体肿胀，按之随手而起，经色暗而有块，脘闷胁胀，善叹息，舌紫暗，苔薄白，脉弦细。

如果经前出现起床时脸肿的情况，可以选择适合颈部的枕头，早点入睡，在睡前放松心情，听些舒缓的音乐，释放一天的工作学习压力，美美地睡上 8 个小时。这样早上起来小便畅通，心情愉悦，水肿自然消失。也可在临睡时穿上弹力袜，有助于体液通过静脉排出，预防腿部的肿胀和静脉曲张。

加班后饥饿、熬夜加餐、暴饮暴食都是导致身体水肿的“头号通缉犯”。因此晚饭要控制食量，只吃七分饱。如果工作繁忙，顾不上吃晚餐，可以准备一些水果或低热量的零食，空闲时吃一点。

长期站着或坐着，身体容易出现代谢和循环障碍，可抽空伸伸腿、扭扭腰，平时勤加锻炼，坚持运动会让身体保持良好的状态，水肿自然消失。

如果吃得多排得少，有便秘发生，就要改善自己的消化、排泄功能，清除体内垃圾。饮食宜清淡，早晨喝一杯温开水，补充水分，再喝一杯温热的蜂蜜水能有效改善便秘，帮助排毒。蜂蜜含有多种酶和矿物质，可以提高人体免疫力。多食清火食物，少食刺激性、油腻类食物，每天喝适量水，排毒顺畅了，水肿会迎刃而解。

吃得太少或者吃得太多都会导致人体的水肿，吃得少了营养不良，机体代谢紊乱；吃得多了消化不良，水分滞留。可采用健康的食疗消肿法，既可以补足营养，又可以消除水肿的烦恼。

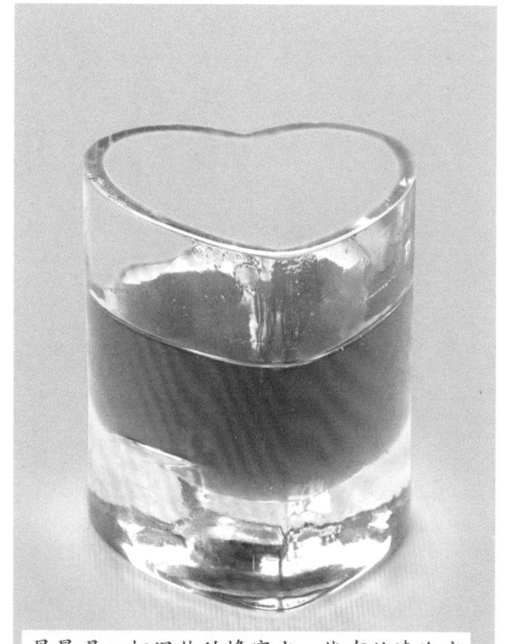

早晨喝一杯温热的蜂蜜水，能有效清除宿便，帮助排毒，缓解水肿。

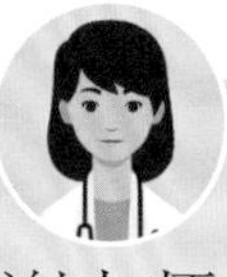

谢老师
开讲啦

本症因于阳虚者，当于经前调理以治本，可服肾气丸加苓桂术甘汤，以温肾化气、健脾利水；因于气滞者，当调情志以防本病发生，保持情绪稳定与平和，可喝一些玫瑰花茶来疏肝理气，辅助治疗。

经行口糜

口糜，现代医学称之为口腔溃疡。经行口糜是指临经或经行之际，出现口腔、舌黏膜溃破糜烂，月经净后自愈，月月反复的疾病。好发于行经期女性，一年四季均可发生。

不同证型经行口糜症状表现

本病应从脏腑、虚实热辩证。具体症状表现如下。

◎**有胃热者：**经行口舌糜烂，口臭，口干饮冷，尿黄便结，月经量多、色鲜红，舌红、苔黄燥，脉滑数。

◎**有心火者：**经行口舌糜烂，以舌尖部较甚，咽干口燥，心中烦热，夜寐不安，小便短黄，舌红苔黄，脉细数。

◎**有虚火者：**经行口舌糜烂，口燥咽干，五心烦热，形体消瘦，头晕腰酸，夜寐不安，尿少色黄，舌尖红、苔薄黄，脉细数。

◎**有湿热者：**经行口腔糜烂，或口舌生疮，腹胀纳呆，大便溏滞不爽，月经量多，经期延长，带下色黄，舌红、苔黄腻，脉濡数或滑数。

经行口糜的病因

中医认为，病发于口舌，总因于热。热包括虚实两个方面：有阴虚火旺而致者，也有胃热熏蒸而致者。阴虚火旺者，多为虚火，是因素体阴虚，或热病后耗阴伤津，值经行则营阴愈虚，虚火内炽，热乘于心，心火上炎，遂致口糜；胃热熏蒸者，多为实火，是因素食辛辣香燥或膏粱厚味，肠胃蕴热，阳明胃经与冲脉相通，经行冲气偏盛，挟胃热上冲，熏蒸而致口糜。

现代医学认为，多种因素可诱发口腔溃疡，如遗传因素、免疫因素、精神因素、饮食因素，以及创伤性因素等。女性经期前血清中孕酮含量偏低，口腔黏膜易发生溃疡。所以在经期前，食过多油腻、油炸食物，或者有口腔创口，极易形成口腔溃疡。

经行口糜如何调理

经行口糜患者首先要注意对脾胃的调理，补充富含B族维生素、维生素C的食物，以及富含铁、锌、叶酸的食物，以促进口腔溃疡愈合。

其次要加强锻炼，提高自身抵抗力，增强体质，以缓解经前情绪起伏不定，改善经期口腔溃疡。

还要学会保持积极向上的心态，合理安排作息时间，避免熬夜。每日补充充足的水分，保持大便通畅。注意口腔卫生，每日早晚刷牙，餐后及时漱口。像咬唇等不好的小习惯，尽可能改掉，避免引起黏膜外伤导致口腔溃疡。

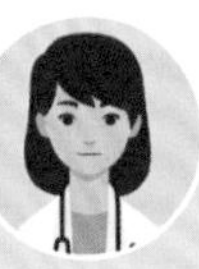

谢老师
开讲啦

有胃热或月经先期、月经量多等症状，可在医师指导下在经后3~7天选苦菊、蒲公英、板蓝根泡水喝，以清热泻火。虚火引发的口腔溃疡常伴月经先期，可食用一些甘寒或甘平补益的食物，如老鸭、百合、西洋参、山药、枸杞子等。调整好心态，对治疗口腔溃疡也很有必要。

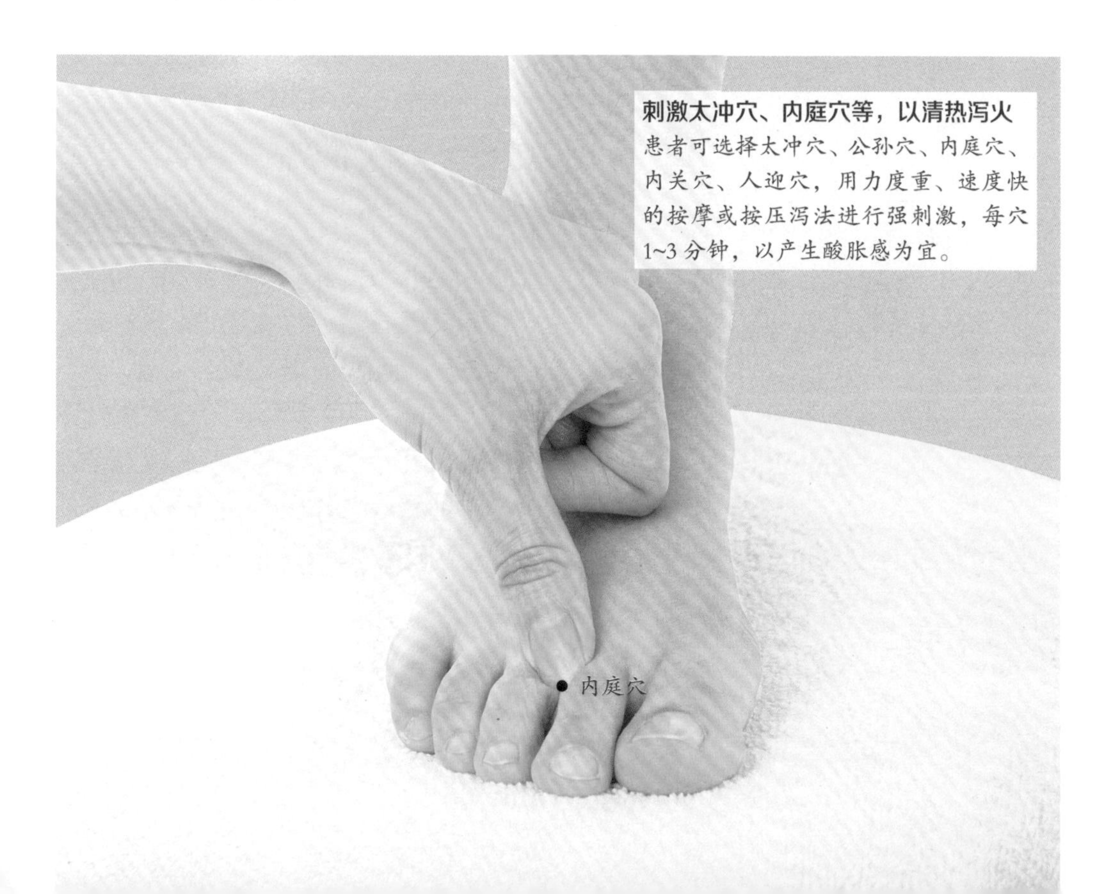

刺激太冲穴、内庭穴等，以清热泻火
患者可选择太冲穴、公孙穴、内庭穴、内关穴、人迎穴，用力度重、速度快的按摩或按压泻法进行强刺激，每穴1~3分钟，以产生酸胀感为宜。

经行风疹块

经前或行经期间，以周期性出现周身皮肤瘙痒、起风团为主要表现的月经期疾病，称经行风疹块。经行风疹块，属现代医学“荨麻疹”范畴，多见于过敏体质之人，与一般因药物、食物等外界过敏因素刺激而诱发的风疹基本相同，不同的是其每遇经期而发作。

不同证型经行风疹块症状表现

内风和外风所导致的风疹表现是不同的，可分为血虚型和风热型两种。

◎ **血虚型：**经行风疹频发，瘙痒难忍，入夜尤甚，月经推迟，量少色淡，面色不华，肌肤干燥，舌淡红，苔薄，脉虚数。

◎ **风热型：**经行身发红色风团、疹块，瘙痒不堪，感风遇热，其痒尤甚，月经多提前，量多色红，口干喜饮，尿黄便结，舌红，苔黄，脉浮数。

经行风疹块的病因

中医认为经行风疹块多是风邪引起的，如果素体本虚，恰逢经行，此时气血处在虚弱的状态，风邪便会乘虚而入，进而诱发风疹。风邪有内风和外风之分。内风者，因素体血虚，或因多产、久病失养，体内阴液有损，经行时阴血不足，血虚就容易生风，风盛则痒；外风者主要是因风热、素体阳盛，或过食辛辣，血分之中容易蕴热，经行时气血俱虚，风邪乘虚而入，与热相搏，遂发风疹。

经行风疹块的发病原因与女性内分泌失调、机体免疫力下降有关。

经行风疹块如何调理

对本病的治疗，应结合月经的特点，养血祛风，促生血之源，血行则风平，血旺而风疹消失。

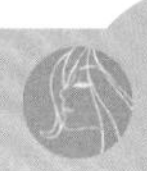

关于预防调护，在生活中，患者出汗时应注意避免受风；出疹时不要乱服药物；避免精神紧张；劳逸结合，起居要有规律。

发病期间，饮食要尽可能清淡。多吃新鲜蔬菜和水果，适当吃一些粗粮。忌食腥味及刺激性食物，如鱼、虾、蟹、辣椒、生葱、酒等。

出现瘙痒时，切忌用手挠，有时越挠痒得越厉害，而且容易发生感染。瘙痒难忍时，可用温水洗身。尽可能去除可疑病因，留意观察有无其他并发症，如果发现有喉头水肿及呼吸困难，应立即送往医院抢救。

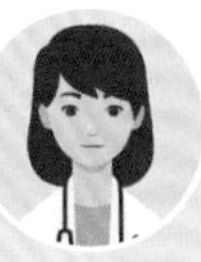

谢老师
开讲啦

治疗经行风疹块的方法很多，现代医学用抗组织胺药、糖皮质激素治疗有效，但副作用明显，易复发、不易根治，备孕的女性不能服用此类药物。而中医对此病诊治有其优势，选择清宣透热、甘凉养血的中药进行服用，可起到有病治病，无病调理的作用。

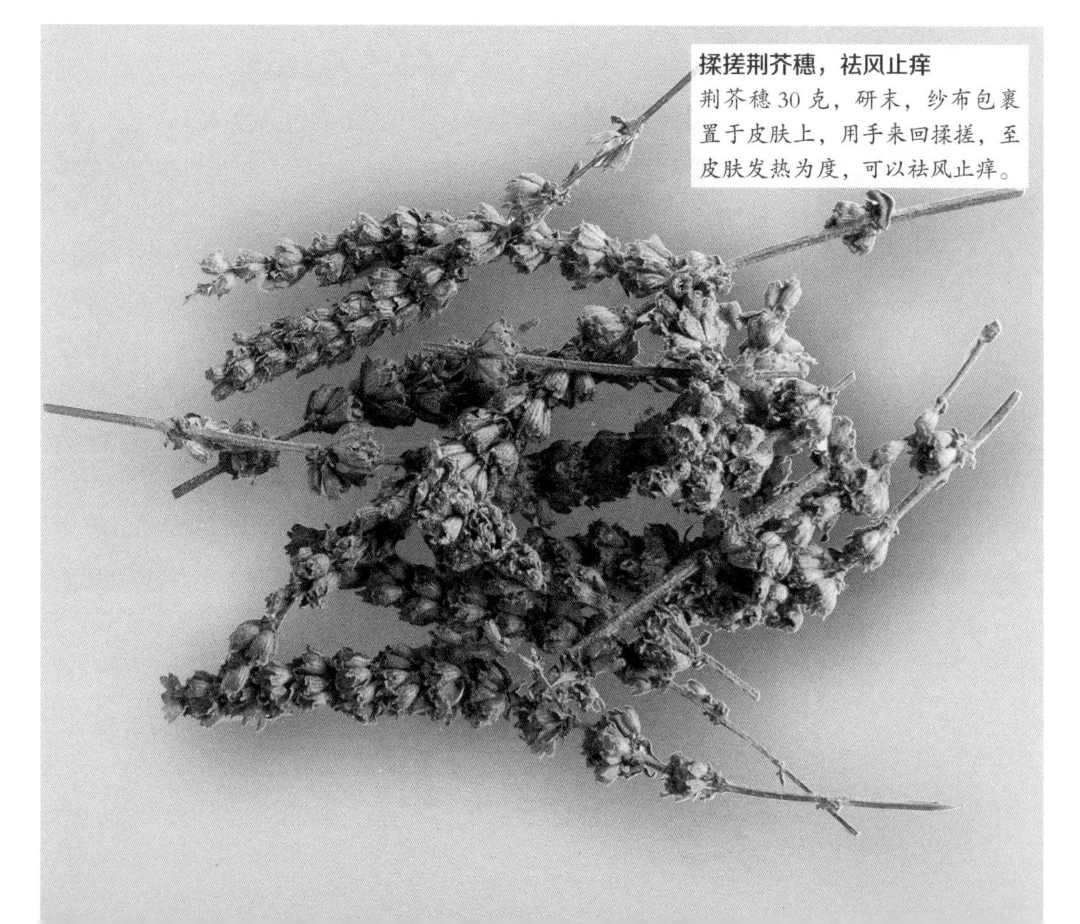

揉搓荆芥穗，祛风止痒

荆芥穗30克，研末，纱布包裹置于皮肤上，用手来回揉搓，至皮肤发热为度，可以祛风止痒。

经行情志异常

每值行经前后或正值经期，出现烦躁易怒，悲伤啼哭，或情志抑郁，喃喃自语，彻夜不眠等症者，称为“经行情志异常”，亦有称为“周期性精神病”者，现代医学中本病属经前紧张综合征范畴。

“因压力过大，脾气暴躁导致的肝气郁结；或因平素爱吃肥甘厚腻致使体内痰湿内生，痰火内盛；或因思虑过多，过度劳累导致脾伤，血液生化不足影响心神，均可导致本病的发生。”

有人戏称，女性情绪暴躁的时候就是要来月经了，其实这就是经行情志异常的表现。

中医认为经行情志异常的产生主要有三方面的原因。一是肝气郁结而致。由于怒伤肝，情志抑郁，郁而化火，肝胆火炽，与女子月经密切相关的冲脉隶于阳明附于肝，受肝影响，经前冲气旺盛，肝火挟冲气逆上，扰乱心神，致使经行情志异常。主要表现为经前抑郁不乐，情绪不宁，心烦易怒，甚至怒而发狂，经后逐渐减轻或复如常人，月经量多，色红，经期提前，胸胁苦满，不思饮食，彻夜不眠，舌苔薄，脉弦。二是痰火上扰而致。由于素体痰盛，或肝郁犯脾，脾失健运，痰湿内生，加之肝郁化火，痰火内盛，经期冲气偏旺，痰火挟冲气上扰清窍，遂发本病。主要表现为经行狂躁不安，头痛失眠，平时带下量多，色黄质稠，面红目赤，心胸烦闷，舌红，苔黄厚或腻，脉弦滑而数。三是心血不足而致。思虑劳倦伤脾，脾虚化源不足，则精血亏少，心失所养，神不守舍，经期气血下行，心血更感不足，遂致经行情志异常。主要表现为经期出现心中懊恼，神志呆滞，精神恍惚，面色少华，失眠健忘，心惊怔忡，倦怠懒言，或语言错乱，无故悲伤，经期推迟，量少，色红，舌淡脉细。

如果女性在经前或行经期出现了情绪上的异常表现，若程度比较轻，并没有明显影响生活，可以通过改变生活方式来减轻这种情况。但是如果情绪异常不受控制，甚至严重影响正常生活，给自己和亲人带来困扰，那么就要引起重视了，要及时就医治疗，并且注意改变自己的不良生活习惯。

调理宜养心安神

本病多因情志所伤而引起，治疗以养心安神为主，具体治疗原则为：心血不足者宜养心血，肝气郁结者宜泻肝热，痰火上扰者宜清痰火，随证之虚实治之。

对经行期情志异常患者，除药物治疗外，还要进行心理疏导，针对患者的情绪，进行安慰。在发病期间劳逸结合，避免情绪紧张，同时饮食营养要均衡，才能获得较好疗效。

- 肝气郁结者要学会减压，不要把烦心事放在心上，可通过听音乐、旅游或阅读等方式来放松自己，缓解焦虑。
- 生活中适当食用一些补益气血的食物，如红枣、龙眼、阿胶等。
- 大怒伤肝，所以要学会克制自己的情绪，不要经常生气、发怒，防止生肝火。
- 有痰火者少食辛辣厚味，多吃五谷杂粮或清火的苦味食物，如莲子心、苦瓜、苦菊、蒲公英、栀子、胖大海等。

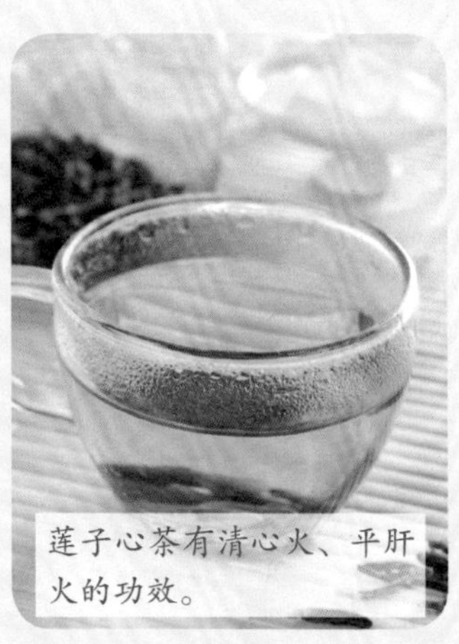

莲子心茶有清心火、平肝火的功效。

莲子心茶 有实火者可以多喝莲子心茶，可以帮助清热降火，还能养心安神。

艾灸三阴交穴、合谷穴、内关穴，可稳定情绪

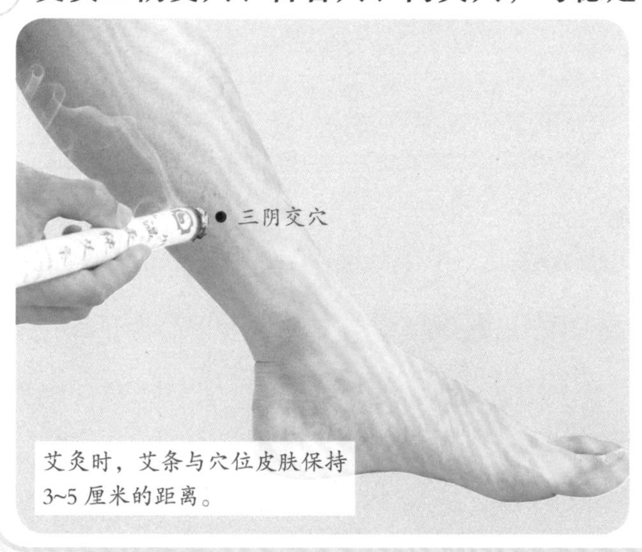

艾灸时，艾条与穴位皮肤保持3~5厘米的距离。

患者在症状发作期间，可用艾条分别温和灸三阴交穴、合谷穴、内关穴，每个穴位灸10~15分钟，以有温热感为宜。艾灸三阴交穴，可以补养气血；艾灸合谷穴可以平息怒火，稳定情绪；艾灸内关穴可以宁心安神。

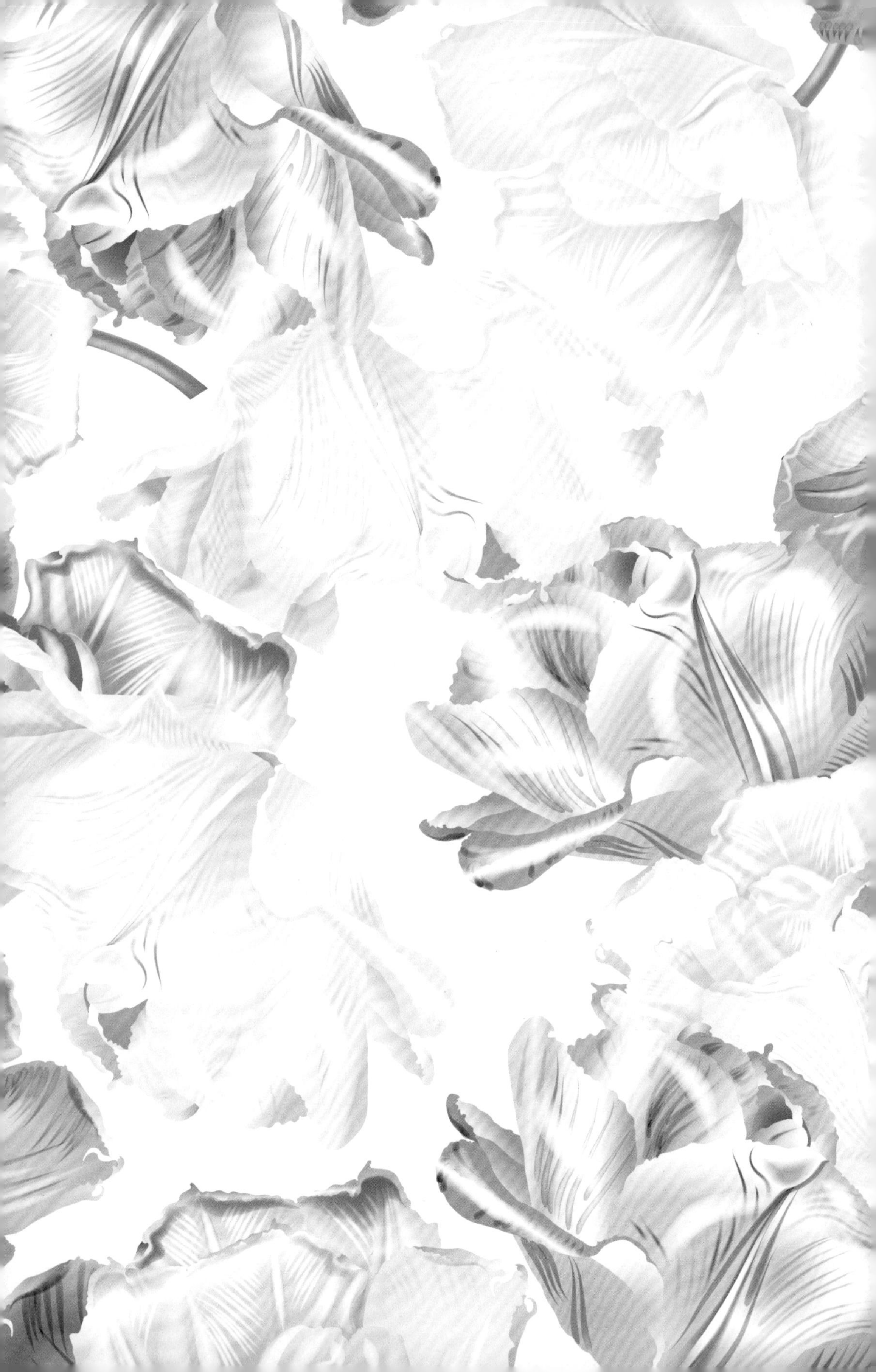

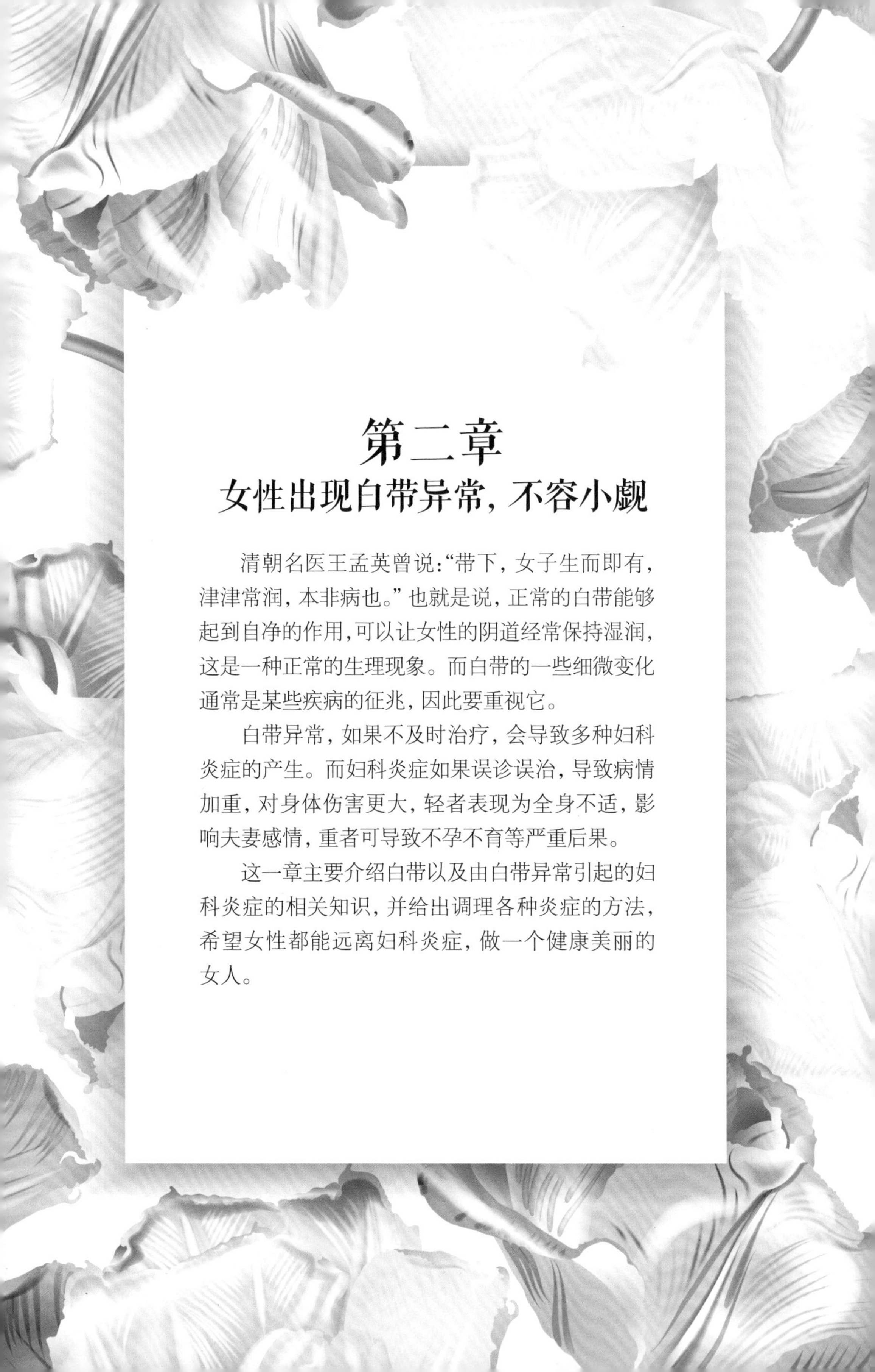

第二章
女性出现白带异常，不容小觑

清朝名医王孟英曾说:“带下，女子生而即有，津津常润，本非病也。”也就是说，正常的白带能够起到自净的作用,可以让女性的阴道经常保持湿润，这是一种正常的生理现象。而白带的一些细微变化通常是某些疾病的征兆，因此要重视它。

白带异常，如果不及时治疗，会导致多种妇科炎症的产生。而妇科炎症如果误诊误治，导致病情加重，对身体伤害更大，轻者表现为全身不适，影响夫妻感情，重者可导致不孕不育等严重后果。

这一章主要介绍白带以及由白带异常引起的妇科炎症的相关知识，并给出调理各种炎症的方法，希望女性都能远离妇科炎症，做一个健康美丽的女人。

白带是女性健康与否的晴雨表

女子自青春期开始，肾气充盛，脾气健运，任脉通调，带脉健固，阴道内就会有少量白色或无色透明无臭的黏性液体排出，特别是在经期前后、月经中期及妊娠期会明显增多，以达到润泽阴户、防御外邪的作用，这种黏性液体就是白带。

白带是身体的正常产物

白带是存在于阴道的分泌物，其主要成分是宫颈口及宫颈管柱状上皮细胞形成的腺体分泌的黏液，是身体里的正常产物。从女婴到成年女性都会有白带，只是在量和性质上有所不同。

正常情况下，成年女性白带的质与量随月经周期而改变。月经干净后，白带量少、色白，呈糊状。在月经中期卵巢即将排卵时，由于宫颈腺体分泌旺盛，白带增多，呈透明、微黏、蛋清样。排卵 2~3 天后，白带变混浊，黏稠而量少。行经前后，因盆腔充血，阴道黏膜渗出物增加，白带往往增多。

白带是阴道的润滑剂和天然保护屏障

白带是天然的润滑剂，在同房时身体会大量分泌白带，在阴道中形成湿润的环境，可以减少阴道前后壁之间的摩擦。尤其是在运动的时候，白带可以很好地保护阴道壁不受损伤。同时这种湿润状态使女性的阴道润滑并富有弹性，有利于提高性生活的质量。

白带还是天然的保护屏障。白带中存在大量白细胞和阴道常驻菌群等成分，这些成分主要起保护作用，它们会使阴道形成一个稳定、和谐、平衡的内环境，这个内环境具有一定的自净功能，同时还可以抵御外来病原体的侵入，可以说白带是女性阴道的天然保护屏障。

白带可辅助受孕

白带还可以帮助受孕。女性在排卵期，由于雌性激素的作用，其宫颈管柱状上皮细胞会分泌出更多的黏液，白带就会明显增多，这是为了让男性的精子可以沿着白带逆流而上，与卵子结合，可以说白带是精子的天然“跑道”，正是因为这样，不少女性会通过白带的性状改变来粗略判断排卵期。

白带通常是医生诊断妇科病的重要指征

白带是医生诊断妇科疾病的重要指征。有时候，对于一些具有特殊表现的异常白带，看一眼就可以判断出其相应的病症，甚至有时候闻一下也能做出粗略的判断。大多时候医生会让白带异常的患者做白带常规检查，检查项目主要有清洁度、pH、乳酸杆菌、白细胞、线索细胞、霉菌、滴虫……基本上常见的就是这些项目。

第一项 白带清洁度

白带清洁度分为 4 个等级，即Ⅰ度、Ⅱ度、Ⅲ度、Ⅳ度。一般认为Ⅰ~Ⅱ度属正常，Ⅲ~Ⅳ度为异常白带，表示阴道有炎症。但有的人白带清洁度是Ⅲ度，而没有其他症状。这种情况说明没有炎症，是正常的，因为白带有可能会因环境、情绪、饮食、月经、性生活或怀孕等因素而影响其清洁度，这不是炎症引起的，所以不需要治疗。

第二项 pH

pH 检查是检查白带异常的重要项目。正常情况下，阴道内环境是弱酸性的，这主要是因为体内有乳酸杆菌，它们会将阴道内环境的 pH 维持在 3.8~4.4。如果阴道内环境被打破，阴道内环境的 pH 会升高。

第三项 乳酸杆菌

平时阴道处于闭合状态，阴道口有阴唇覆盖，所以不容易有细菌入侵。乳酸杆菌是阴道内的菌群，对维持阴道内环境健康、防治致病菌繁殖具有重要的作用，是阴道“自我防御”屏障的重要一环。如果检查时乳酸杆菌量少或没有的话，说明容易感染阴道炎或已经感染阴道炎。

第四项 白细胞

通常，检查报告上白细胞的结果用“+”号表示，“+”号越多，说明白细胞数量越多。有的患者看到化验单上白细胞多，就认为是有炎症。其实，我们不能单凭白细胞的数量来判断疾病，白细胞数量只是一个辅助参考。如果只是白细胞的数量比较多，而其他几项没有问题，自己也没有什么不适，那么不需要治疗，每天注意清洁就可以。

其他项目　线索细胞、霉菌、滴虫

线索细胞主要是通过高倍显微镜观察阴道上皮细胞边缘有没有颗粒状改变，依此来判断患者是否有细菌性阴道炎。

胺实验也是用来检查细菌性阴道病的，但其准确性不高，所以现在这项检查基本都不做了。滴虫、霉菌、细菌性阴道炎，检查这几项的目的是诊断是否患有这几种阴道炎。从检查结果上来看，哪项检查呈阳性就表示患哪种阴道炎，有时候阴道可能同时患有好几种炎症。医生由这些项目检查结果来作为判断疾病的依据。

白带常规化验单

检测项目	检测结果	参考范围	单位
清洁度	Ⅱ	Ⅰ ~ Ⅳ	度
pH	4.1	3.8 ~ 4.4	
乳酸杆菌	+++	++~++++	
白细胞	++	0~15 个 /HPF	
线索细胞	阴性	阴性	
胺实验	阴性	阴性	
滴虫	阴性	阴性	
霉菌	阴性	阴性	
细菌性阴道炎	阴性	阴性	

什么样的白带是正常的

正常的白带呈淡淡的白色糊状或蛋清样，黏稠，无腥臭味，量少，称为生理性白带。但这只是一种理想的标准，因为受某些因素的影响，白带不止这一种状态，它在女性不同时期还会呈现不同的状态。

白带的形态与雌性激素有一定的相关性。青少年时期的女性雌性激素少，所以很少有白带或几乎没有白带；排卵期的女性白带量多，透明呈蛋清样，拉丝；妊娠期女性体内雌性激素水平高，白带量较多；绝经后的女性，由于卵巢功能衰退，雌性激素水平下降，白带也会减少，甚至消失。

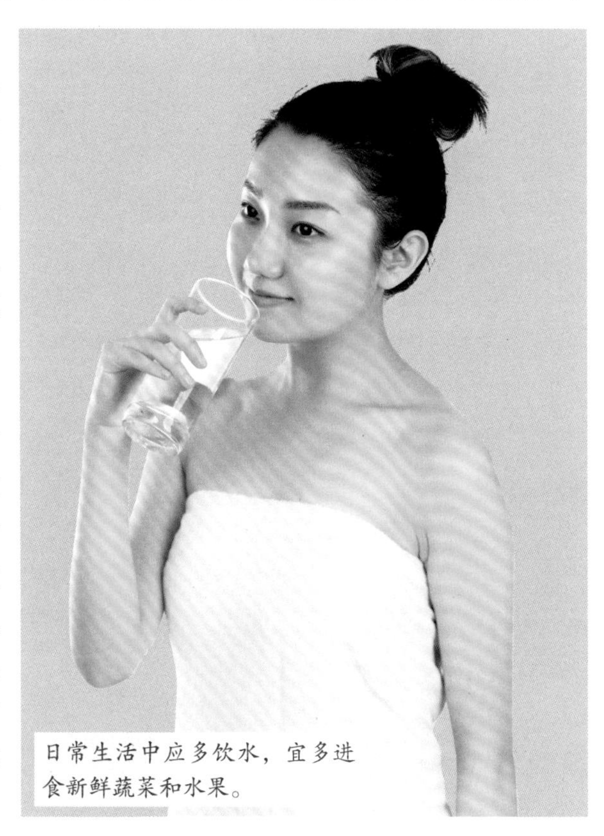
日常生活中应多饮水，宜多进食新鲜蔬菜和水果。

另外，白带还会受饮食、环境、工作、个人卫生及生活习惯的影响，从而发生轻微的变化，如水喝少了，白带会发黄；有时候吃了辛辣刺激性的食物，白带量会增多，但恢复清淡饮食后，白带过几天也恢复了，这都属于正常现象，不必因为一点点变化就开始担心。

异常白带都是什么样

知道了什么是正常的白带，接下来该了解异常白带的具体情况以及它们都预示了哪些疾病。临床上，白带异常主要有以下几种类型。

正常白带与异常白带对比表

分类	白带类型	颜色	量	味	质	易患疾病
正常	健康白带	无色、透明或淡淡的白色	很少，能沾湿内裤	无异味	像糨糊一样带有黏性的液体	无
异常	脓性白带	黄绿色	较多	有恶臭味	呈脓性	滴虫性阴道炎、宫颈炎、子宫内膜炎
	血性白带	白带中带血，会呈现褐色、咖啡色、淡粉色、深红色或酒红色	时多时少	一般无味	黏稠如涕，特别是性交时白带带血	严重者可能为宫颈癌、子宫内膜癌；轻者可能是宫颈息肉、慢性宫颈炎、老年性阴道炎
	豆腐渣样白带	白色、黄色	时多时少	时有时无	白色乳状、豆腐渣样、凝乳块样	霉菌性阴道炎
	黄水样白带	黄绿色	时多时少	有腥臭味	稀薄有泡沫，如米泔水	滴虫性阴道炎，伴外阴瘙痒
	水性白带	白色	浸湿内裤	无味	呈清水样	慢性阴道炎
	灰白色白带	灰白色	时多时少	鱼腥臭味	稀薄	细菌性阴道炎，伴外阴瘙痒

白带异常可能是妇科炎症的表现

如果白带量明显增多，颜色、质地、气味出现异常，那么说明可能已经患了带下病。其原因如《女科证治约旨》所说："若外感六淫，内伤七情，酝酿成病，致带脉纵弛，不能约束诸脉经，于是阴中有物，淋漓下降，绵绵不断，即所谓带下也。"在《诸病源候论》中也有关于带下的记载："青、赤、黄、白、黑"，指出五脏俱损者，为五色带下。而临床上以白、黄、赤带为常见，因此女性白带异常应引起重视。

白带颜色异常主要还是体内有湿

白带颜色异常与五脏的虚损有关，而主要原因还是湿邪，如《傅青主女科》所云："夫带下俱是湿症。"临床所见的带下病多是与湿邪密切相关的，而侵袭机体的湿邪还有内外之分。外湿就是指外感湿邪，如月经期间涉水淋雨，感受寒湿，或产后胞脉空虚，摄生不洁，湿毒邪气乘虚内侵胞宫，致任脉损伤，带脉失约而成。内湿与脾肾阳虚有关，水湿内停为寒湿；素体阴虚，感受湿热之邪，伤及任带而成久治不愈的带下病。总之，带下病系湿邪为患，而脾肾功能失常又是发病的内在条件。

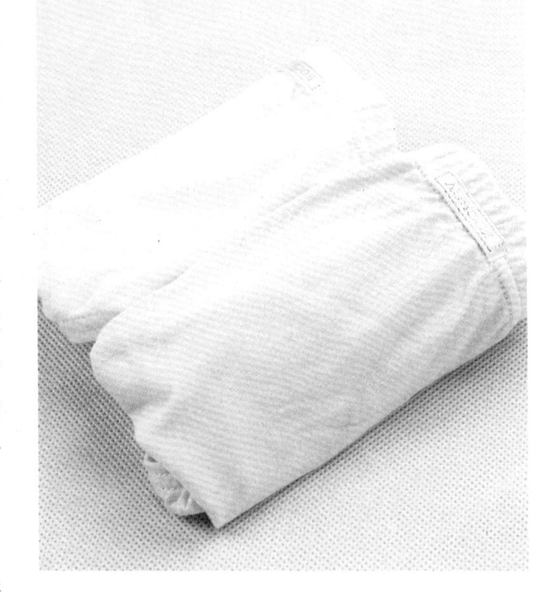
女性最好选择大小合适的纯棉内裤，且清洗时不宜与其他衣物混合，避免交叉感染。

带下异常，如果放任不管，可能会导致妇科炎症加重，进而给身体造成更严重的伤害。

当发现自己的白带有异常表现时，要尽早就医，遵从医嘱，从生活、饮食、精神等方面进行调理，消除诱发因素，杜绝炎症交叉感染。

必要时可进行中药调理，从增强免疫力着手，做到未病养生，防病于先，防微杜渐，愈后调摄，防其复发，巩固治疗效果。《黄帝内经·素问》有言“正气存内，邪不可干”，只有改善机体营养供给，增强机体免疫力，才能达到标本兼治，炎症不再反复。

带下病与湿邪密切相关，而湿邪对人体入侵又是“润物细无声”的，一旦湿气过重，就像“如油入面”一般难以清除，因此预防与治疗并进才是王道。

在预防湿邪方面，首先不能淋雨和涉水，尤其是在经期，应当慎之又慎。另外，还要注意避免汗出当风，出汗是人体排除湿气的过程，如果汗出当风，就会导致水湿不能正常排泄，蓄积在体内引起各种疾病。

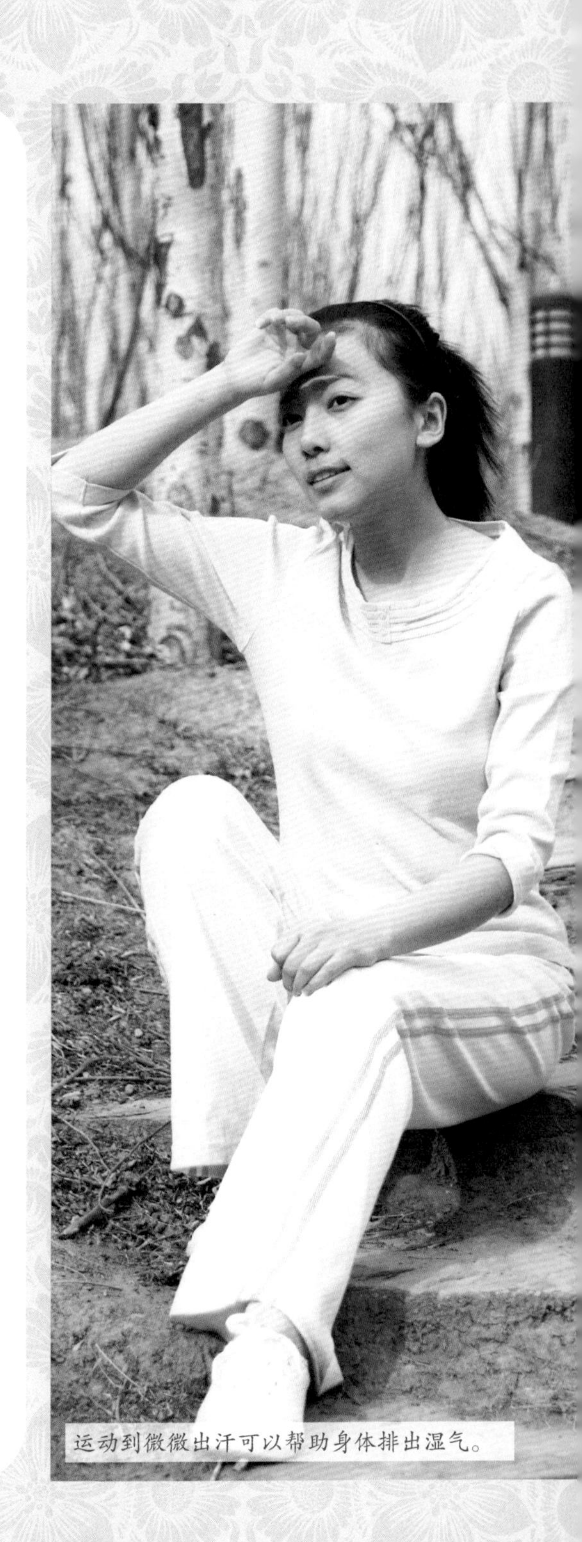

运动到微微出汗可以帮助身体排出湿气。

中医认为，带下病是由脾虚和肾虚引起的

对外湿的防范已明确，但有些湿气的产生，是由于脾虚导致的。中医认为脾主运化，指的是对食物的消化吸收、精微物质的转运输布等一系列生命过程。若饮食不节、情志失调、久病体虚而致脾胃虚弱，运化输布水液功能失常，那水谷精微不能被正常吸收运化就会变成水湿，从而引起带下病。

生活中，导致脾胃虚弱的原因有很多，比如不吃早餐、晚饭吃太多，或者整天生闷气、烦恼、焦虑，导致肝火克伐脾土而使脾胃不足。过食肥甘厚腻、寒凉之性的水果等也会导致脾胃不足。这些不良习惯在我们日常生活中要尽量避免，因为脾胃为后天之本、气血生化之源，若脾胃健运，水湿就会在无形中消弭，如果脾胃运化失常，水湿就会泛滥成灾。保养脾胃以甘味的五谷为先，无论粳米、小米还是玉米，都是保养脾胃的良药。还要多吃健脾祛湿的食物，如薏米、鲫鱼、胡萝卜、山药、莲子、芡实、赤小豆、莴笋、扁豆、冬瓜等。健脾养胃的养生药膳也可以适时进补，比如山药莲子粥、黄芪猪肚汤等。

肾虚也是导致带下病的主要原因，中医讲肾是主水的，肾阳不足就会气化失常，水湿内停，《黄帝内经・素问》曰：“肾者，胃之关也，关门不利，故聚水而从其类也。”因而肾关不固，津液下滑，也会引发白带过多，如果肾气充盛就会将体内多余的水湿排出体外。肾虚的原因不外乎先天不足、小产、纵欲等，因此在生活中也要尽量避免这些行为。

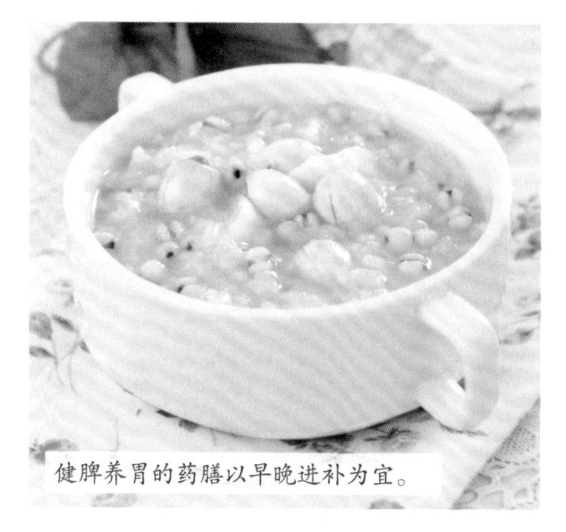
健脾养胃的药膳以早晚进补为宜。

先天肾气不足者，更要认真学会养生调理之法，虽然先天是无法改变的，但经后天的努力也会达到预期之目的。

跟妇科炎症说“再见”

阴道炎

阴道炎是一种以阴道分泌物增多为特征的妇科常见病，与病菌感染、菌群失调、激素水平等有关，主要表现为阴道分泌物异常、阴道瘙痒、有灼热感等。常见阴道炎的类型有滴虫性阴道炎、霉菌性阴道炎、细菌性阴道炎、老年性阴道炎、婴幼儿外阴阴道炎等。

不同类型阴道炎的症状不同

阴道炎主要表现为阴道分泌物颜色、气味和排出量的变化，有时伴有阴道瘙痒、性交时疼痛、少量阴道出血或尿频、尿痛等尿道刺激症状。

◎ **滴虫性阴道炎：**白带增多，稀薄脓性，呈灰黄色或黄绿色，泡沫状，有异味。伴有外阴瘙痒，间或出现灼热、疼痛、性交痛等。

◎ **霉菌性阴道炎：**白带增多，呈凝乳状或豆腐渣样，外阴瘙痒明显，持续时间长，患者坐立不安，夜间较明显。

◎ **细菌性阴道炎：**白带增多，呈灰白色，均匀一致，稀薄，常黏附于阴道壁，黏度低，有腥臭味。

◎ **老年性阴道炎：**多见于绝经后女性，白带增多，稀薄，呈淡黄色，严重者呈脓血性。伴外阴灼热感、外阴瘙痒，性交痛。

◎ **婴幼儿外阴阴道炎：**常见于5岁以下婴幼儿，有脓性白带，患儿常因外阴瘙痒哭闹不停，烦躁不安，或用手抓外阴。

阴道炎的病因

阴道炎是妇科常见病，各年龄段均可发病，主要病因有三种：一是外阴阴道与尿道、肛门毗邻，局部潮湿，易受污染；二是外阴阴道是分娩、宫腔操作的必经之道，容易受到损伤及外界病原体的感染；三是绝经后的女性及婴幼儿雌性激素水平低，局部抵抗力下降，也易发生感染。

不同类型的阴道炎，病因也不完全相同。滴虫性阴道炎主要通过性交直接传播，也可经公共浴池、浴盆、浴巾、游泳池、坐便器、衣物等传播；细菌性阴道炎除了有以上的原因外，还有的是因为女性用洗液过度清洁和大量服用抗生素导致的；霉菌性阴道炎是由假丝酵母菌引起的，健康状态下不会发病，免疫力下降后才会引发炎症。另外，长期使用广谱抗生素者或糖尿病患者也容易患此病；老年性阴道炎是由于随着年龄的增长，身体的雌性激素减少，阴道 pH 升高，局部抵抗力下降，容易受到外界病原体的侵袭；而婴幼儿外阴阴道炎主要是通过家长或保育员的手、衣物、毛巾、浴盆等间接传播的。

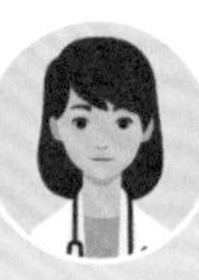

谢老师
开讲啦

阴道炎是妇科常见病，患者若出现以下症状，需要及时就医咨询：1. 白带增多，颜色异常，有异味。2. 外阴瘙痒、灼热，并伴有尿频、尿急、尿痛等表现。3. 孕妇出现白带异常或阴道不适。4. 婴幼儿内裤出现脓性分泌物。

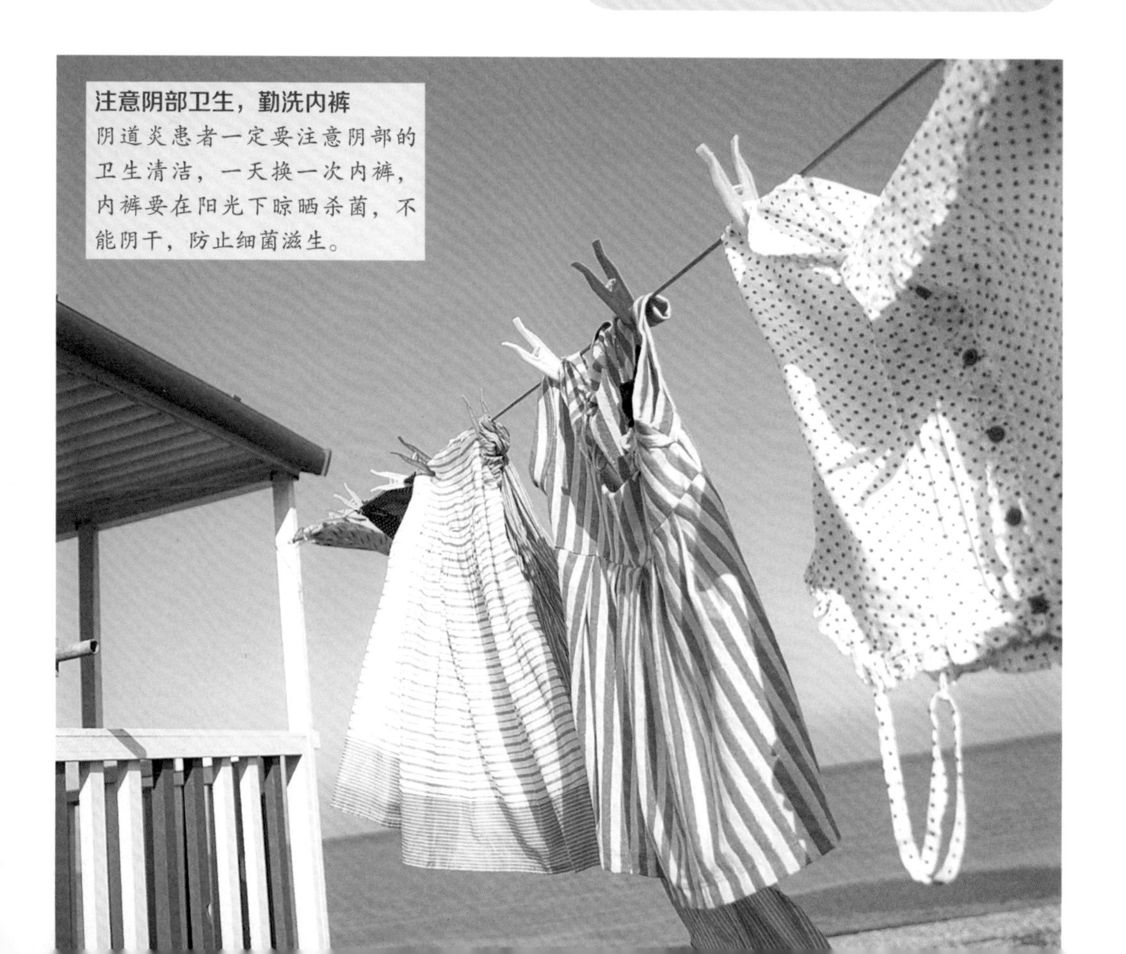

注意阴部卫生，勤洗内裤
阴道炎患者一定要注意阴部的卫生清洁，一天换一次内裤，内裤要在阳光下晾晒杀菌，不能阴干，防止细菌滋生。

阴道炎如何调理

“及时清洁外阴，勤洗内裤，少去公共场所游泳或洗澡，不与他人共用浴巾或浴盆，注意性生活卫生，饮食宜清淡易消化，这些是阴道炎患者需要注意的。”

阴道炎若不及时治疗，可能会引发多种疾病，甚至影响受孕和生育。

患阴道炎的孕妇，若不及时治疗，严重时可导致胎膜早破、早产以及患产后子宫内膜炎等。滴虫性阴道炎患者还会影响受孕，因为阴道毛滴虫可以吞噬精子，导致受孕率下降。若炎症波及泌尿系统，可导致尿道炎、膀胱炎等，引起尿频、尿急、尿痛等。所以对于阴道炎的治疗和调理应越早越好。如果确定自己患了阴道炎，就要及时去医院就医，遵医嘱进行治疗。在日常生活中，也要注意预防以及预后的调理。

1. 注意个人卫生。养成每天清洗外阴和换洗内裤的好习惯。洗外阴的正确方法是自前向后洗，许多女性是来回反复擦洗，这样容易将肛门处的致病菌带到阴道口和尿道口。

2. 避免交叉感染。患阴道炎的女性不要在公共浴室洗澡或到公共游泳池游泳。不要与他人共用浴巾、浴盆，最好是个人卫生用品专人专用。内裤要用专用盆洗，不可与其他衣物一起放入洗衣机中清洗。

3. 节制性生活，注意性生活卫生。阴道炎患者治疗期间，应禁止性生活，平时要节制性生活，同房时注意戴避孕套，同房后要及时清洗私处，防止感染。

4. 注意月经用品的选购与储藏。不要购买非正规厂家生产的卫生巾，不要用过期的卫生巾，卫生巾要放到干燥的环境中储藏。

5. 每年定期进行妇科检查。检查发现问题要及时去医院就医。

注意个人卫生，防止交叉感染

由于阴道炎的发病主要与个人卫生以及相互感染有关，故平时要注意卫生保健，避免病原体入侵，杜绝传染源，并增强体质，预防复发。

由于病因不同，不同类型的阴道炎患者的防治措施也不同。

▶ 滴虫性阴道炎患者要消灭传染源，切断传播途径，治疗期间禁止性生活，性伴侣要一同进行治疗。不要用盆浴，不要用公共浴室的毛巾，公共场所不用坐便器。

▶ 霉菌性阴道炎患者要避免滥用广谱抗生素，注意外阴的清洁。

▶ 细菌性阴道炎应加强锻炼，增强体质，经期和产褥期禁止性生活。

▶ 老年性阴道炎和婴幼儿外阴阴道炎患者，应加强营养，增强机体抵抗力，注意局部清洁工作。

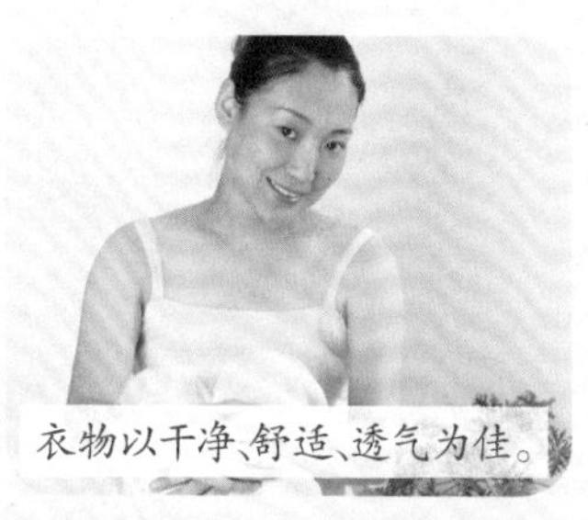
衣物以干净、舒适、透气为佳。

不穿紧身衣 不要长时间穿紧身的牛仔裤、健美裤、连裤袜、尼龙或腈纶内裤，因为这些布料透气性能差，不利于会阴部皮肤散热，容易滋生细菌，造成阴道炎和泌尿系统感染。

饮食清淡，忌辛辣刺激性食物

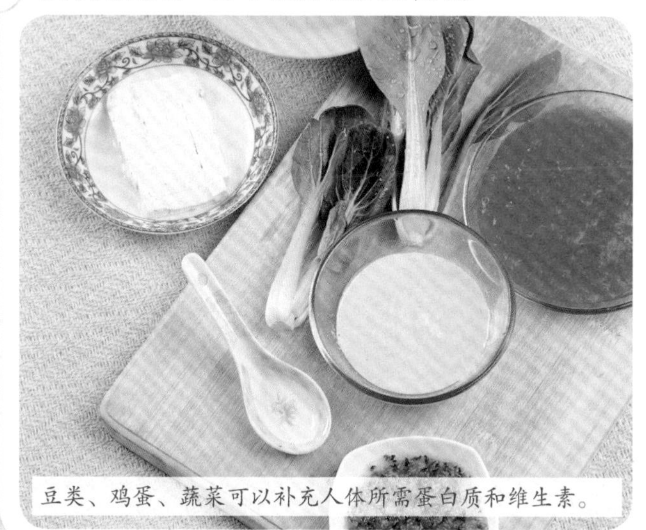
豆类、鸡蛋、蔬菜可以补充人体所需蛋白质和维生素。

阴道炎患者饮食要以清淡、易消化为主，多喝粥，多吃蔬菜水果，合理搭配膳食，可在粥中适当增加五谷杂粮，如豆类，可补充蛋白质，增强身体抵抗力。月经前后禁食辛辣刺激、肥甘厚腻以及寒凉的食物，如辣椒、肥肉、蛋糕以及冷饮等。

外阴瘙痒

现代医学认为，外阴瘙痒是一种症状，表现为外阴部的瘙痒，可以波及阴蒂、小阴唇、大阴唇、会阴和肛门周围。外阴瘙痒在中医学中属于“阴痒”的范畴，中医文献中描述为阴部瘙痒，或如虫行状，奇痒难忍，坐卧不宁，甚至灼热、疼痛，波及肛门周围，兼带下量多、臭秽。

外阴瘙痒的病因

中医把阴痒分为实和虚两方面，认为和肝、肾、脾关系密切，肝肾阴虚、湿热下注和湿虫滋生是引发本病的常见原因。另外，慢性局部刺激，如外阴、阴道、宫颈炎症的异常分泌物的刺激；外阴不清洁及紧身化纤内裤、卫生巾等致通透不良；各种外阴皮肤病和外阴肿瘤等；全身性疾病的外阴局部症状，如糖尿病、尿毒症、维生素缺乏等也是此病的诱发因素。

不同证型外阴瘙痒症状表现

中医认为，外阴瘙痒主要有肝肾阴虚型、湿热下注型和湿虫滋生型 3 种类型，其症状有所不同。

◎ **肝肾阴虚型：** 阴部干涩，奇痒难忍，或阴部皮肤变白、增厚或萎缩，皲裂破溃，五心烦热，头晕目眩，时有烘热汗出，腰酸膝软，舌红苔少，脉弦细。

◎ **湿热下注型：** 阴部瘙痒灼痛，带下量多，色黄如脓，稠黏臭秽，头晕目眩，口苦咽干，心烦不宁，便秘溲赤，舌红，苔黄腻，脉弦滑而数。

◎ **湿虫滋生型：** 阴部瘙痒，如虫行状，甚则奇痒难忍，灼热疼痛，带下量多，色黄，呈泡沫状，或色白如豆渣状，臭秽，心烦少寐，胸闷呃逆，口苦咽干，小便短赤，舌红，苔黄腻，脉滑数。

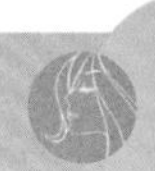

外阴瘙痒如何调理

对于确诊外阴瘙痒的患者，除了要针对病因积极进行治疗外，还要在日常生活中注意预防和调理。

1. 保持外阴卫生。注意外阴的清洁，选用检测安全的卫生巾及相关用品等。同时也要注意性生活的卫生，男女双方在进行性生活前后都要注意做好清洁工作，保证安全和卫生。

2. 选择舒适柔软透气性好的衣物。不要穿化纤材质的内裤，新买来的内裤一定要洗净后穿。像牛仔裤、尼龙裤之类，虽然能够较好地展现女性的身形，但是过紧且不透气，很容易滋生细菌。应选择舒适的裤子。

3. 养成良好的饮食习惯。平时应多吃营养健康的食物，适当吃粗粮；辛辣刺激的食物容易耗损阴液，因此要有所节制。对于已经患病的女性，注意少吃羊肉、海鲜等腥发类的食物，否则会加重病情。

4. 避免感染，不要抓挠。如果瘙痒难忍，可以涂抹温和的润肤乳液，轻轻按摩，缓解瘙痒，不可过度抓挠。

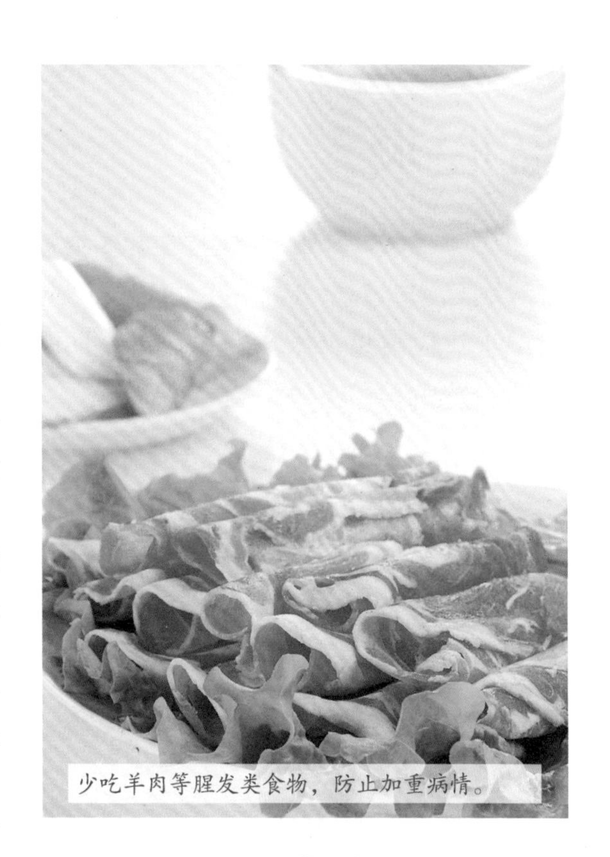

少吃羊肉等腥发类食物，防止加重病情。

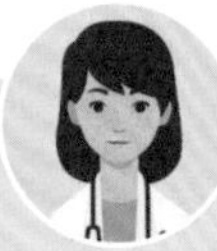

谢老师
开讲啦

针对外阴瘙痒的治疗，现代医学主张对因治疗，多采用一些外用激素软膏消除病原微生物，缓解症状，停药后复发率高，疗效欠佳。中医治疗重视调理肝、肾、脾功能，将内服与外治、整体与局部相结合进行施治。现在临床医生把中医和现代医学治疗的优点结合起来，成效甚佳。

盆腔炎

盆腔炎指的是女性上生殖道及其周围组织的一组感染性疾病，这种炎症可以只局限在一个部位，也可以同时累及几个部位，以输卵管炎、输卵管卵巢炎较常见，大多发生在育龄期女性，初潮前、绝经后或未有性生活者很少发病。

盆腔炎的症状

盆腔炎会因感染的病原体、炎症的轻重及范围的大小而有不同的临床表现。刚开始患者可能没有明显的症状或症状比较轻微，随着病情的发展，症状逐渐加重。

急性盆腔炎和慢性盆腔炎会有不同的症状表现。

◎ 急性盆腔炎的典型症状是下腹或全腹部疼痛，伴有高热、头痛、白带异常，除此之外还可伴有腹胀、腹泻、尿频、尿急等症状。但是有些炎症急性发作的时候，症状表现得不明显。这类患者容易错过最佳治疗时间，往往会发展成其他疾病。

◎ 慢性盆腔炎在临床上常缠绵难愈，以不孕、输卵管妊娠、慢性盆腔痛、炎症反复发作为主要临床表现，严重影响女性的生殖健康和生活质量。

以往常常把盆腔炎分为急性盆腔炎和慢性盆腔炎，现在为了更加规范，叫作盆腔炎性疾病和盆腔炎性疾病后遗症。盆腔炎性疾病就相当于急性盆腔炎，而盆腔炎性疾病后遗症也就相当于慢性盆腔炎，关于这一点，大家要明白。现在有的人依然会使用急性盆腔炎和慢性盆腔炎的名字，在本书中，为了方便描述也会采用这种叫法。

盆腔炎的病因

女性生殖道有着比较完善的自然防御功能，对病原体有一定的防御能力，在健康女性阴道内虽然有某些病原体存在，但并不会引起炎症。当自然防御功能遭到破坏，或机体免疫功能降低，内分泌发生变化，或者外源性致病菌侵入时，均会导致炎症的发生。

急性盆腔炎多发生于分娩、流产及生殖道手术后，主要因消毒不严、细菌侵入、机体抵抗力弱而引起。也可因经期或产

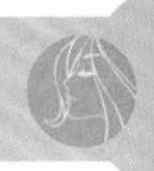

褥期不注意卫生而造成，有时也可继发于阑尾炎。慢性盆腔炎多为急性盆腔炎治疗不彻底所致，因机体抵抗力降低，慢性盆腔炎患者可出现急性发作。

中医古籍里是没有盆腔炎这个病名的，但是根据其临床症状和特点，可以把盆腔炎归属于“热入血室”“带下病”“妇人腹痛”“症瘕”“产后发热”等范畴。

中医认为，急性盆腔炎主要和女性经期、产后或手术后的身体状况有关，与不节制的房事也有关系。这时的女性容易受到湿、热、毒的侵害，从而发病，湿热是其主要的致病因素。

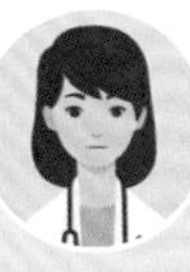

谢老师

开讲啦

任何女性，特别是处于性活跃的生育期女性，如果常出现以下症状，要尽快就医：①下腹部持续性或剧烈疼痛。②发热，体温高于38.3℃。③白带颜色异常，并且有异味。④ 两次月经间期出血。⑤排尿困难或疼痛。

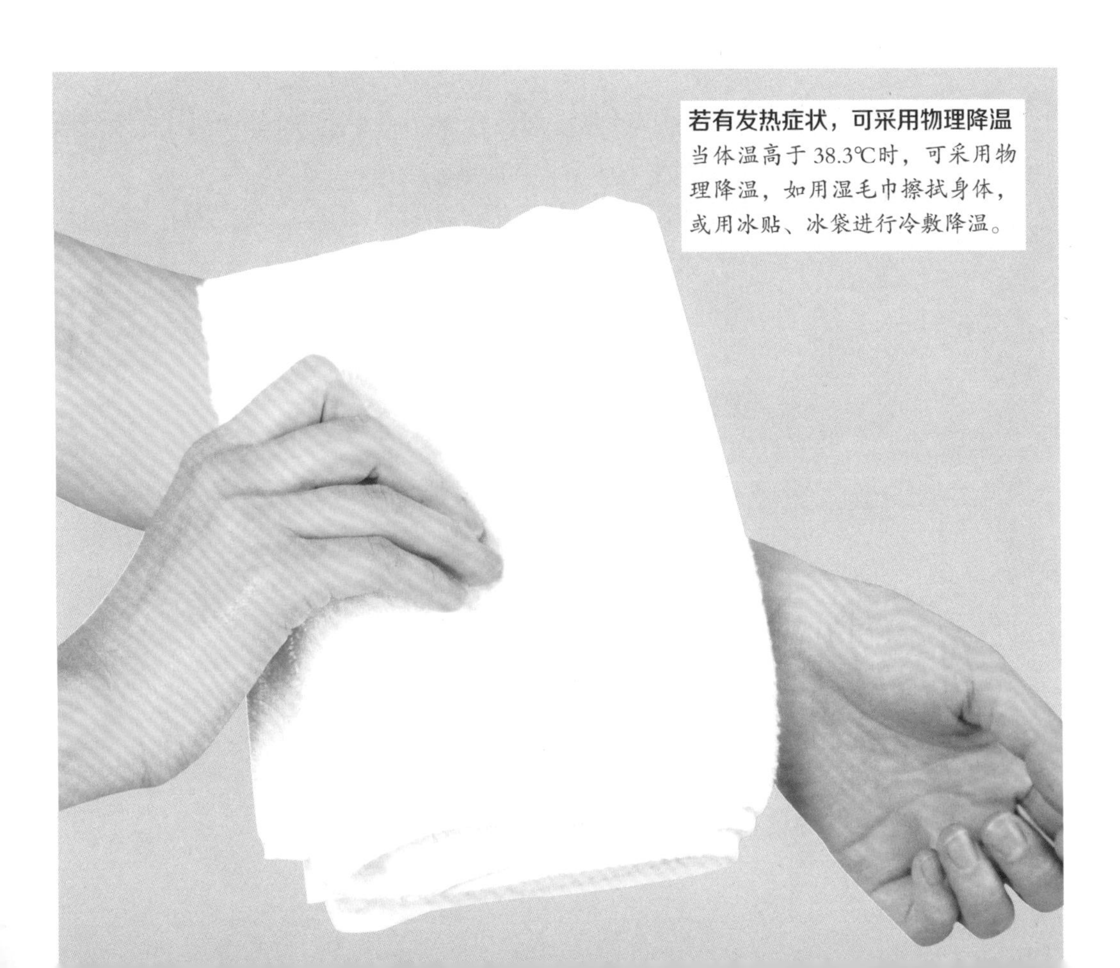

若有发热症状，可采用物理降温

当体温高于38.3℃时，可采用物理降温，如用湿毛巾擦拭身体，或用冰贴、冰袋进行冷敷降温。

盆腔炎如何调理

盆腔炎是一种较为常见的妇科疾病，生活中很多女性都被盆腔炎所困扰。盆腔炎也是导致女性不孕的重要原因之一。一旦患了盆腔炎又该怎么调理呢？

“积极配合医生治疗，治疗及时不拖延，注意个人清洁卫生，不抓挠，注意性生活卫生，注意休息，保证营养，可有效防治盆腔炎。”

急性盆腔炎的治疗主要是中西医结合治疗，以抗生素治疗为主，中医药治疗为辅，首要目的是防止感染的扩散。必要时也会采取手术治疗。

对于慢性盆腔炎的治疗，中医以内治法为主，对患者进行辨证用药治疗。在内治法的基础上，也可以配合中药直肠导入、中药外敷、中药离子导入等综合疗法，以提高临床疗效。

急性盆腔炎的预后取决于治疗是否及时、有效、彻底。若经及时、规范、有效的治疗，多可在短期内治愈。若失治、误治，病情加重，可能发展为腹膜炎、败血症、感染性休克，危及生命。病情迁延者，多转为慢性盆腔炎。

如果已经发展成慢性盆腔炎，此时经积极、有效的治疗，大多数患者仍可好转或治愈。

由于本病常有“湿邪”为患，反复缠绵。因此，在生活中，女性要注意经期的卫生和身体保养，加强身体锻炼，提高身体免疫力。

在日常生活中要注意以下几个方面。

1. 注意性生活卫生，减少性传播疾病。除备孕期外，同房时最好使用避孕套，同房前后男女双方要清洗干净私处。

2. 避免不规范的阴道冲洗。错误的冲洗方法容易扰乱阴道内菌群的平衡，增加盆腔炎发生的可能性。平时不可用刺激性药物或肥皂擦洗外阴，避免抓挠。

3. 需要做妇科手术者，要到正规医院就诊。正规医院会注重无菌操作，有助于预防感染。

注意卫生，保证营养，多休息

盆腔炎患者应遵医嘱服用药物，以达到治愈的目的，防止复发。同时要保持良好的个人卫生习惯，增强体质，注意营养，均有利于病情的恢复。

对于盆腔炎的调理主要包括个人生活习惯、饮食调理和中医调理几个方面。

- 养成良好的卫生习惯，勤换内裤、卫生巾或护垫，保持外阴清洁、干燥。
- 注意休息，保证睡眠时间充足，保持有规律的生活。
- 加强体育锻炼，增强抵抗力。
- 饮食上应多食高蛋白、高维生素的食物，如新鲜蔬菜水果、蛋类、瘦肉、酸奶等，还要注意多饮水。
- 忌辛辣刺激、寒凉生冷以及腥臊发物，如辣椒、冰镇饮料、羊肉、海鲜等，这些食物会刺激炎症病灶，加重病情。

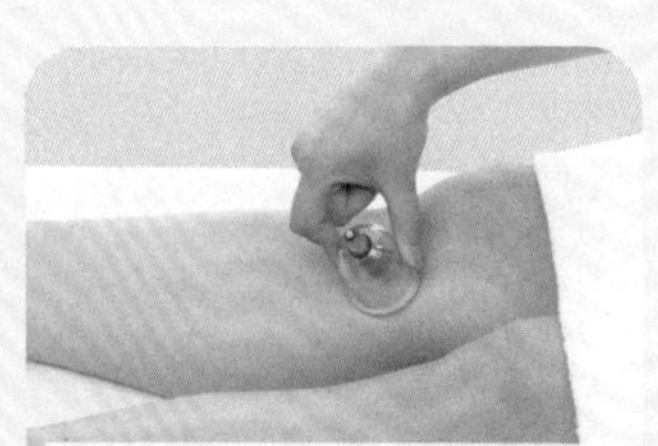
拔罐阴陵泉穴能够快速祛除体内的湿气。

拔罐阴陵泉穴、丰隆穴 阴陵泉穴是下焦湿热的克星，丰隆穴可健脾化痰。用抽气罐分别吸拔在这两个穴位上，留罐10~15分钟。可祛痰除湿。

土茯苓草鱼猪肉汤

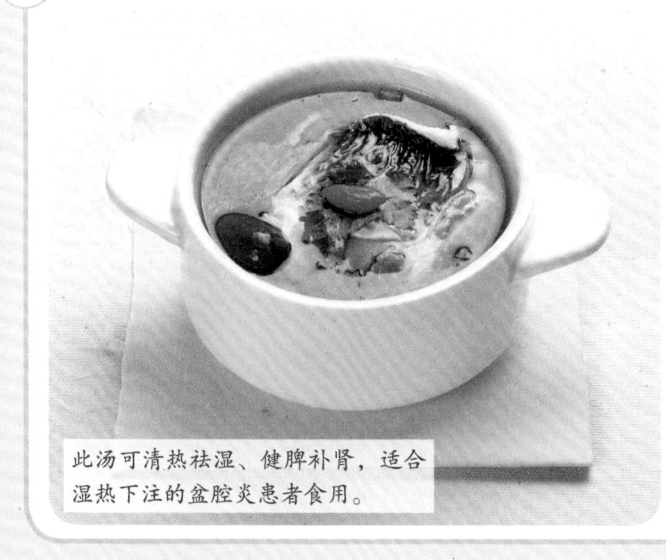
此汤可清热祛湿、健脾补肾，适合湿热下注的盆腔炎患者食用。

土茯苓50克，猪瘦肉100克，草鱼1条，红枣、枸杞子、香菜末、盐各适量。猪瘦肉洗净，切块，放开水中汆3分钟左右，去血水后捞出。草鱼处理干净，切块。将所有食材一起放入锅中，大火煮沸后，转小火煲1小时左右，最后加盐调味，撒上香菜末即可。

子宫内膜炎

子宫内膜炎是由于某些原因导致子宫内膜结构发生炎性改变，细菌沿阴道、宫颈上行或沿输卵管下行经淋巴系统到达子宫内膜。通俗来讲，就是炎症感染到了子宫内膜。

子宫内膜炎的症状

慢性子宫内膜炎的症状如下。

◎**盆腔区域疼痛：**在月经间歇期间出现下腹部坠胀痛及腰骶部酸痛。部分患者可无任何自觉症状。

◎**白带增多：**一般为稀薄水样，淡黄色，有时为血性白带。老年性子宫内膜炎呈脓性白带，并常含少量血液。

◎**月经过多：**经期规律而经血量倍增，流血期显著延长。

◎**痛经：**多见于未产女性，但严重痛经者少见。

急性子宫内膜炎患者会有轻度发热，下腹痛，白带增多，有时为血性白带，并有恶臭味。

分娩或流产后发生的急性子宫内膜炎症状较重，其他原因引起的子宫内膜炎多属轻型。

子宫内膜炎的病因

子宫内膜炎可分为急性子宫内膜炎和慢性子宫内膜炎。慢性子宫内膜炎常与慢性宫颈炎、慢性输卵管炎同时存在，是导致流产的常见原因。产褥感染和感染性流产是导致急性子宫内膜炎的常见原因；慢性子宫内膜炎的发病原因有很多，如放置宫内节育器、分娩或流产后有少量胎盘残留及胎盘附着部的复旧不全等；长期输卵管炎或严重的宫颈炎扩散也会引发子宫内膜炎症；绝经后的女性，由于体内雌性激素水平降低，子宫内膜与阴道内膜变薄，容易受细菌的侵袭，发生慢性炎症；子宫黏膜下肌瘤、黏膜息肉也能引起子宫内膜的慢性炎症；经期性交及与患有性病者性交，也易引发此病。

子宫内膜炎如何调理

针对子宫内膜炎的治疗，主要是消炎抗感染以及内膜修复。治疗周期为1~2周。尽量去正规医院，遵医嘱进行治疗。子宫内膜炎的日常调理方法和注意事项都有哪些呢？

1. 多卧床休息。一般患者会有明显的疼痛感。在患病的过程中，不宜进行激烈的性生活和运动，应该多卧床休息，最好是半卧位姿势，这样有利于分泌物的引流。

2. 保持肠胃的通畅。身体有炎症时，一定要保持大便通畅，这样的排毒方式可以减轻女性的盆腔积血，所以在饮食方面要多注意，不仅要保证营养，还要易消化。多吃富含蛋白质、维生素的食物，如鸡蛋、瘦肉、蔬菜和水果等。

3. 避免过多检查。因为过多的妇科检查，有可能会因为交叉感染而引发其他疾病，如果没有必要的情况，尽量少去医院做妇科检查。

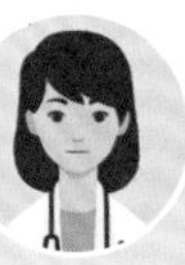

谢老师

开讲啦

子宫内膜炎患者体内有炎症，所以饮食上应避免过多食用辛辣刺激、肥甘油腻、海鲜等食物。推荐一道槐花薏米粥。槐花 10 克，薏米 30 克，冬瓜仁 20 克，粳米适量。将槐花和冬瓜仁煎成汤，去渣留汁，再放入薏米和粳米煮成粥即可。此粥可清热利湿，适宜湿热下注、发热畏寒的子宫内膜炎患者食用。

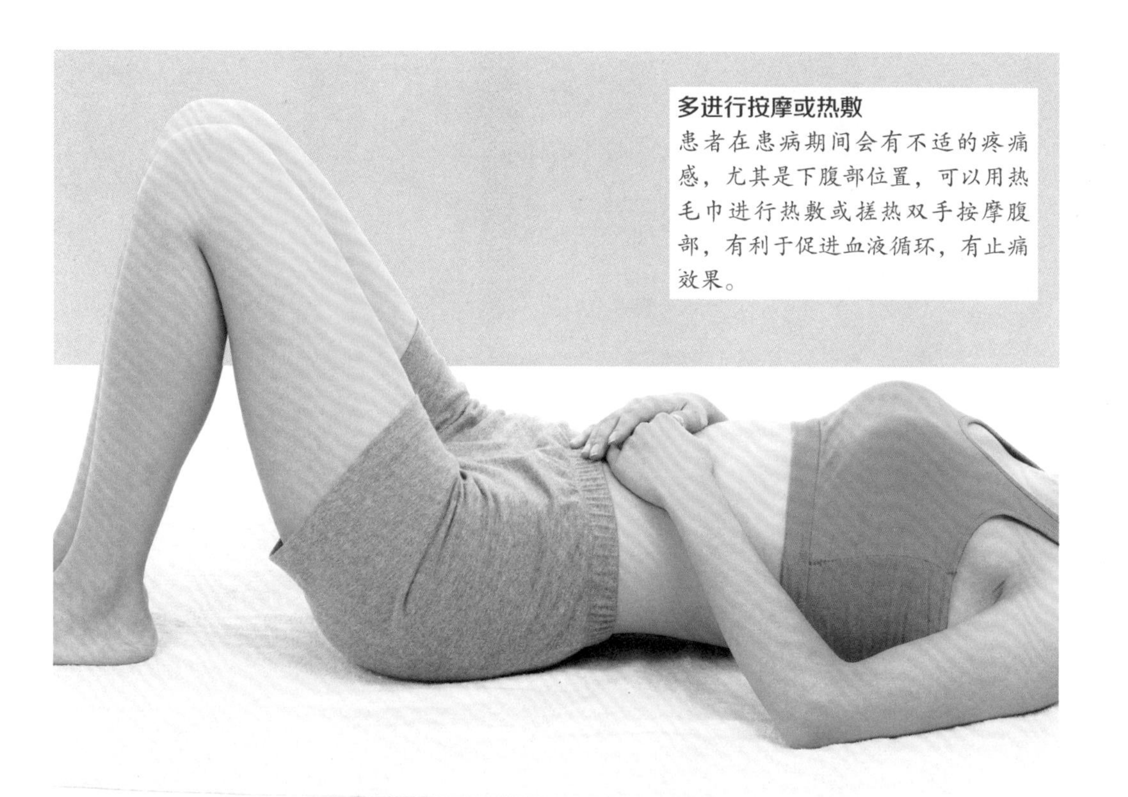

多进行按摩或热敷

患者在患病期间会有不适的疼痛感，尤其是下腹部位置，可以用热毛巾进行热敷或搓热双手按摩腹部，有利于促进血液循环，有止痛效果。

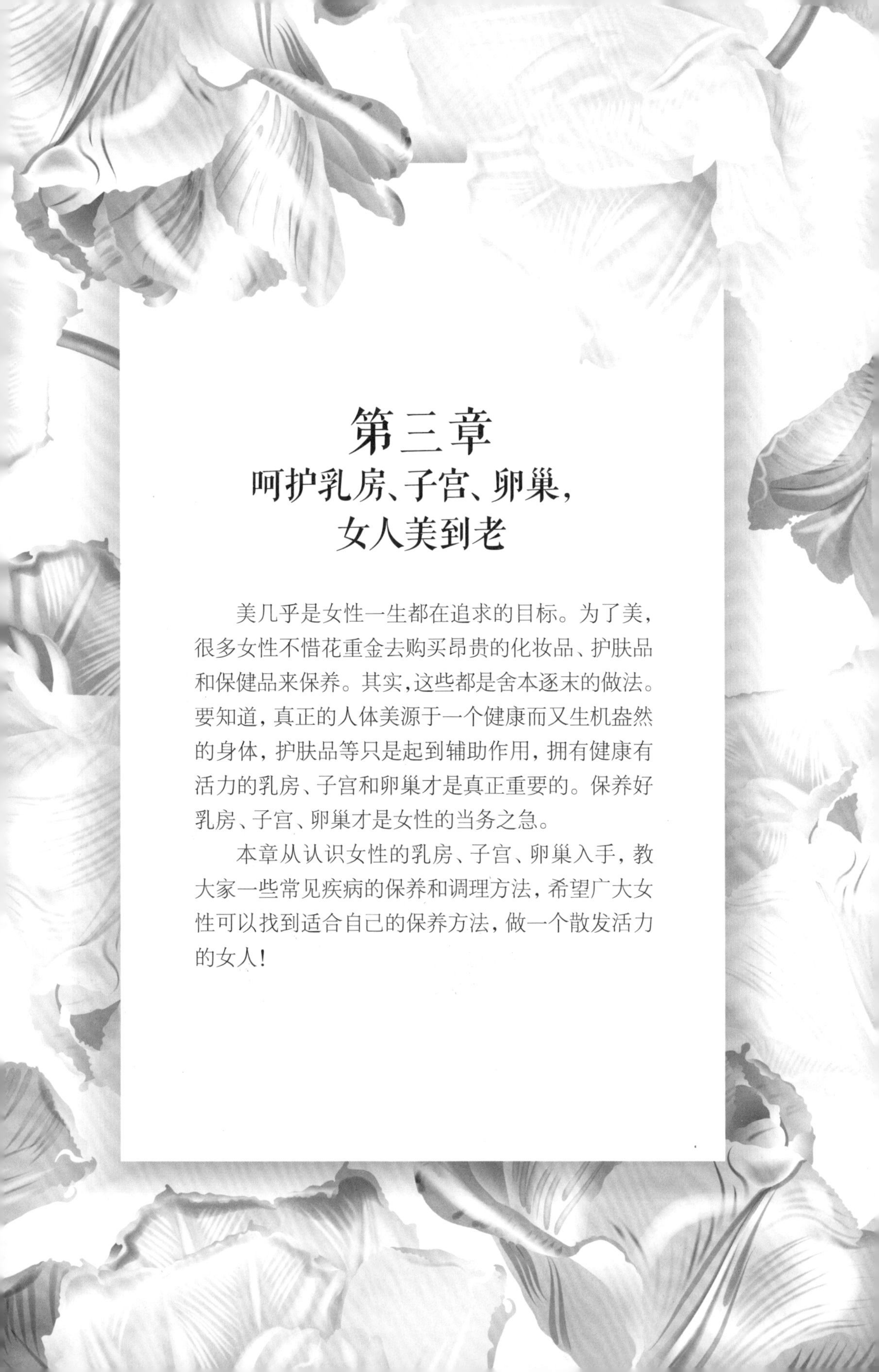

第三章
呵护乳房、子宫、卵巢，女人美到老

美几乎是女性一生都在追求的目标。为了美，很多女性不惜花重金去购买昂贵的化妆品、护肤品和保健品来保养。其实，这些都是舍本逐末的做法。要知道，真正的人体美源于一个健康而又生机盎然的身体，护肤品等只是起到辅助作用，拥有健康有活力的乳房、子宫和卵巢才是真正重要的。保养好乳房、子宫、卵巢才是女性的当务之急。

本章从认识女性的乳房、子宫、卵巢入手，教大家一些常见疾病的保养和调理方法，希望广大女性可以找到适合自己的保养方法，做一个散发活力的女人！

女人一生都要养护好乳房、子宫、卵巢

毛孔粗大、肤色暗淡发黄、皮肤松弛、皱纹增多、乳房下垂、发胖……是不少女性不想面对的，于是，为了让自己看起来更年轻，有的女性会不惜成本地把许多金钱与精力花在保养、医美上，但是真的有效吗？

其实，在对抗衰老的策略中，追本溯源才是更重要的。那么源头在哪里？就在乳房、子宫、卵巢里。

乳房是女性美的标志，也是母性的体现。拥有健康、丰满的乳房，是展现女性美的关键，可以给女性增加无限的魅力。如果乳房不健康，不仅会让女性失去一些美，还会给女性带来病痛，严重威胁着女性的健康和美丽。

子宫是女性特有的器官，有些人认为子宫只是单纯地孕育生命，事实上，女性的青春容颜、曼妙体态及红润有弹性的肌肤，都与子宫息息相关。如果子宫出了问题，不仅会使女性皮肤粗糙、身材走样，还会出现很多其他健康问题，甚至威胁到生命。可见，子宫对女性的重要性。

卵巢是女性非常重要的器官，是让女性永葆青春活力的器官。因为卵巢可以合成并分泌雌性激素，这对于女性保持年轻活力和曼妙身材作用重大。如果卵巢功能不好，雌性激素水平不足，皮肤就会变得粗糙、暗黄。所以，女人要想皮肤好，不过早衰老，养护好卵巢很重要。

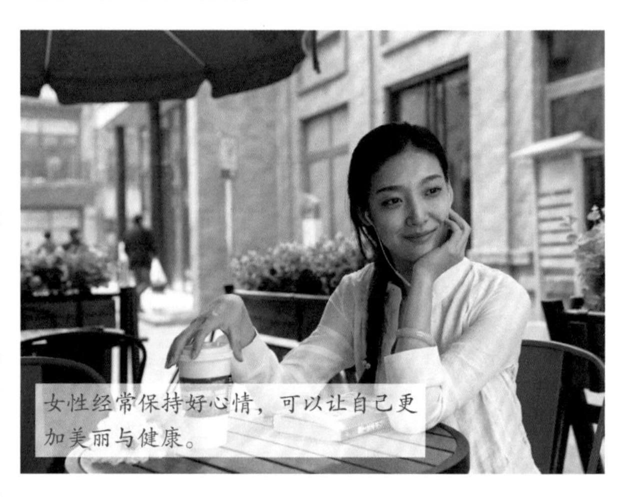

女性经常保持好心情，可以让自己更加美丽与健康。

关于乳房，你了解多少

乳房，作为女性身体的重要部位，伴随女性走过人生的每一个阶段。乳房对女性来说非常重要，它能展现女性的性感柔美，给女性带来独有的魅力。不过，作为女人，你对自己的乳房了解多少呢？

乳房的外观

从外观上看，乳房的中心部位是乳头。正常的乳头呈筒状或圆锥状，两侧对称，表面呈粉红色或棕色。乳头直径为0.8~1.5厘米，皮肤较粗糙，呈颗粒状态，为输乳管开口。在乳头的周围，皮肤色素沉着较深的环形区是乳晕，直径3~4厘米。乳晕的皮肤较薄，有时可透过皮肤看到皮下浅静脉。乳晕的颜色不是一成不变的，在青春期呈玫瑰红色；在妊娠期、哺乳期色素沉着，颜色加深，呈深褐色。

乳房的结构

乳房的外部主要由乳头和乳晕组成。乳头表面覆盖着一层鳞状角质上皮，上皮层较薄。乳头由致密的结缔组织及平滑肌组成。乳晕部皮肤有毛发和腺体。其中腺体包括汗腺、皮脂腺及乳腺。乳房内部犹如一棵倒着生长的“小树”，可谓精致细密，主要由腺体组织、乳腺导管、脂肪、纤维等构成。此外，乳房内还分布着血管、淋巴管和神经组织，主要功能是供给养分和维持新陈代谢。

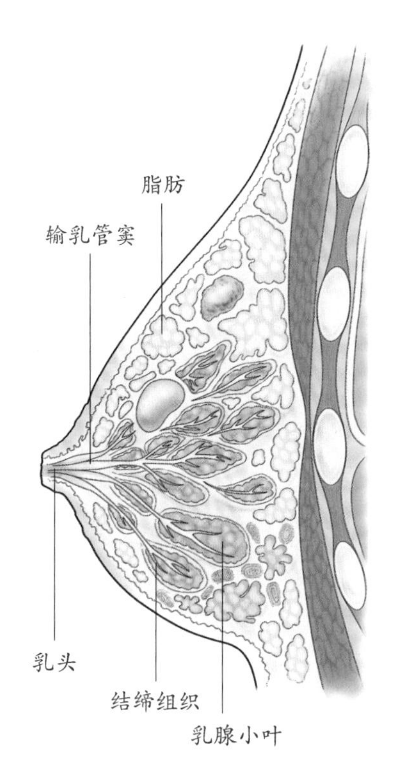

乳房结构图

乳房自测，及早发现问题

女性都希望自己拥有丰满、健美的乳房，但由于受体形、发育、营养、遗传等因素的影响，女性乳房的发育有早有晚，有大有小，这都属于正常。现实生活中，多数人在少女时乳房较小，而在妊娠、哺乳期时，由于乳腺得到较大程度的发育，乳房变得丰满、坚挺。女性不要因为乳房较小而垂头丧气，大小并不重要，正常健康就好。

乳房的一些变化有时会直观地表现出来，这些表现会提醒我们要警惕乳房病变。按照以下方法进行自测，依此检查自己的乳房是否健康。

看：直立于镜子前，裸露上身，双臂自然下垂，比较两侧乳房大小是否相同，形状是否有异常，乳头有无内陷和渗出物，乳头、乳晕表皮有无改变，乳房皮肤有无凹陷、皱缩。双臂高举过头或双手在颈后交叉，看乳房皮肤有无凹陷、皱缩，双侧乳房、乳头是否同时移动。

摸：左手上抬至头部右侧，用右手检查左乳，以手指指腹轻压乳房，感觉是否有硬块，由乳头开始做环状顺时针方向检查，逐渐向外按摩三四圈，直到左乳房检查完为止。再用同样的方法检查右乳房。

拧：用拇指和食指轻轻压拧乳头，观察有无异常分泌物。

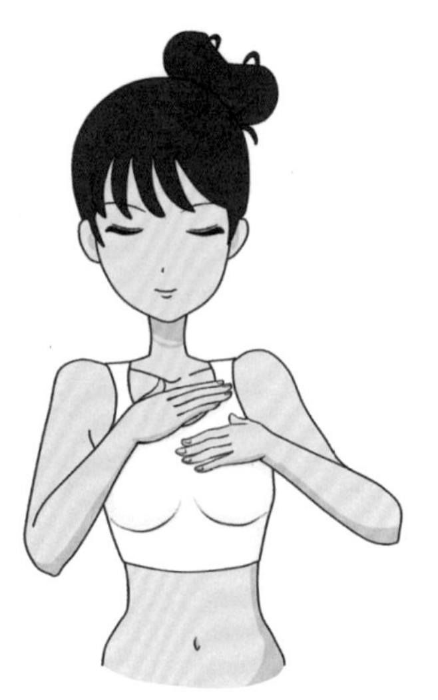

轻压乳房检查
是否有硬块。

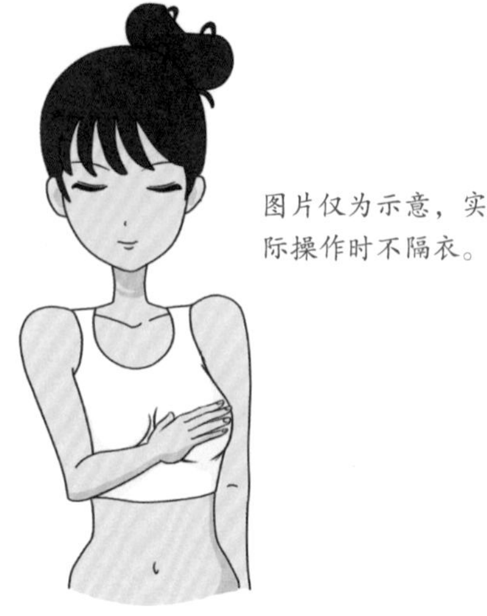

图片仅为示意，实际操作时不隔衣。

用右手检查左乳，
用左手检查右乳。

你了解自己的子宫吗

子宫是女性来月经和孕育胚胎的地方，是重要的生殖器官。那么，作为女人，你了解自己的子宫吗？

子宫的位置

正常的子宫位于骨盆腔的中间，前跟膀胱相邻，后与直肠接近，位置颇深，子宫的下端伸入阴道。一般来说，正常的子宫都处于前倾前屈的位置。当女性直立时，子宫几乎处于水平或稍向前屈，子宫体在膀胱上。而宫颈则向后朝着骶骨的下端，其外口大约处于坐骨棘的水平。子宫的位置不是一成不变的。子宫体可以前后自由活动，但宫颈是固定的。

子宫的形态、结构

子宫的形状像个倒置的鸭梨，前面扁平，后面稍凸出，形状上宽下窄，分为上、下两部分。子宫上部较宽，称为子宫体，子宫下部较窄呈圆柱状，称为子宫颈。子宫是以肌肉为主的器官。子宫壁有 3 层，外面一层为腹膜覆盖的浆膜层；中间为肌层，是主要的也是最厚的一层，正常厚约 0.8 厘米；最里面的一层是内膜层，子宫内膜柔软而光滑，是一层淡红色的绒样薄膜。正常子宫内膜在月经后是相当薄的，在下次月经之前，子宫内膜又逐渐增厚。

子宫的功能

子宫是胎儿生长、发育和女性成年后月经形成的重要器官。子宫腔内壁一层为子宫内膜，从青春期到更年期，子宫内膜受卵巢分泌雌性激素的影响，发生周期性增生和脱落，血液通过阴道流出体外形成月经。子宫还是生命的摇篮，受精卵在子宫内着床，发育成胎儿。

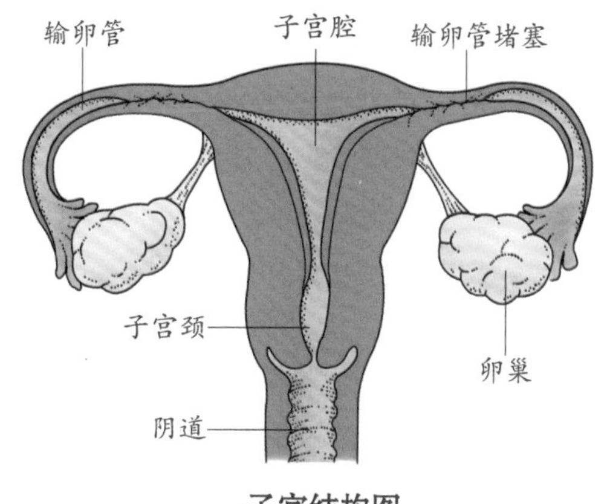

子宫结构图

关于卵巢，你了解多少

卵巢是促进女性性征发育并维持体内激素水平的重要器官。那么，关于卵巢，你又了解多少呢？

卵巢的形态结构

卵巢左右各一，位于盆腔内、子宫底的后外两侧，与骨盆侧壁相接。通常卵巢会因大肠充盈程度的不同而使其位置发生移动。一般情况下，卵巢位于卵巢窝内。卵巢表面覆有一层扁平或立方上皮，称为生发上皮，其内为纤维组织构成的卵巢白膜，再往内是卵巢组织，由皮质和髓质两部分组成。皮质在外，其中有数以万计的原始卵泡，卵子就是由此发育而来的；髓质是卵巢的中心部分，含有丰富的血管、神经组织和淋巴管，没有卵泡。

卵巢的功能

卵巢的主要功能是产生卵子和分泌性激素。女孩出生后，两侧卵巢中有30万～40万个原始卵泡，自青春期起，一般每月有15万～20万个卵泡开始生长发育，但通常只有1个卵泡发育成熟，进而排卵，其余的卵泡则退化为闭锁卵泡。

女性一生排多少个卵子是与生俱来的。在胎儿期，卵细胞的数量可以达到几百万个，但是出生时却只有不到100万个了，然后还要持续减少。等到女孩初潮时，所拥有的卵细胞数量只有约25万个了。而从这时候到绝经期，实际只有300~500个卵细胞会从卵巢排出。

卵巢还具有分泌性激素的功能。卵巢在成熟期可以合成及分泌两种性激素，即雌性激素和孕激素。这两种激素对女性的性发育和性生活起着重要的调节作用。一般来说，排卵前，卵巢主要由颗粒细胞和卵泡内膜细胞分泌雌性激素，排卵后，由黄体细胞分泌孕激素和雌性激素。

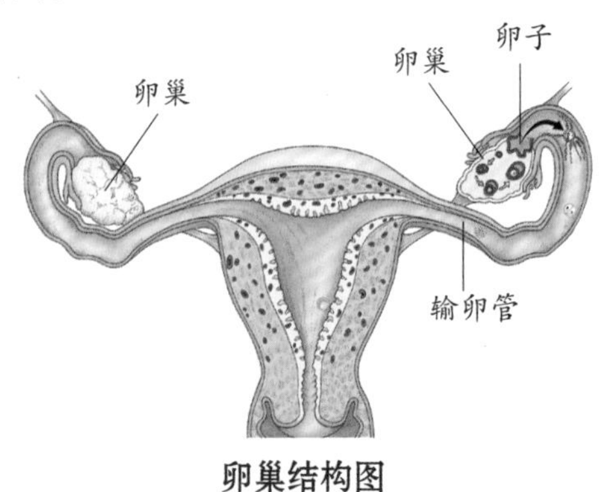

卵巢结构图

别让这些坏习惯伤害你的乳房、子宫、卵巢

生活中一些无意识的行为和习惯有时会影响到乳房、子宫和卵巢的健康，如为了追求美穿塑形衣来保持好身材，容易挤压乳房，久而久之易出现乳腺疾病。另外，长期熬夜、爱吃垃圾食品、过度减肥、久坐不动等也很容易伤害到乳房、子宫、卵巢的健康，严重的甚至导致闭经或卵巢早衰。所以，改掉这些不良生活习惯，才能保护好女性的“三件宝”。

熬夜，乳房、子宫、卵巢都很疲惫

现在很多年轻女性习惯熬夜，有时是因为工作繁忙加班，有时是彻夜狂欢，长期熬夜的女性多面色不好，脸上容易长痘，免疫力下降，肝、肾排毒压力变大，毒素积累，易内分泌失调，激素紊乱，从而导致一些妇科疾病，比如月经不调、痛经、卵巢早衰等。

久坐不动，子宫、卵巢容易出问题

长期久坐不动容易导致颈部、背部僵硬，还会出现后背疼痛，严重者还会造成颈椎变形，新陈代谢变得缓慢。久坐还容易使盆腔充血，导致子宫、卵巢等部位血液循环不畅，从而诱发各种炎症，如宫颈炎等，还可能引起卵巢早衰。

过度节食减肥，有可能导致闭经

有些女性没有时间通过运动来减肥，就把节食减肥当作了首选方法。长时间过度节食减肥，脏腑的养分太少，化生不出充足的气血，身体会自动调整能量的分配，一般会先保住身体运行的基本需求，子宫生殖的需要就暂时关闭，久而久之就会闭经，进而“元气大伤”。

常吃生冷食物、垃圾食品，子宫、乳房都不好了

很多女性喜欢喝冷饮，吃生冷食物，这样容易伤害子宫。女性本身体质偏弱、偏寒，应尽量少吃寒凉食物，尤其是在月经期间，因为寒凉食物会刺激卵巢和子宫，寒气入侵，会引起月经不调，影响身体健康。此外，女性应注意保暖，避免着凉，多吃温热性的食物，少吃辛辣、油腻以及刺激性的食物。

垃圾食品，如薯片、膨化食品、碳酸饮料是很多女性喜爱的零食。但是这些零食营养成分低，热量较高，食品添加剂多，而且这些食物中的热量有的并不是人体所需要的，多余的热量就会转化为脂肪，从而引起肥胖，容易诱发一些疾病。

长期吸烟酗酒，不易受孕

女性在吸烟酗酒的时候，尼古丁产生的分解物和酒精分解后的物质，都会影响雌性激素的分泌，从而影响女性正常怀孕。同时吸烟酗酒还会加速卵巢早衰，香烟中的尼古丁易引发女性内分泌失调，导致月经不调，进而影响卵巢功能；而酒精易影响人体新陈代谢，使子宫吸收不到足够的养分，从而导致卵巢萎缩、变硬，加速衰老。

流产，子宫遍体鳞伤

流产是女性避孕失败后的补救措施，有人工流产和药物流产两种。人工流产大都采用负压吸宫、刮宫等方法，手术对于子宫内膜会产生机械性损伤，甚至会损伤子宫内膜深层，还容易导致感染、出血、继发性不孕、子宫内膜异位症等并发症；药物流产如果不彻底，会导致二次刮宫，子宫内膜会受两次损害，即便一次性彻底流净，也会伤害到卵巢，降低其抗衰老能力，药物流产后若长期流血可能会导致贫血。无论是人工流产还是药物流产，均会影响到女性自身生殖健康。从生理上来说，流产对子宫的伤害比大部分子宫疾病都大。女性流产后，内分泌会突然变化，身体要重新调整，但如果没有调整好，就会出现内分泌紊乱引发疾病。所以，为了自己的身体健康，要做好避孕措施，避免流产。

性生活不节制，加速子宫衰老

频繁的性生活会使女性盆腔长时间充血，易导致妇科炎症及尿路感染，而且精力消耗大，免疫力容易下降，人会疲惫虚弱，子宫容易衰老。

精神压力大，易得妇科病

现代女性身兼数职，兼顾工作和家庭使她们倍感压力，压力过大会影响肾上腺素的正常分泌，导致内分泌失调，压力大到一定程度后，性激素分泌减少，卵泡无法正常成熟，影响排卵，会导致月经不调，从而引发各种妇科病。同时压力过大还会导致卵巢功能过早衰退，雌性激素分泌减少，更年期提前到来。

由于生活压力大，情绪波动也比较大，经常容易生闷气、心情不好。人的乳腺系统与肝经息息相关，肝经经过乳房，当情绪不好时，会使肝气郁结，气血不畅，影响乳房气血循环，各种乳腺疾病也就随之而来。

滥用化妆品，癌症找上门

爱美之心人皆有之，很多女性为了皮肤白皙、光滑，就会使用含有激素的化妆品和保健品。还有的女性，期望通过服用含有激素的保健品改善失眠、多梦、潮热盗汗的症状。殊不知，若长期滥用这些含有激素的化妆品或保健品，容易导致体内激素水平异常，诱发子宫肌瘤、乳腺增生等；更年期的女性容易诱发子宫内膜癌、乳腺癌等病症。

女性应该慎用此类化妆品，对于雌性激素高的女性，要使用不含激素的化妆品；而对于雌性激素水平低的更年期女性而言，即使要补充雌性激素，也应当严遵医嘱，不可擅自乱用。

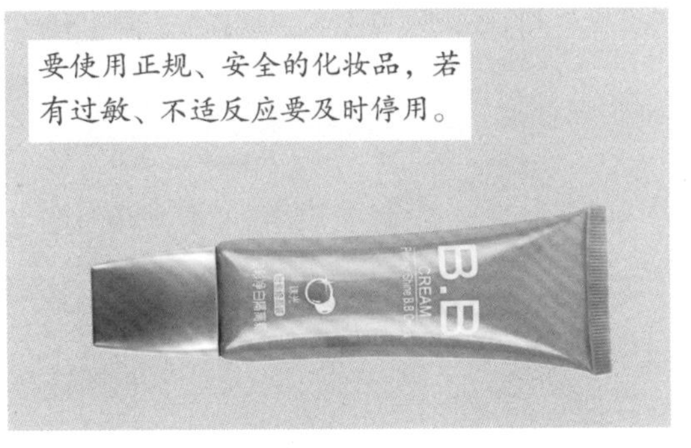

要使用正规、安全的化妆品，若有过敏、不适反应要及时停用。

易患的乳腺、子宫、卵巢疾病

乳腺增生

乳腺增生是临床上常见的良性乳腺疾病，既不是肿瘤，也不是炎症，而是乳腺上皮和纤维组织增生，是乳腺主质和间质增生及复旧不全导致的乳腺正常结构紊乱。

乳腺增生的症状

乳腺增生的主要症状是乳房疼痛、结节或肿块，部分患者会有合并溢液。

◎**乳房疼痛：**临床上常以乳房疼痛为首发症状，周期性疼痛多为生理性；非周期性疼痛，多数可能伴有神经源性、药源性以及乳腺外其他疾病等因素的干预。

◎ **乳腺结节或肿块：**结节包括颗粒状结节、条索状结节、局限性或弥漫性腺体增厚等，结节常为多个，可累及双侧乳腺，亦可单发。肿块一般较小，形状不一，可随月经周期性变化。

◎**乳头溢液：**有的乳腺增生患者会伴有乳头溢液，常为淡黄色、无色或乳白色浆液，较少出现血性溢液。

近些年，乳腺增生的发病率呈逐年上升的趋势，发病女性也越来越呈现低龄化趋势。该病好发于25~45岁的女性，70%~80%的女性都有不同程度的乳腺增生。乳腺增生主要包括单纯性乳腺增生和非典型乳腺增生两类。其中，非典型乳腺增生和乳腺癌的发生有一定关系，可以看作乳腺癌的前期病变。而单纯性乳腺增生一般可以自行消退，不做特殊处理。

乳腺增生的病因

乳腺增生的发生主要与内分泌功能紊乱有关。乳腺在内分泌激素，特别是雌性激素或孕激素的作用下，随着月经周期的变化，会有增生和复旧的改变。由于某些原因引起内分泌激素代谢失衡，雌性激素水平增高，出现乳腺组织增生过度和复旧不全，经过一段时间以后，增生的乳腺组织不能完全消退，就形成乳腺增生。

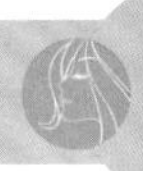

内分泌功能紊乱主要和现代女性的生活方式、生活习惯有关。高脂肪、高热量、高蛋白食物摄入过多，激素合成增多，就会加重乳腺增生。

另外，生活节奏加快，竞争压力大，也使得很多女性出现内分泌失调，诱发乳腺增生。另外，性生活过于频繁容易刺激雌性激素分泌，导致内分泌紊乱，也会诱发乳腺增生。

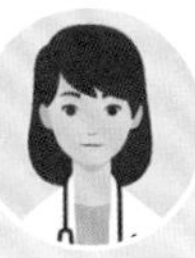

谢老师
开讲啦

乳腺增生会影响哺乳吗？常常会有患者这样问。生理性增生和复旧不全导致的乳腺正常结构的紊乱对身体的影响不是很大，也不会影响女性的哺乳能力。而且乳腺增生患者怀孕后，其乳小管得到发育，血运充足，反而对乳腺增生的治疗有积极的作用。

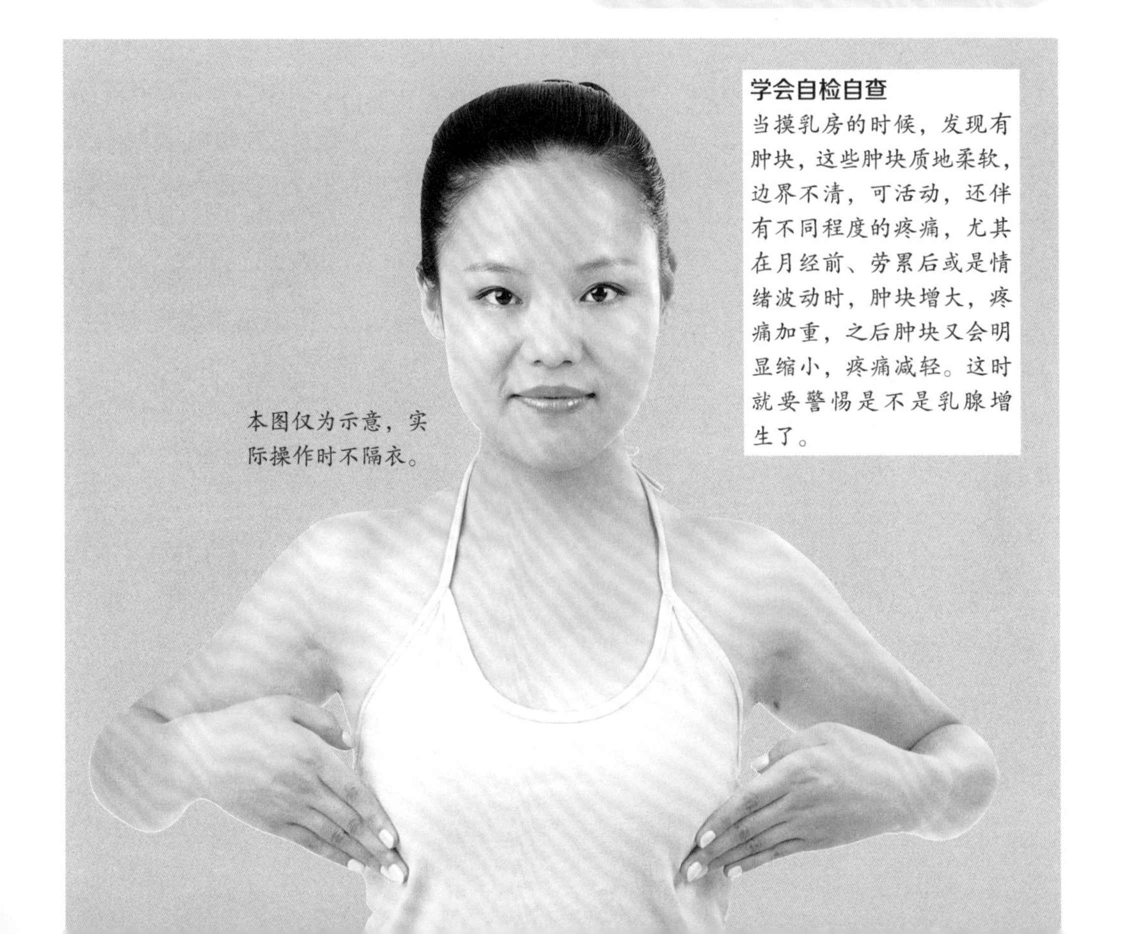

学会自检自查
当摸乳房的时候，发现有肿块，这些肿块质地柔软，边界不清，可活动，还伴有不同程度的疼痛，尤其在月经前、劳累后或是情绪波动时，肿块增大，疼痛加重，之后肿块又会明显缩小，疼痛减轻。这时就要警惕是不是乳腺增生了。

本图仅为示意，实际操作时不隔衣。

乳腺增生如何调理

“禁止滥用避孕药及含雌性激素的美容用品，不熬夜，不暴饮暴食，不情绪急躁、抑郁，这样才能使内分泌平衡，从而降低诱发乳腺增生的风险。”

乳腺增生是乳腺常见病、多发病，中医认为乳腺增生是因为情志不遂，肝气郁结，久而久之导致气滞血瘀于乳而发。之所以最终形成顽疾，多由于患者急于求成，盲目用药，最终导致缠绵难愈。因此建议患者要有正确的认识，并且要配合医生积极进行治疗，这样才能彻底治愈。

乳腺增生患者除了要遵医嘱，配合治疗外，还要在以下几方面多加注意，才能有效预防和调理乳腺增生。

1. 保持良好的心情。乳腺增生患者心理上的治疗非常重要，乳腺增生对女性的危害莫过于心理压力，因缺乏对此病的正确认识，许多人过度紧张、忧虑悲伤，造成神经衰弱，加重内分泌失调，促使增生的加重，故应避免各种不良情绪刺激。心理承受能力差的人更应注意调节情绪，保持情绪稳定，心情开朗，能够促进乳腺增生缓解或消退。

2. 和谐的性生活。和谐的性生活具有调节内分泌的作用，并且能刺激雌性激素正常分泌，起到保护乳腺的作用，还能降低乳腺病变的风险，有效预防乳腺增生。所以，女性最好保持规律健康和谐的性生活，才能使内分泌平衡，对乳房和身体无刺激。

3. 适时生育。女性在较佳生育年龄段结婚生育，并且坚持哺乳，有利于女性乳房健康，能降低乳腺增生的发病概率，起到预防乳腺疾病的作用，还可以调节内分泌。

4. 生活要有规律，避免熬夜。研究发现，有规律的睡眠不但有利于平衡内分泌，还可以保持体内激素的平衡，以调理乳腺增生。

5. 调整饮食。坚持低脂肪、高膳食纤维饮食，可保护乳房，降低女性患乳腺增生的风险。

6. 调理月经。月经周期紊乱的女性比正常女性更容易患乳腺增生，可以通过调理内分泌来调理月经，进而预防并调理乳腺增生。

调理宜疏肝解郁，调节内分泌

中医认为，乳腺增生主要由于肝气郁结导致内分泌失调所致，所以调理原则应以疏肝解郁、调节内分泌为主，可重点从饮食上着手。

饮食上做到低脂肪、高膳食纤维，多补充维生素和矿物质。搭配一些疏肝解郁的食物或中药，以活血化瘀、疏肝理气。同时避免高脂肪、高动物蛋白饮食，防止吃含激素过量的食物，以免诱发乳腺增生。

▶多吃粗粮，如燕麦、糙米、玉米等，可调节内分泌，预防乳腺增生。

▶多吃蔬菜、水果等高膳食纤维食物，如猕猴桃、葡萄、草莓、菠菜、芹菜、油菜等，可调节激素水平，补充维生素和矿物质，同时还能预防便秘。

▶山楂、陈皮、玫瑰花、佛手等可以疏肝理气、软坚散结，乳腺增生患者可适当食用。

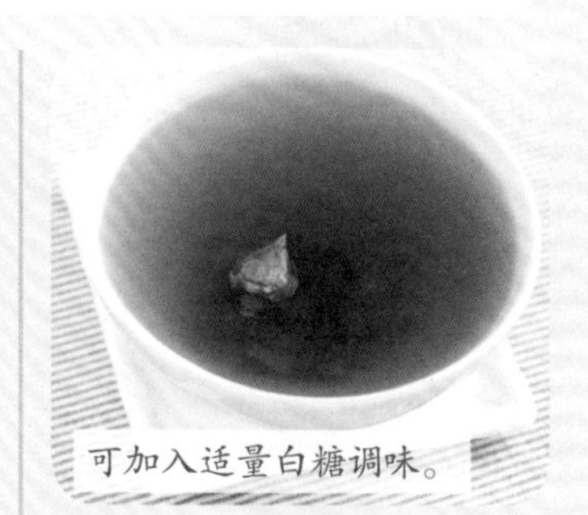

可加入适量白糖调味。

玫瑰花川芎汤 玫瑰花、川芎各15克，月季花10克。所有材料放入锅中，水煎取汁。此汤有疏肝解郁的功效，适合肝郁气滞的乳腺增生患者饮用。

按摩疗法调理乳腺增生

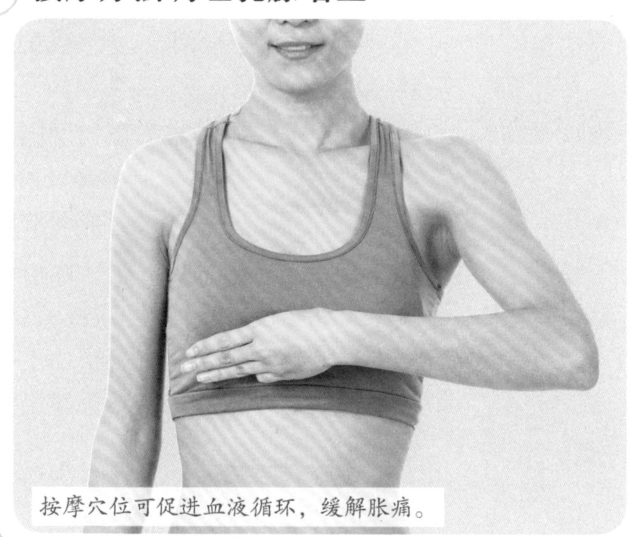

按摩穴位可促进血液循环，缓解胀痛。

乳腺增生多因肝郁气滞所致，可用按摩手法来疏通经络、宽胸理气。用手指或手掌分别按摩天池穴、乳根穴和膻中穴，每个穴位按摩3~5分钟。刺激这几个穴位可宽胸理气、活血化瘀，对于乳腺增生引起的胀痛、结节有缓解作用。

乳腺癌

乳腺癌是乳腺上皮细胞在多种致癌因子的作用下，发生增值失控的现象。此病早期常表现为乳房肿块、乳头溢液、腋下淋巴结肿大等症状，晚期可因癌细胞发生远处转移，出现多个器官病变，直接威胁患者的生命。

乳腺癌常被称为“粉红杀手”，其发病率位居女性恶性肿瘤的首位。由于快节奏生活、不良饮食习惯、环境污染等因素，乳腺疾病尤其是乳腺癌的发病率逐年上升。

乳腺癌的病因

《疡科心得集》云：“乳中症核，形如丸卵，其核随喜、怒而消长，此名乳癖。”乳腺癌是正气不足、邪气盛实所致。情志因素是造成此病发生的重要原因之一。中医脏腑理论中，肝与情志最为密切，抑郁、焦虑、急躁等均可导致肝的疏泄失常。乳房为肝经循行之所，肝失于疏泄，郁结伤脾，脾虚则痰浊不化，若郁滞日久则血瘀，痰浊血瘀郁于乳中久不得散而成乳癖。还有可能是因

乳腺癌的预防与调理

了解乳腺健康知识，调整生活方式，治愈乳腺增生，是阻断、预防乳腺癌的有效措施。

◎ 有规律的睡眠不仅有利于平衡内分泌，还能给体内多种激素提供均衡健康的良好环境。

◎ 和谐的性生活能调节内分泌，刺激性激素分泌，增加对乳腺的保护和修复力度。

◎ 月经周期紊乱的女性，更易患乳腺增生，可通过调理内分泌来调理月经，是预防乳腺增生和乳腺癌的有效方法。

◎ 保持良好的心态，心情好了，卵巢正常排卵，孕激素分泌充足，乳腺就不会因受到雌性激素的单方面刺激而出现增生，已增生的乳腺也会有良性的缓解。

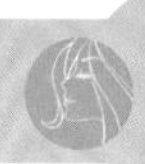

体质素虚，肺肾阴亏，阴虚则火旺，火灼津为痰，痰火凝结成核；或肝郁化火，耗损阴液，痰凝气郁所致。

现代医学认为，有慢性腋下淋巴结肿大、结块，发黑；反复人工流产；滥用含激素类保健品；乳腺癌家族史；哺乳时间过长；肥胖或脂肪摄入过多；抑郁、心情不好；长期接触各种射线；月经初潮提前、绝经推迟、不育晚育、独身、性伴侣多、初产年龄过大等现象的人群，易患此病。

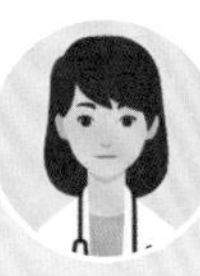

谢老师
开讲啦

很多女性认为如果乳房摸不到肿块，就说明没有得乳腺癌。其实这种认知是错误的，并非所有的乳腺癌都会出现乳房肿块症状，某些乳腺癌由于癌细胞的位置比较特殊，难以发现，因此部分患者不会出现明显的可触摸肿块。比如常见的乳腺导管内癌，有时并不表现为肿块，多以乳头溢液或溢血为主。所以，如果发现乳房有异样，还是建议及时去医院检查，以免耽误病情。

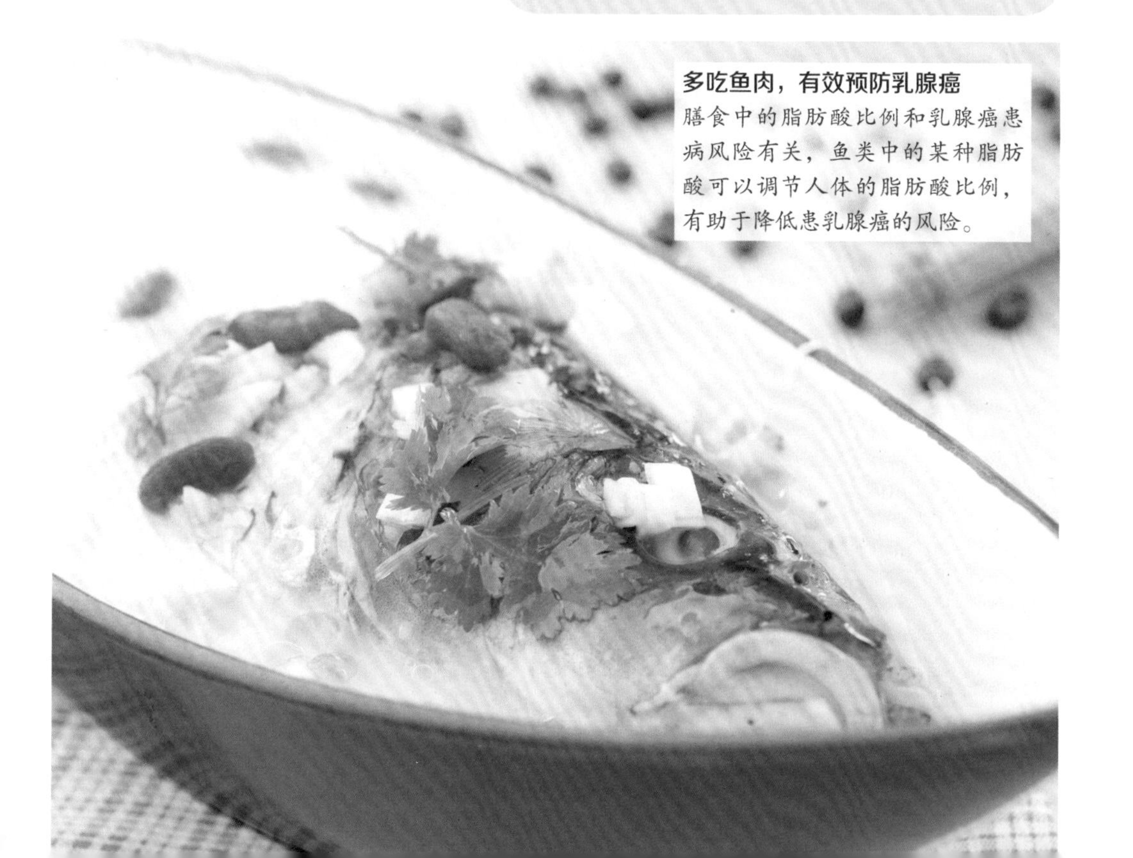

多吃鱼肉，有效预防乳腺癌

膳食中的脂肪酸比例和乳腺癌患病风险有关，鱼类中的某种脂肪酸可以调节人体的脂肪酸比例，有助于降低患乳腺癌的风险。

急性乳腺炎

急性乳腺炎是乳腺急性化脓性感染，是乳腺管内和周围结缔组织炎症。多发生于产后哺乳期的女性，尤其是初产妇更为多见。哺乳期的任何时间均可发生，以产后 3~4 周更为常见，故又称产褥期乳腺炎，中医称为“乳痈”。

急性乳腺炎的病因

产妇患急性乳腺炎主要与乳汁淤积有关，淤积的乳汁导致细菌滋生，而后细菌经过破皮的乳头进入乳腺大量繁殖，破坏乳腺组织，形成脓肿。乳头发育不良、乳头凹陷、乳腺导管排乳不通畅等都可能导致乳汁淤积。除此之外，产妇哺乳不当损伤乳房、长时间哺乳姿势不正确、不完全吸空乳房、不规律性经常哺乳及乳房局部按压等也可能导致急性乳腺炎。

急性乳腺炎如何预防与调理

若患有急性乳腺炎，可通过以下方法来调理。早期仅有乳汁淤积而没有发热症状的产妇症状较轻，一般可继续哺乳。若有发热症状，则需要视情况决定是否继续哺乳。

急性乳腺炎的症状

得了急性乳腺炎都会有哪些症状表现呢？

◎ 乳汁淤积不畅形成肿块，有明显的硬结。

◎ 用手指触摸乳房时皮温较高，按压乳房会有疼痛感，手掌触摸疼痛感会加剧。

◎ 乳头破皮，细菌侵入，乳头周围皲裂部位化脓感染，哺乳时如针扎般疼痛。

◎ 从外观上看乳房皮肤红肿，局部皮肤脓肿发炎，肿块慢慢变软，皮质变薄。

◎ 有的患者还会出现寒战高热，以及胸闷、头痛的症状。

急性乳腺炎的预防主要是排空乳汁，避免乳汁淤积，可以让宝宝多吸吮。但如果乳汁颜色出现黄色脓性状时，应暂停哺乳，采用吸奶器等方式排空乳汁。生活中，很多新手妈妈都会发生急性乳腺炎症状，有的患者会用梳子之类的硬器刮乳房，这是不提倡的，因为乳房柔软娇嫩，施用力度不当会伤害到乳房。

这里提供给大家一个专业疏通乳腺的方法。

第一步：双手握住乳房，沿乳腺管轻轻从乳根向乳头方向推动，右手握住乳房，把乳房分为“米”字形，用左手拇指去疏通乳腺，然后换左手握住乳房，用右手拇指去疏通乳腺。

第二步：用右手握住乳房，用左手大鱼际或小鱼际或掌根从乳房根部向乳头方向推赶，再换左手握住乳房，用右手大鱼际或小鱼际或掌根从乳房根部向乳头方向推赶，有硬块的部位要从硬块的边缘下缘往乳头方向推，反复推赶，力度要作用于皮下组织。

第三步：用一只手握住乳房上部，另一只手食指和拇指放在乳晕部位，轻轻挤压，把乳汁排出。宗旨是力度要有渗透性，不能用蛮力。

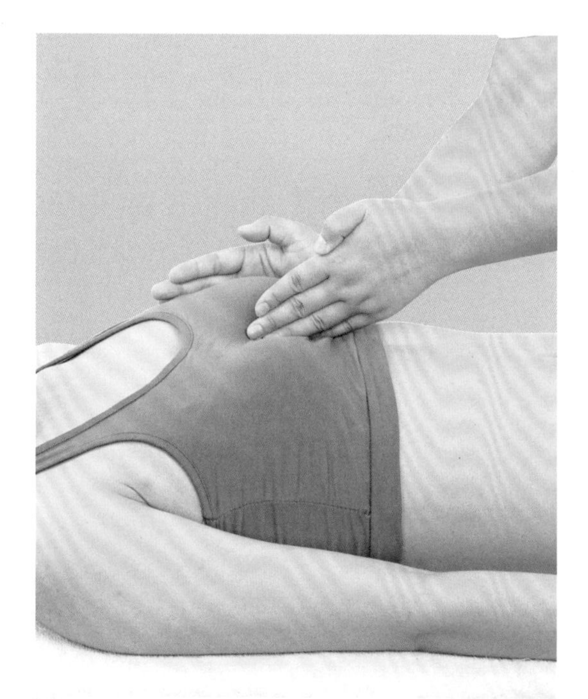

自己不会按摩的患者，应找专业通乳师来帮助疏通淤积乳房。

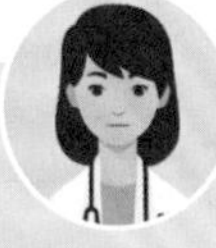

谢老师
开讲啦

急性乳腺炎患者如果出现了乳汁淤积硬块，需要及时把硬块疏通开，把淤积的乳汁排出。但是乳腺管不是简单的单一管道，不是挤压就能疏通开的，技巧和力度的掌握非常重要，建议妈妈们采用专业手法按摩，不要自己或让家人随便按揉，否则容易加重病情。

子宫肌瘤

子宫肌瘤是女性生殖器官中常见的良性肿瘤之一，又称子宫平滑肌瘤，主要是由子宫平滑肌细胞增生而成，多见于 30~50 岁女性。很多女性因肌瘤数目不多，体积不大，无明显不适症状而不予以重视。若绝经以后肌瘤增大，应提高警惕，以防有肉瘤变性。

子宫肌瘤的症状

子宫肌瘤的常见症状有子宫出血、腹部有包块及压迫症状、白带增多、不孕与流产。但是大多数患者是无症状的，需要做盆腔或超声检查才会发现。

◎ **子宫出血：**这是子宫肌瘤的典型症状，出现于半数以上的患者中。其中以周期性出血为多，可表现为月经量增多、经期延长或周期缩短。

◎ **腹部有包块及压迫症状：**包块呈实性，可活动，无压痛感。肌瘤长到一定大小时可引起周围器官压迫症状，子宫前壁肌瘤靠近膀胱可产生尿频、尿急等症状。

◎ **白带增多：**子宫腔增大，子宫内膜腺体增多，加之盆腔充血，使白带增多。

◎ **不孕或流产：**有些子宫肌瘤患者伴有不孕或易发生流产，如果肌瘤巨大会引起宫腔变形，妨碍孕囊着床及胚胎正常生长发育。肌瘤患者自然流产率会高于正常人群。

子宫肌瘤的病因

目前子宫肌瘤的病因尚不明确，但根据大量临床观察和实验结果证明，子宫肌瘤是一种依赖于雌性激素生长的肿瘤。高脂肪饮食、体重过重、长期服用激素类药物以及使用一些含有激素的化妆品等都是导致子宫肌瘤的诱因。对于一些本身雌性激素水平就比较高的女性，如果再摄入过多的雌性激素，就像给子宫肌瘤“施肥”，使肌瘤不断增大。此外，卵巢功能、激素代谢均受到高级神经中枢的控制调节，故肌瘤的发病也可能受神经中枢活动的影响。总之，子宫肌瘤的发生发展可能是多因素共同作用的结果。

子宫肌瘤属于中医“症瘕”的范畴，其发病的原因主要由于身体正气的不足，当风寒湿热之邪入侵，或精神情志因素，或房事劳作过度，或饮食失于合理，导致脏腑功能紊乱，出现气血的瘀滞、痰湿的郁结、湿热的瘀阻、肾虚血瘀等，停聚在子宫，日久而逐渐形成结块。

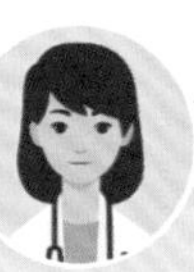

谢老师
开讲啦

有的患者经检查后确诊自己得了子宫肌瘤，就很害怕，以为自己得了癌症。其实，子宫肌瘤基本是良性的，不要过于恐慌。当肌瘤小于 3 厘米，且没有其他症状时，一般可不用治疗。当肌瘤大于 3 厘米时，可进行手术切除。

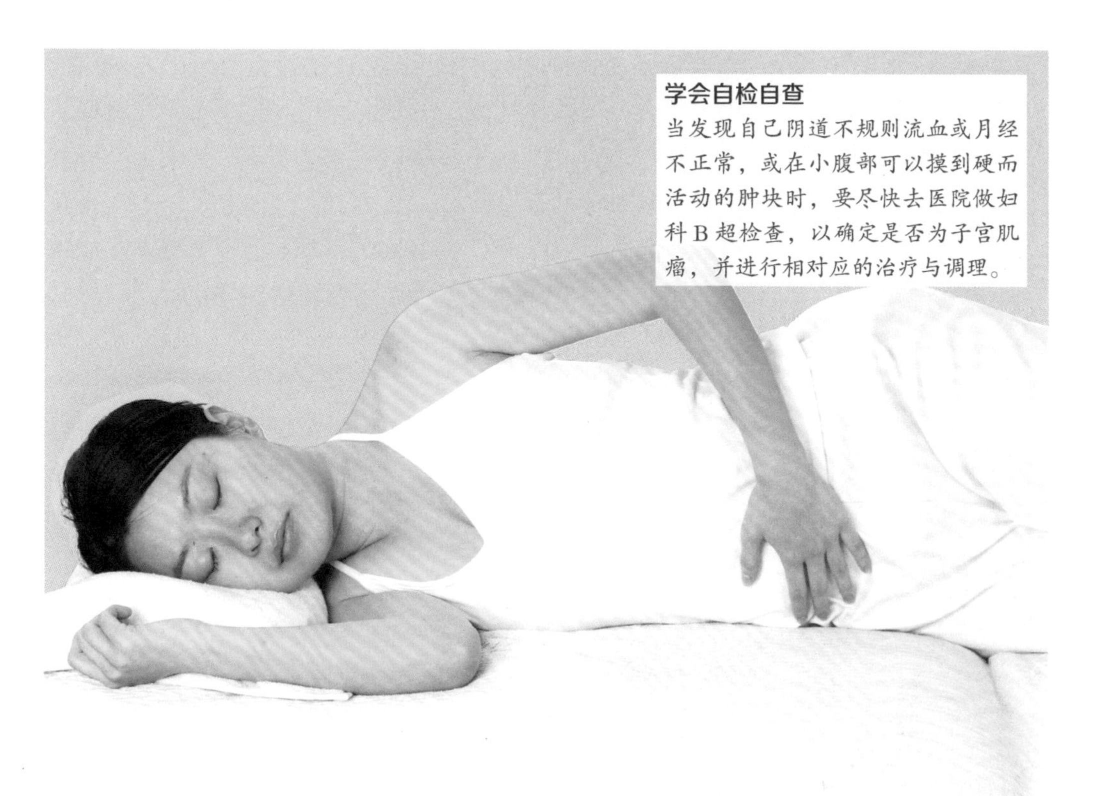

学会自检自查

当发现自己阴道不规则流血或月经不正常，或在小腹部可以摸到硬而活动的肿块时，要尽快去医院做妇科 B 超检查，以确定是否为子宫肌瘤，并进行相对应的治疗与调理。

子宫肌瘤如何调理

子宫肌瘤是常见病、多发病，不必过于担心，也不必急于治疗。子宫肌瘤的治疗需要根据患者年龄、症状、肌瘤大小、肌瘤位置、类型和有无生育要求等综合决定。

“子宫肌瘤在5厘米以上并伴随其他症状，如贫血、腹痛等；有生育要求，子宫肌瘤直径3厘米以上者，都应该去医院积极进行手术治疗。”

并不是每一个子宫肌瘤患者都需要治疗。如果治疗的伤害大于子宫肌瘤对身体的影响，这种情况下可以考虑不用治疗，采用和子宫肌瘤和平共处的原则，也就是我们说的观察或者期待治疗。无生育要求，直径3厘米以下且无症状者可以考虑不治疗，每半年到1年进行一次B超检查；有生育要求，直径3厘米以下的非黏膜下子宫肌瘤，可以考虑先怀孕；有生育要求的黏膜下子宫肌瘤，应先治疗再怀孕。

对于子宫肌瘤，我们首先要有一个正确的认识。子宫肌瘤是女性的常见病和多发病，而且子宫肌瘤基本是良性的，所以我们一定要放平心态，不要过于担心和害怕。子宫肌瘤是激素依赖性疾病，和妊娠次数少、肥胖、情绪、遗传等有关，所以日常调理也要从这几方面来考虑。有的患者以为子宫肌瘤是由于性生活过多造成的，其实子宫肌瘤的产生与性生活关系不大。

子宫肌瘤和激素的关系比较密切，日常生活中尽量减少外源性激素的摄入，如不滥用含雌性激素的美容、保健类产品（尤其是口服的保健品）等。

子宫肌瘤患者应加强运动，多做做子宫保健操。运动不仅能强体健身，还能调节我们的精神和心理状态，最好能养成每天运动的习惯，避免久坐。运动形式不限，可以是慢跑也可以是瑜伽，还可以是办公室保健操等。

调理宜活血化瘀、软坚散结

子宫肌瘤的形成与雌性激素长期保持高水平有关，而高脂肪饮食促进了雌性激素的生成和释放，因此培养良好的饮食习惯，对子宫肌瘤有一定的预防及抑制作用。

中医认为，子宫肌瘤属于“痰包块”，主要由痰湿引起。从饮食上来说，凡是甜腻、难消化的食物，都是能够产生痰湿的东西，所以要少吃肥甘厚味，多吃低脂肪的蔬菜、水果以及谷类食物。患者可通过食用具有活血化瘀、软坚散结作用的食物来进行调理。

- 多吃五谷杂粮等，如燕麦、糙米、玉米、薯类等。
- 多吃低脂、低热量的蔬菜水果，如芹菜、猕猴桃、白菜、黄瓜等。
- 少食热性和含过多激素成分的食物。
- 少食辛辣刺激性食物以及羊肉、狗肉、虾、蟹、鳗鱼、咸鱼、黑鱼等发物。

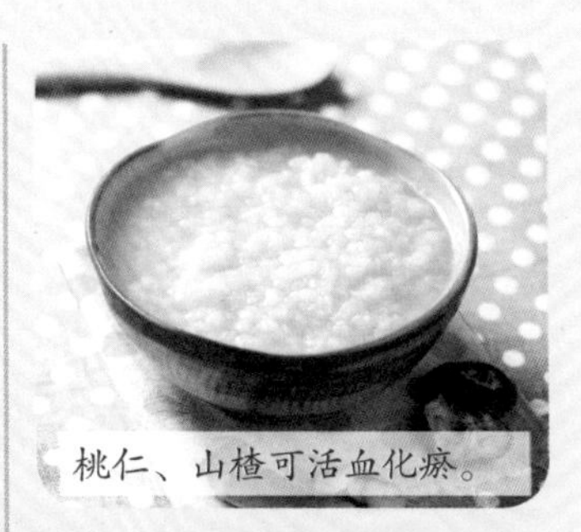
桃仁、山楂可活血化瘀。

桃仁山楂荷叶粥 桃仁、山楂各9克，荷叶半张，粳米100克。将山楂、桃仁与荷叶一同放入砂锅煎煮20分钟，去渣取汁。粳米洗净和药汁同煮至米熟烂即可。

艾灸三阴交穴、关元穴，调理子宫肌瘤

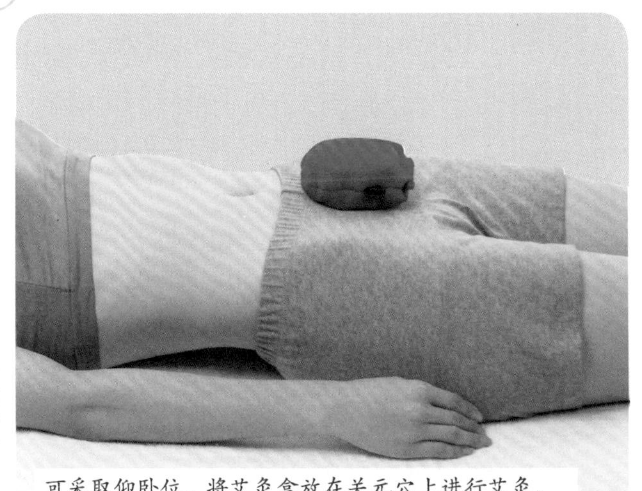
可采取仰卧位，将艾灸盒放在关元穴上进行艾灸。

可选择三阴交穴和关元穴，每个穴位各艾灸10~15分钟，有活血化瘀、调经止痛的功效。

宫颈炎

宫颈炎是指子宫颈发生的炎症，包括子宫颈阴道部炎症及子宫颈管黏膜炎症。宫颈炎是常见的妇科疾病，多发生于育龄期女性，老年女性也可能发生。

宫颈炎的预防与调理

宫颈炎的主要预防措施在于注重性安全，固定性伴侣。

◎ 性行为是女性生殖道感染较常见的一个诱因，因此，在性生活过程中注意卫生十分重要。使用避孕套可以非常有效地预防性行为中的生殖道感染。

◎ 避免有多个性伴侣，限制性伴侣的数量，越少越好。

◎ 如果伴侣有生殖器感染疾病，避免与其同房。

◎ 冲洗阴道时注意尽量用清水冲洗，不要用阴道洗液等药品冲洗。

◎ 一旦由于各种计划生育的原因需要做宫腔手术，如刮宫、放环、取环等，术后的预防措施一定要听从医务人员的建议，防止感染。

宫颈炎的症状包括性交后出血、阴道分泌物异常或宫颈检查时有疼痛，但大多数患者没有任何症状。感染所致的宫颈炎，如果不及时治疗，则会扩散到子宫和输卵管，甚至蔓延至盆腔和腹腔，导致不孕。

宫颈炎的病因

宫颈炎可分为急性宫颈炎和慢性宫颈炎。急性宫颈炎是宫颈发生急性炎症，表现为宫颈局部充血、水肿，上皮变性、坏死，黏膜、黏膜下组织、腺体周围见大量中性粒细胞浸润，腺腔中有脓性分泌物。慢性宫颈炎可由急性宫颈炎迁延而来，也可为病原体持续感染所致。

本病主要是病原体感染子宫颈所致，通常为沙眼衣原体或淋病奈瑟菌。正常情况下，宫颈具有多种防御功能，可以阻止病原体侵入上生殖道，但由于宫颈受性交、宫腔操作等行为的损伤，

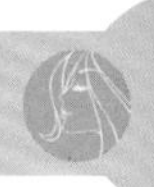

且宫颈管黏膜抗感染能力差，所以容易发生感染。宫颈阴道部与阴道相连，阴道炎症也可引起宫颈阴道部的炎症。

大多数宫颈炎容易复发、持续感染，可能是由于阴道菌群持续异常、阴道不恰当冲洗等造成的。

宫颈炎是由感染所致，不注意性安全者、有多个性伴侣者、性交年龄过早者、曾经有过性传播疾病感染史者都是宫颈炎的易发人群，要格外注意预防。

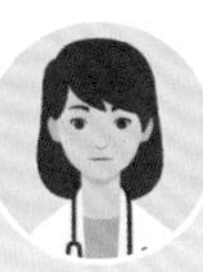

谢老师
开讲啦

有的患者会问为什么有的宫颈炎恢复得很快，而有的宫颈炎反反复复不见好呢？其实这跟宫颈炎的类型有关。宫颈炎可分为急性宫颈炎和慢性宫颈炎。急性宫颈炎主要有白带脓性、接触性出血、阴道瘙痒的症状，这类宫颈炎如果及时治疗，一般好得比较快。而慢性宫颈炎由急性宫颈炎发展而来，持续时间长，会反复发作，需要采用科学的方法来进行持续性治疗。

白扁豆莲子粥，缓解宫颈炎

白扁豆 10 克，莲子 20 克，粳米 100 克，一起煮粥即可。此粥可益气健脾、祛湿，适合脾虚的宫颈炎患者食用。

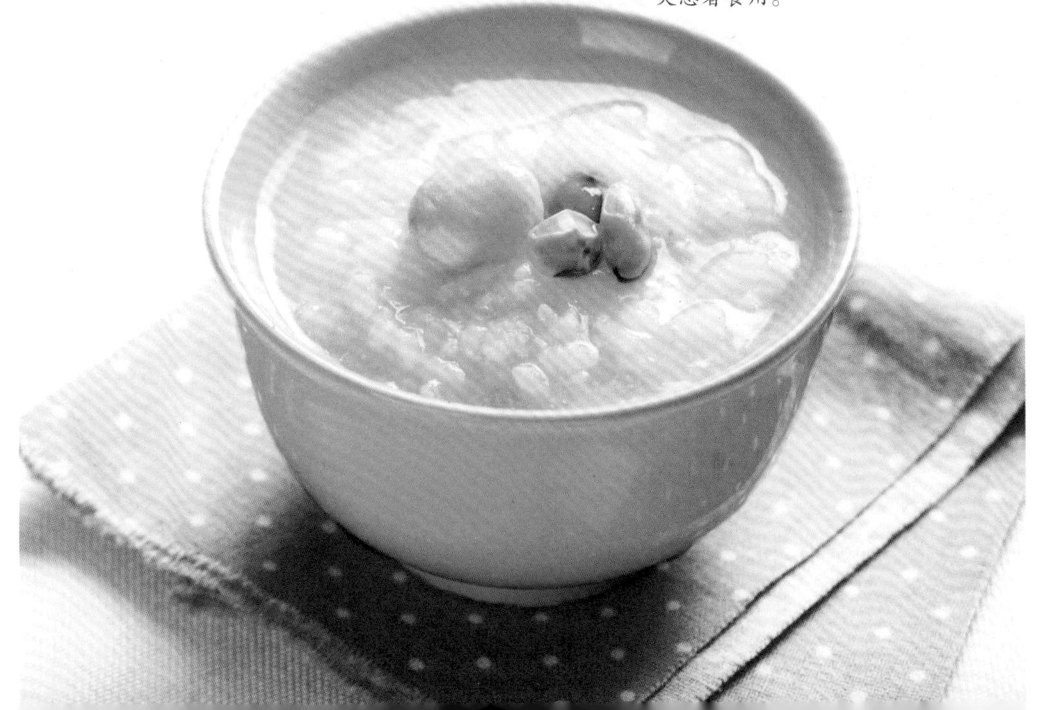

宫颈癌

宫颈癌是女性常见的一种恶性肿瘤，是仅次于乳腺癌的女性常见恶性肿瘤。女性宫颈原位癌高发年龄为30~35岁，女性宫颈浸润癌高发年龄为45~55岁。近年来宫颈癌的发病率有年轻化的趋势，女性朋友可以选择做宫颈细胞学筛查来早发现、早治疗。

宫颈癌的症状

宫颈癌初期没有任何症状，到了后期可出现阴道异常流血。具体症状表现如下。

◎ 早期多为接触性出血，中晚期为不规则阴道流血。年轻患者也可表现为经期延长、经量增多，老年患者常为绝经后不规则阴道流血。一般外生型宫颈癌较早出现阴道出血症状，出血量多；内生型宫颈癌较晚出现该症状。

◎ 中期阴道排出白色或血色液体，稀薄如水样或米泔状，或有腥臭味；晚期阴道排出大量米汤样或脓性恶臭白带。

◎ 晚期还会出现尿频、尿急、下肢肿痛等症状。肿瘤压迫或累及输尿管时，可引起输尿管梗阻、肾盂积水及尿毒症。

宫颈癌的病因

现代医学普遍认为宫颈癌是由人乳头瘤病毒感染所引起的，早期可出现盆腔痛、接触性疼痛、性交痛以及不正常的阴道出血等症状。过早结婚，或有多个性伴侣，或有多发的性传播疾病等，都是诱发宫颈癌的常见因素。

宫颈癌的预防与调理

虽然宫颈癌是危害女性健康与生命安全的严重疾病，但是现代医学已经明确了它的病因，并且生产出了相关疫苗，可有效地进行预防。但是，即使注射了疫苗，女性也要注意自己的生活方式，长期不良的生活习惯是其重要诱因。当出现不适症状时，要及时就医，及早诊断，及早治疗。

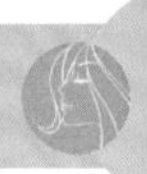

预防宫颈癌要注意以下几点。

1. 提倡少生、优生。减少生育次数，可降低宫颈癌的发病概率。

2. 注意性卫生和经期卫生。适当推迟性生活的开始年龄，节制性生活，月经期和产褥期不宜有性生活，性生活时注意双方生殖器官的清洁卫生，最好戴安全套，不宜有多个性伴侣。

3. 定期进行妇科检查。对宫颈癌高危人群，包括性生活过早、过多和生育过早、过多、过密的女性，有乱交、滥交、多个性伴侣和不洁性生活史的女性，应定期进行妇科检查，开展宫颈癌筛查。

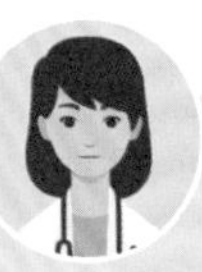

谢老师

开讲啦

宫颈癌防治的关键在于，通过筛查，及时发现和治疗宫颈病变，终止其向宫颈癌的发展。早期宫颈病变的治疗效果比宫颈癌的治疗效果要好得多，宫颈浸润癌的 5 年生存率大约为 67%，宫颈早期癌的治愈率为 90%~92%，而宫颈原位癌的治愈率更高。

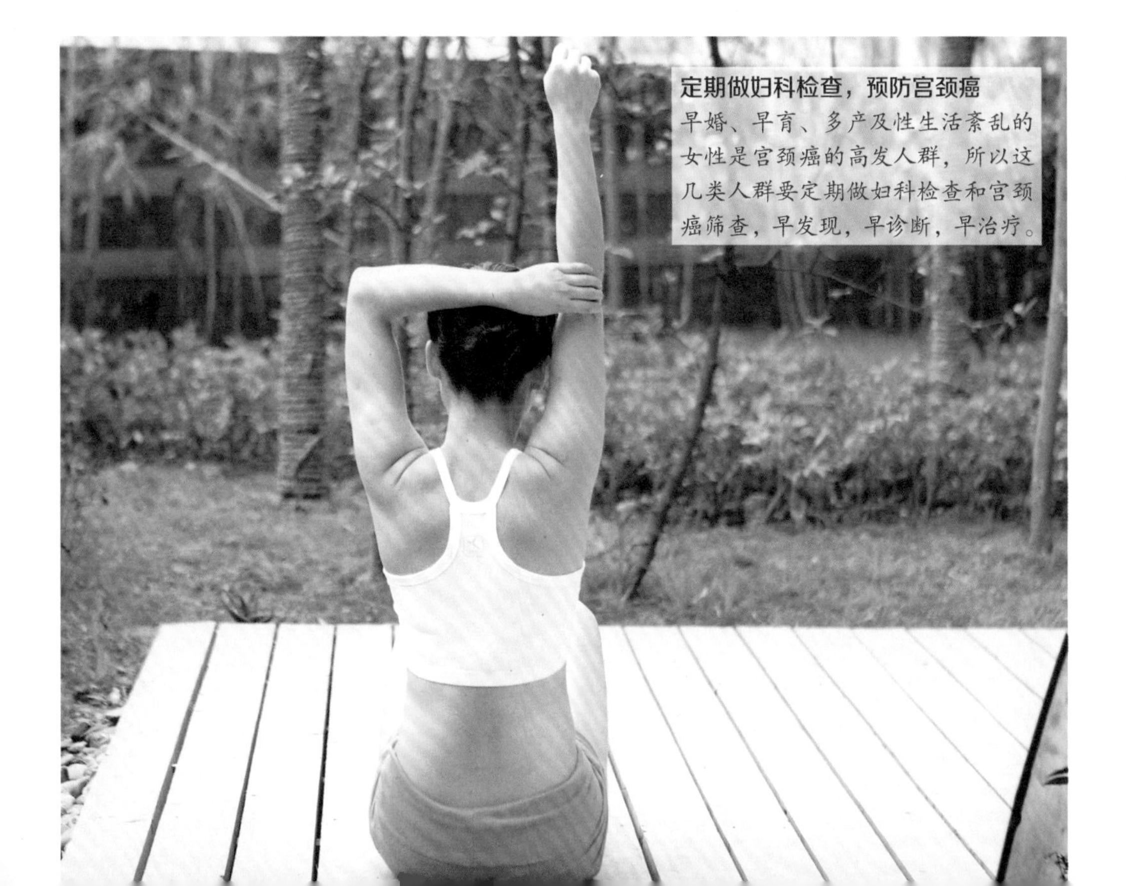

定期做妇科检查，预防宫颈癌

早婚、早育、多产及性生活紊乱的女性是宫颈癌的高发人群，所以这几类人群要定期做妇科检查和宫颈癌筛查，早发现，早诊断，早治疗。

子宫内膜癌

子宫内膜癌是发生于子宫内膜的一组上皮性恶性肿瘤，又称子宫体癌。子宫内膜癌好发于围绝经期及绝经后女性，平均发病年龄为60岁，其中75%发病于50岁以上的女性，少见于年轻女性。在我国，子宫内膜癌的发病率仅次于宫颈癌，已经成为第二常见的妇科恶性肿瘤。

子宫内膜癌的病因

子宫内膜癌是一种生殖内分泌失调性疾病，主要是由于雌性激素过度刺激子宫内膜，内膜长期处于过度增生的状态，进一步就发展为子宫内膜癌。肥胖、高血压、糖尿病、月经初潮早、绝经晚、不孕不育和卵巢疾病等都是子宫内膜癌的常见诱发因素。另外，不良的生活方式，如饮酒、吸烟等也与子宫内膜癌的发生存在一定的关联性。

子宫内膜癌的症状

患者主要表现为阴道异常流血，早期流血一般不多，有些患者还会出现阴道异常排液以及下腹部隐痛。

◎ 主要症状为不规则阴道出血，常为少量至中等量的出血，年轻女性常误认为是月经不调而忽视此症状。围绝经期的患者表现为出血性月经紊乱、月经淋漓不尽，甚至阴道大量流血。绝经后的女性多表现为持续或间断性阴道出血。

◎ 早期表现为少量浆液性或血性分泌物。

◎ 晚期发生局部感染、坏死，排出恶臭的脓血样液体，还会表现为下肢或腰骶部疼痛，有的患者还会出现贫血、消瘦等症状。

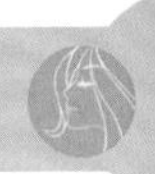

子宫内膜癌如何预防与调理

子宫内膜癌的治疗以手术治疗为主，由于这种癌症多发于绝经后的女性，治疗时可以选择手术切除子宫。

现代女性的生活往往不规律，没有节制的生活状态给很多疾病埋下了祸根。有一些年轻女性患病后对生育还有期望，对于这样的情况，一些早期的患者可以通过保守治疗的手段治愈疾病，希望拥有自己的孩子。此时，改善生活习惯，早发现、早治疗是非常重要的。

预防子宫内膜癌要注意以下几点。

1. 提高对阴道异常流血的重视程度。尤其是围绝经期以及绝经后女性，发现有异常情况，应及时就医。

2. 在医师的指导下正确使用雌性激素制剂。切勿自行滥用含有雌性激素成分的药品和保健品。

3. 有家族史的高危因素人群应该坚持定期检查。主要筛查方式为超声监测子宫内膜厚度及异常情况。

4. 养成健康的生活习惯。戒烟戒酒，控制体重，健康饮食，规律作息，保证睡眠，定期体检。

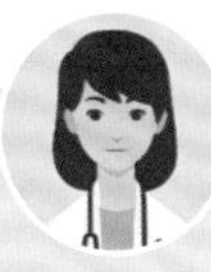

谢老师
开讲啦

子宫内膜癌早期怎么诊断？第一种方法是观察绝经后是否异常出血。第二种方法是B超检查，B超能了解子宫内膜的厚度，宫腔有无异常回声、结节等，帮助判断是否进行进一步筛查。第三种是宫腔镜检查。第四种是MRI（磁共振成像）、CT（电子计算机断层扫描）检查，可了解子宫内膜癌有没有子宫外的病变，有没有淋巴结转移的存在。

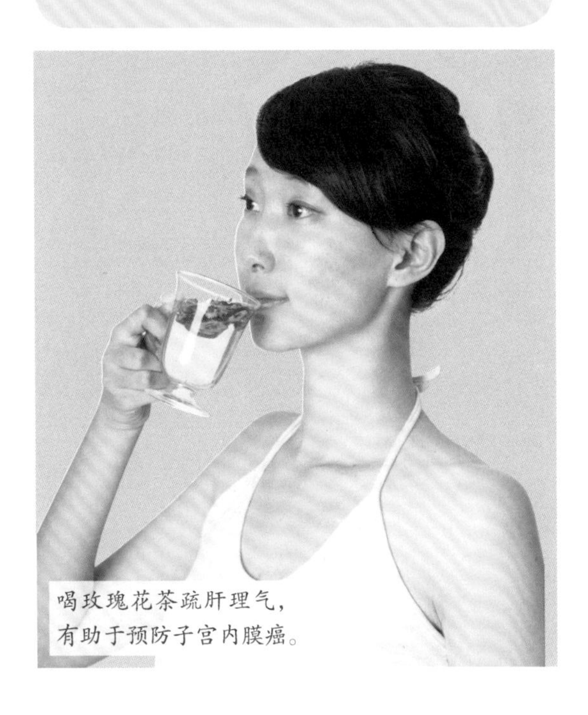

喝玫瑰花茶疏肝理气，
有助于预防子宫内膜癌。

子宫内膜异位症

子宫内膜异位症是指有活性的内膜细胞在子宫内膜以外的位置存在而形成的一种女性常见妇科疾病。内膜细胞本该生长在子宫腔内，但由于子宫腔通过输卵管与盆腔相通，因此使得内膜细胞可经由输卵管进入盆腔异位生长，甚至跑到身体别的部位生长。

子宫内膜异位症的症状

子宫内膜异位症的症状与月经周期密切相关，患者多表现为逐渐加重的继发性痛经，还有的患者没有任何症状。

◎ 痛经是子宫内膜异位症的典型症状，呈继发性伴进行性加重，常于月经来潮前 1~2 天开始，经期第 1 天较严重，以后逐渐减轻，至月经结束时消失。

◎ 经期延长、经量增多、周期紊乱、淋漓不尽或经间期点滴出血。

◎ 容易造成不孕且概率较高，这可能与盆腔免疫微环境改变等因素有关。

◎ 出现性交痛，以及下腹部或盆腔深部疼痛。

子宫内膜异位症，简单来说，就是子宫内膜组织长到了不该长的地方，而且它每个月还会随着激素的变化增厚、脱落，又因为脱落的子宫内膜不能通过阴道离开身体，因此它长在哪里，就会堆积在哪里，从而引发一系列的病变。如果子宫内膜细胞跑到了卵巢，就会造成卵巢巧克力囊肿，并对正常生殖功能造成影响。

子宫内膜异位症的病因

关于本病的成因有诸多推论与学说，如经血逆流、内膜种植、浆膜上皮化生内膜、淋巴良性转移，早期及中期妊娠行刮宫术，分娩时剖宫产、人工流产术等医源性的内膜移植。此外，也跟平时的一些不良生活习惯和环境因素有关，先天性的遗传因素也有一定的影响。至于具体的病因目前在医学上尚不明确，难以用一种理论来解释其成因，子宫内膜异位症很可能是由多种因素造成的。

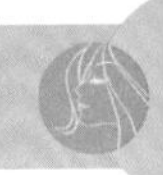

体内雌性激素水平较高，从来没有生育过的女性，以及患有自身免疫性疾病，如系统性红斑狼疮的女性容易患子宫内膜异位症。

子宫内膜异位症是一种慢性且比较容易复发的疾病，患者在日常生活中应留心自身症状，病情恶化或有复发倾向应及时就医。长期用药者，还需注意观察是否有药物不良反应出现。

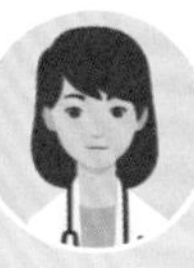

谢老师
开讲啦

子宫内膜异位症的主要症状是痛经，所以当痛经时，很多患者认为是普通的痛经，不予理会。这就很危险，如果不及早发现进行治疗，很可能会导致不孕。因为有很多患者是因为盆腔微环境遭到异位病灶破坏，影响了受精卵的结合、输送，或是卵巢功能异常造成排卵障碍，导致不孕。

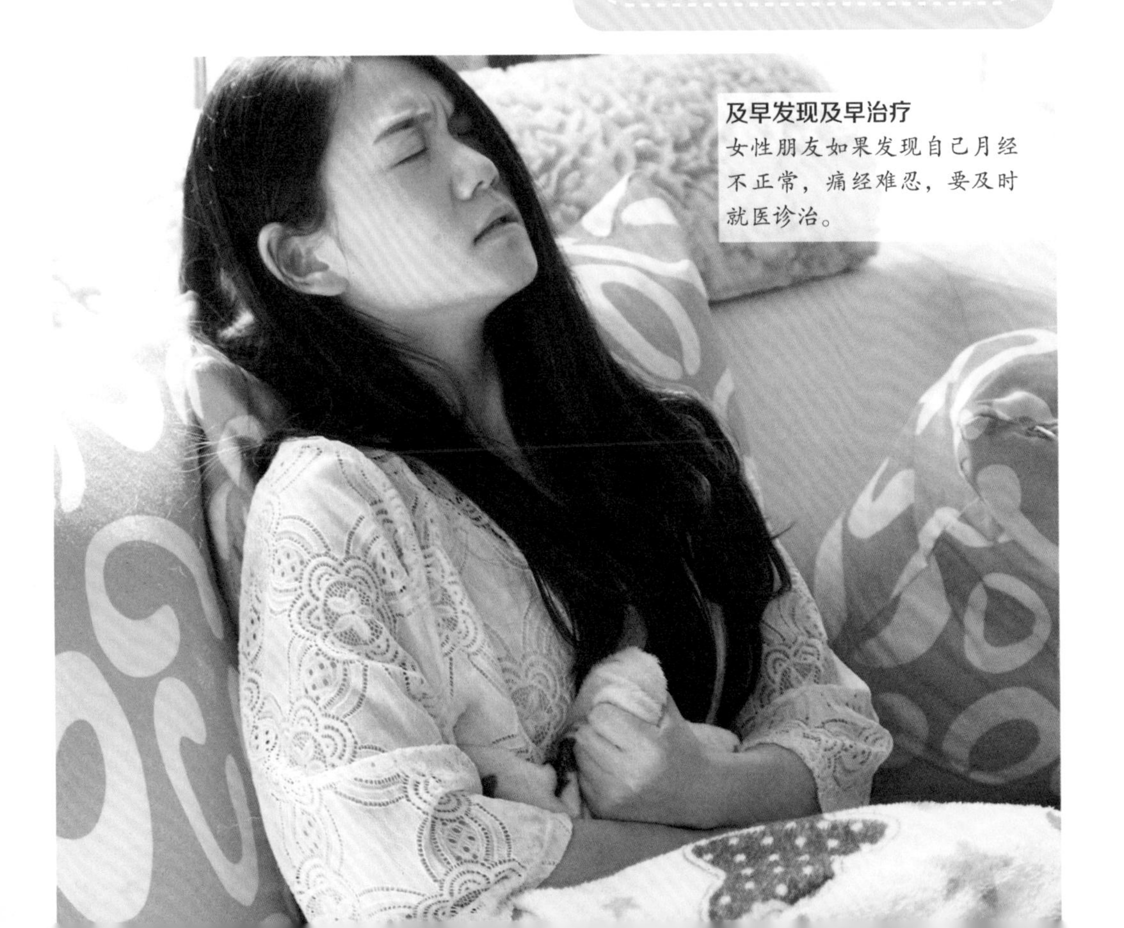

及早发现及早治疗
女性朋友如果发现自己月经不正常，痛经难忍，要及时就医诊治。

子宫内膜异位症如何调理

子宫内膜异位症分轻度、重度，那么子宫内膜异位症很难治吗？其实子宫内膜异位症是可以治好的，主要是治疗要早，还要积极配合检查。

子宫内膜异位症的治疗主要有药物治疗和手术治疗两种方式，根本目的是缩减和去除病灶，减轻和控制痛苦，治疗和促进生育，预防和减少复发。像一些症状轻微的女性，可能生完孩子就会痊愈了，不需要过多治疗。但是有些病情严重的女性，她们的生活面临许多痛苦，需要与疾病进行持久的斗争。虽然医学上暂时没有根治的方法，但是可以通过治疗来减轻患者的痛苦。

> “子宫内膜异位症病情复杂，切不可乱求医，乱用药。治疗要早，治疗的同时也需要做好日常护理与调理。”

临床上，子宫内膜异位症的治疗方法有多种，基本上分为手术、保守两类。手术治疗创伤大，只能单纯将病变局部切除、剥离、剔除，但由于该病粘连很重，往往手术后卵巢、盆腔还有复发的概率。

现在中医诊疗此病越来越受欢迎，比如有一位病情较严重的女性，她曾经深受子宫内膜异位症的困扰，现代医学的一些治疗手段虽然能起到一些效果，但是也让她苦不堪言。这个时候，她了解并选择了针灸作为治疗的主要手段，也取得了非常不错的效果。对于我们而言，国内看中医很方便，运用中医治疗也是很多人选择的方式，比如喝中药、艾灸、针灸等中医疗法，可以缓解痛经、腹胀腹痛、肛门坠胀等不适，改善气血运行，调理月经，增强身体抵抗力，有效地预防复发。

关于子宫内膜异位症要注意以下两点。

1. 防治经血逆流。及时发现并治疗引起经血潴留的疾病，如先天性生殖道畸形、闭锁、狭窄和继发性宫颈粘连、阴道狭窄等是预防子宫内膜异位症的一个重要因素。

2. 药物避孕。口服避孕药可以抑制排卵、促使子宫内膜萎缩，使子宫内膜异位症的发病风险有所降低，有高发家族史、容易妊娠者，可以选择口服避孕药。

调理宜益气健脾、调经止痛

中医认为，子宫内膜异位症的主要发病原因是正气不足，痰湿、瘀血阻滞子宫，所以把此病分为血瘀型和痰湿型。血瘀型患者以活血化瘀、益气养血为食疗原则，痰湿型患者以健脾益气、燥湿化痰为食疗原则。

合理的饮食和适当的按摩保健可对子宫内膜异位症的恢复起到很好的助益作用。

- 血瘀型患者应多吃一些活血化瘀的食材，如黑木耳、桃仁、生姜、红枣等。
- 痰湿型患者可常吃健脾祛湿的食物，如小米、粳米、薏米、小麦、赤小豆、白萝卜、芹菜、冬瓜等。
- 少吃甘薯、蚕豆、栗子等容易引起胀气的食物，不宜多吃肥肉。
- 少吃蟹黄、蛋黄、巧克力、油炸食物和甜食，以防止血脂增高，阻塞血管，影响气血运行。
- 痰湿型患者少吃酸性和甜性食物，少吃寒凉、腻滞性食物，如冰激凌、年糕、糯米等。

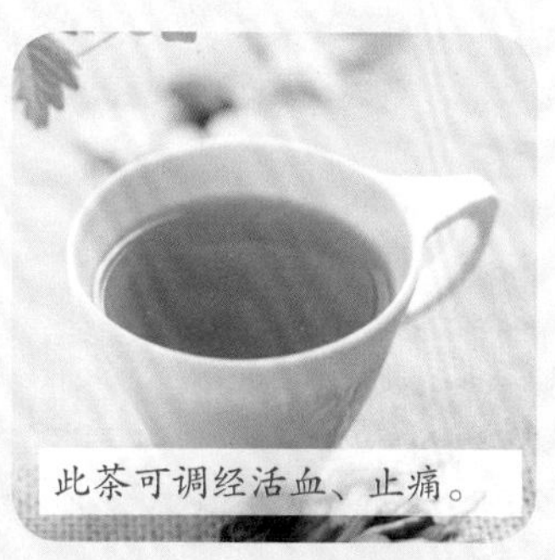
此茶可调经活血、止痛。

当归玫瑰茶 干玫瑰花5克，当归3克，红糖适量。将干玫瑰花、当归洗净，放入锅中，加适量水和红糖，熬煮10分钟即可。

按摩穴位，缓解疼痛

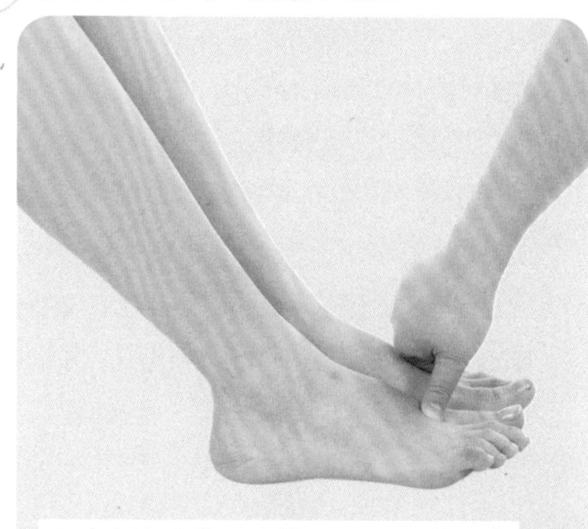
太冲穴在足背，沿第1、2趾间横纹向足背上推，有一凹陷处即是。

痛经是子宫内膜异位症的典型症状，可以通过按摩一些对症穴位来缓解痛经。子宫穴具有活血化瘀、理气止痛的效果，经期前后按摩均有治疗及预防作用。

八髎穴对泌尿生殖系统方面的疾病有治疗和预防作用，女性按摩八髎穴有行气活血、活血化瘀的效果，痛经时可使用按揉及按压的手法。太冲穴为肝经的穴位，具有疏肝解郁、行气止痛的效果，按揉此穴有助于减缓痛经。

卵巢癌

卵巢癌又名卵巢恶性肿瘤，是指发生在卵巢的恶性肿瘤性疾病，以上皮癌多见，其次是恶性生殖细胞肿瘤。原发于输卵管和腹膜的恶性肿瘤，因临床特征和治疗模式与卵巢癌相似，经常也统称为卵巢癌。

卵巢癌的症状

由于卵巢位于盆腔深部，体积小，缺乏典型症状，故早期病变不易发现。到了晚期，由于肿瘤的迅速生长，会出现腹痛、腹胀、腹部肿块、腹腔积液、下肢疼痛伴水肿等症状，同时还会出现不同的并发症。

◎ 卵巢生殖细胞肿瘤常有腹部包块、腹胀，严重者会出现发热、剧烈腹痛等症状。

◎ 卵巢性索间质肿瘤常表现为腹部包块及内分泌紊乱。

卵巢癌是常见的妇科肿瘤，可发生于任何年龄，卵巢恶性肿瘤已对女性的生命和健康造成一定的威胁。卵巢癌的病因目前尚不明确，可能与遗传、激素、妇科疾病、生育因素、环境和生活因素等有关。

卵巢癌的预防与调理

大部分的卵巢恶性肿瘤手术是要切除卵巢的，但是现在有很多患病女性还比较年轻，有生育要求，切除卵巢对她们而言无疑是一种沉重的打击。因此，女性要对自己的健康引起重视，尤其是一些高发人群，如年满 50 岁者，未生育或不孕者，有子宫内膜异位症病史者，以及有卵巢肿瘤或卵巢恶性肿瘤家族病史者等，每年要定期进行妇科体检，如妇科超声、肿瘤标志物检测等，可以提前发现一些隐匿性的病变，做到早发现、早治疗。

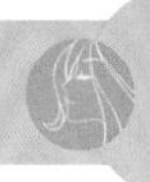

此外，卵巢癌患者的饮食调理是非常重要的。手术治疗后，临床多见气血两虚，脾胃不振，既会引起营养物质缺乏，又有机体功能障碍。因而在饮食调治上，既要注意适当补充营养、热量，又要调理脾胃功能，补足气血。食物方面可选择牛奶、鸡蛋等，多食新鲜蔬菜、水果，补充矿物质和多种维生素。卵巢癌患者术后要注意多食养血调经、滋补脾胃之品。

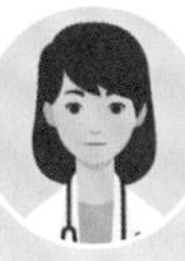

谢老师
开讲啦

因为卵巢癌的早期症状不明显，难发现，当患者因腹部不适、腹胀等症状就诊时，已经是晚期了，治疗效果相对较差，所以预后差，死亡率高。当有腹胀、盆腔或腹部疼痛、腹围增加、易饱感、尿频尿急这些症状新发，或经常出现时，应及时做进一步的检查，以防延误病情。

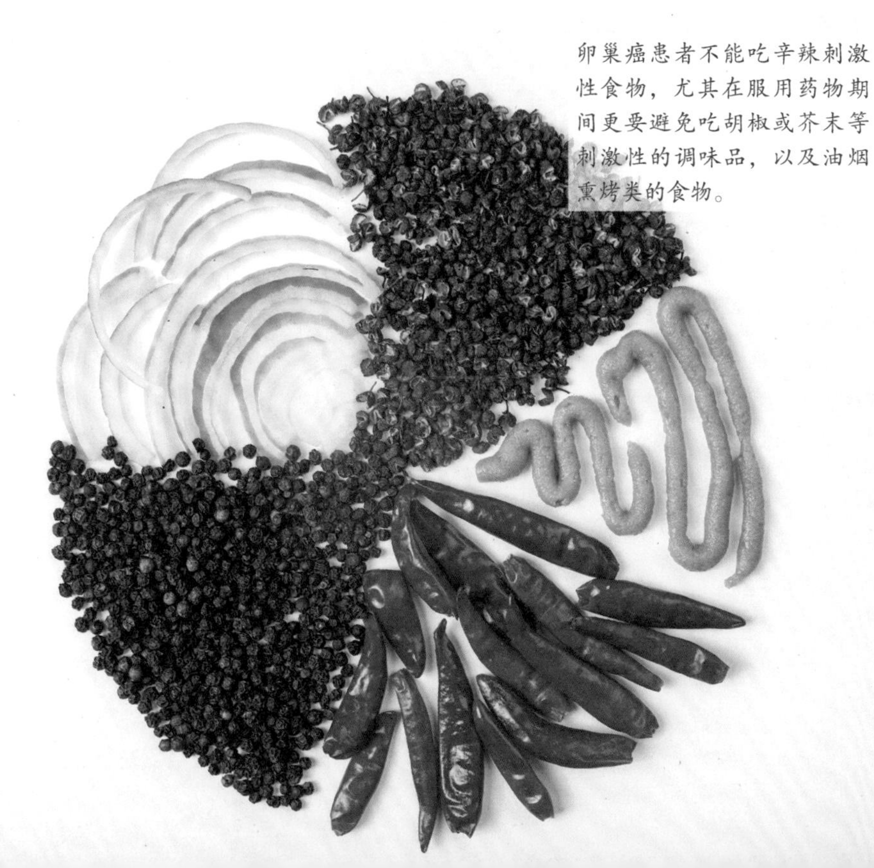

卵巢癌患者不能吃辛辣刺激性食物，尤其在服用药物期间更要避免吃胡椒或芥末等刺激性的调味品，以及油烟熏烤类的食物。

卵巢囊肿

卵巢囊肿是卵巢内或其表面形成的囊状结构，囊内可含有液体或固态物质，在妇科中比较常见。卵巢囊肿是一种常见的妇科疾病，在育龄期女性中有较高的患病率，在绝经后女性中也可见。

卵巢囊肿的症状

大部分病理性卵巢囊肿患者不会有明显不舒服的症状，随着囊肿体积的增大，患者可能会感到下腹部不适、坠胀。体积较大或存在时间较长的囊肿可引起以下症状。

◎ 一侧下腹部隐隐作痛或疼痛比较严重。

◎腹部有胀满感或下坠感。

◎腰骶部酸痛，性交时疼痛。

◎下腹部有压迫感。

当出现卵巢囊肿破裂、蒂扭转等情况时，会引起以下急性症状。

◎下腹部突然出现剧烈疼痛，伴有恶心、呕吐。

◎严重者出现皮肤湿冷、呼吸急促、头晕等休克症状。

生理性的卵巢囊肿，叫作卵巢功能性囊肿，在卵巢囊肿中占比较高，约占90%，直径大多不超过5厘米，通常3个月内自行消失，一般不需药物治疗。期间也可用中药调理月经，随着月经逐渐恢复正常，生理性卵巢囊肿会逐渐消失且复发机会也会减少。

病理性的囊肿一般不会自行消失，但比较少见，包括卵巢上皮性囊肿、多囊卵巢、卵巢巧克力囊肿，因后果较为严重，需引起重视。

卵巢囊肿的病因

引起卵巢囊肿的原因很多，中医学认为多由感受外邪、情志不畅、饮食失调等因素导致气滞、血瘀、痰湿，日久结块而成，与肝、脾、肾密切相关。现代医学认为与饮食结构不合理、不良生活习惯、心理压力过大等因素有关。其中环境与饮食对卵巢囊肿的影响较大，其次环境污

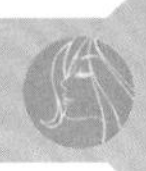

染、环境恶化也可能对女性生殖系统产生不良作用，影响生殖系统机能，干扰激素的正常分泌。

饮食上如果过量摄入胆固醇，或者饮食结构失衡，都可能对女性身体机能造成不利影响，诱发卵巢组织异常增生，导致囊肿的形成。

生活作息紊乱、心理压力过大等，也可造成机体功能、抵抗力和免疫力下降，导致卵巢疾病和内分泌失调，引起卵巢组织的异常增生，从而造成囊肿的发生。

此外，吸烟、过度使用电子产品等不良生活习惯、家族遗传等也与卵巢囊肿的发生密切相关。

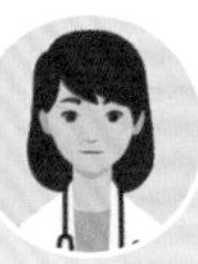

谢老师
开讲啦

有些女性认为，绝经以后就不会得卵巢囊肿了，也就不再体检了，然而实际上并非如此。如果绝经后的女性发现卵巢囊肿，有可能是卵巢肿瘤，因为此时期基本不存在生理性囊肿了，所以更要高度警惕，重视每年的体检。

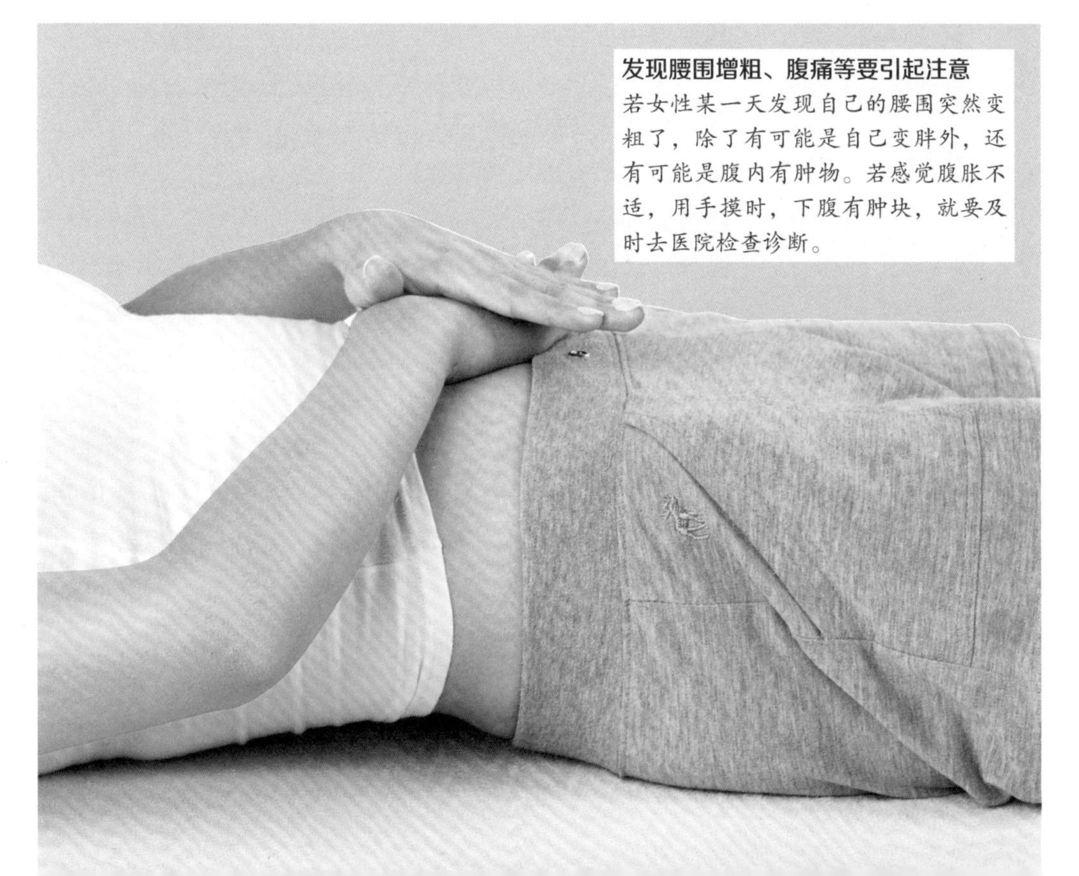

发现腰围增粗、腹痛等要引起注意

若女性某一天发现自己的腰围突然变粗了，除了有可能是自己变胖外，还有可能是腹内有肿物。若感觉腹胀不适，用手摸时，下腹有肿块，就要及时去医院检查诊断。

卵巢囊肿如何调理

“发现卵巢囊肿不要害怕，先分辨生理性与病理性。如果确定是病理性的，那么遵照医嘱积极治疗，保持乐观的心态，定期进行体检。”

现代医学上卵巢囊肿的治疗方式视患者年龄，囊肿是否恶变，囊肿的部位、体积、大小、生长速度，造成子宫附件的变形情况，是否保留生育功能及患者的主观愿望等因素而定。

中医在治疗卵巢囊肿时，根据病因和发病机制，制订对应的治则，注重祛邪与扶正并重，治标与治本相兼。

另外，中医特有的治未病的思想在卵巢囊肿的预防和治疗上也有着重要的指导意义。女子以肝为先天，而情志往往与肝有着千丝万缕的联系，保持乐观开朗的心情对卵巢囊肿的防治有着很好的促进作用。另外，合理的饮食，适当的锻炼，充足的睡眠，在经期、产后以及身体免疫力低下的时候及时调理等，不仅对卵巢囊肿起着积极作用，对其他疾病也有着很好的防治意义。

现代医学治疗卵巢囊肿，一般认为囊肿直径小于 5 厘米无需手术，可密切观察，每 3~6 个月检查一次。只有极个别的发生囊肿蒂扭转情况，必须要进行急诊手术。有些卵巢囊肿被诊断为“多囊卵巢综合征”，则需通过用药调节内分泌。如果囊肿直径达到 5 厘米以上，才建议手术治疗。目前对于卵巢囊肿的治疗应用比较多的是腹腔镜治疗、超声或 CT 引导下的介入治疗。根据患者年龄，有无生育要求，囊肿大小、位置、性状等具体选择治疗方法。

日常生活中需要养成良好的生活习惯，以避免卵巢囊肿的发生。应调节饮食，注意劳逸结合，稳定自己的情绪，合理采用避孕措施，避免流产手术，定期进行体检。

调理宜疏肝理气、软坚散结

中医认为，卵巢囊肿造成女性气血失调，可分为气滞血瘀型和寒湿凝滞型。所以治疗上建议从“行气”“化痰湿”“去瘀血”方面入手：气滞血瘀型应以疏肝理气、活血化瘀、软坚散结为主；寒湿凝滞型应以行气化痰、散寒除湿为主。

卵巢囊肿患者应多吃薏米、赤小豆、莲子、山楂、香菇等化痰祛湿的食物。同时还要多补充富含膳食纤维、高蛋白的食物，如白菜、莴苣、鸡肉、瘦肉、蛋类等。

- 气滞血瘀型患者可吃柚子、莲藕、萝卜、柑橘等，以行气活血。
- 寒湿凝滞型患者可吃赤芍、桃仁、山楂、肉桂、生姜等，以温经散寒。
- 慎食龙眼、羊肉等热性的食物。
- 慎食辣椒、花椒、酒类等刺激性食物和饮品。
- 不宜吃烟熏、油炸类、腌制类等食物。

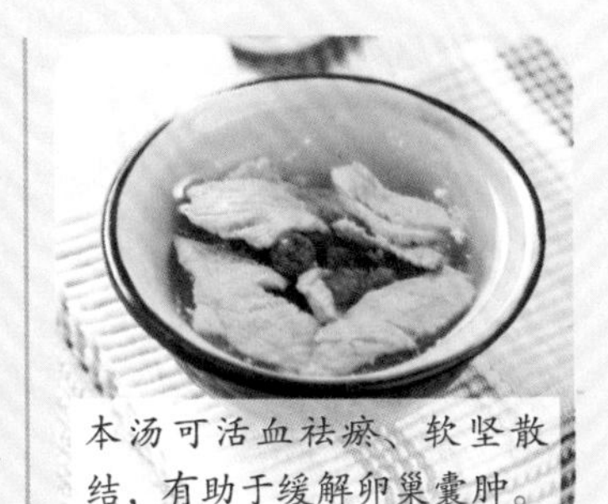

本汤可活血祛瘀、软坚散结，有助于缓解卵巢囊肿。

三七桃仁瘦肉汤 桃仁20克，猪瘦肉200克，三七、盐各适量。猪瘦肉洗净切块，与桃仁、三七一同放入汤锅内，加适量水煮熟，再加盐调味即可。

艾灸疗法缓解卵巢囊肿

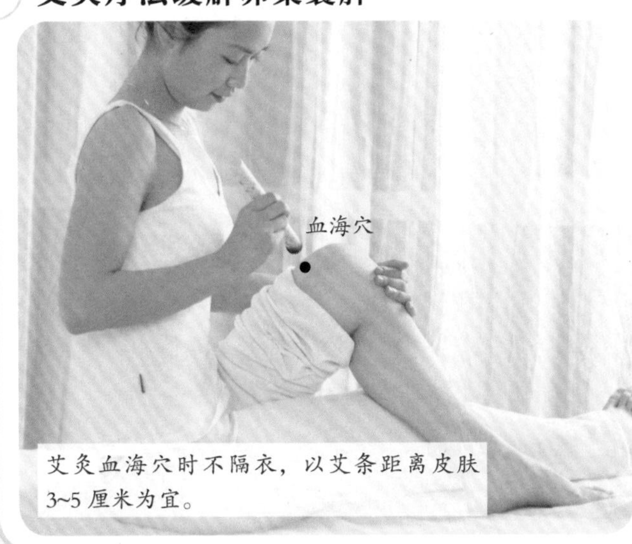

艾灸血海穴时不隔衣，以艾条距离皮肤3~5厘米为宜。

卵巢囊肿患者保守治疗时可采用艾灸疗法，对膻中穴、血海穴、子宫穴、足三里穴等进行艾灸，可以补血活血。分别用艾条温和灸这几个穴位，每个穴位灸10~15分钟，以皮肤感到温热、舒适为宜。

多囊卵巢综合征

多囊卵巢综合征是育龄期女性常见的一种复杂的内分泌紊乱及代谢异常所致的疾病。患者两侧卵巢中有多个发育程度不同的卵泡存在，但没有一个能成熟排卵，以慢性无排卵（排卵功能紊乱或丧失）和高雄激素血症（女性体内雄性激素产生过剩）为典型特征。

多囊卵巢综合征的调理

多囊卵巢综合征患者可以从饮食、生活习惯、运动以及月经等方面来调理和预防疾病。

◎清淡饮食，多吃富含膳食纤维的食物及高蛋白质食物，如蔬菜水果、鱼肉、豆类、坚果等。

◎ 防止血糖上升过快，可吃些升糖指数低的食物，如燕麦、五谷杂粮等。

◎愉悦心情，控制情绪，避免过于紧张、焦虑、烦躁。

◎ 月经不调是本病的一个显著症状，先调理并恢复正常的月经是本病好转的前提。

◎避免肥胖，患者可通过适量有规律的锻炼来减轻体重。

◎ 戒烟戒酒，少吃辛辣刺激性食物。

多囊卵巢综合征是女性生殖系统疾病的常见病症之一，主要特征有月经失调，不孕，多毛，肥胖，卵巢呈囊性硬化、多个囊性卵泡被一层包膜覆盖、双侧卵巢均增大，雄性激素过多和持续无排卵。给患者生理、心理造成不良影响。

多囊卵巢综合征的病因

中医认为本病与肝、脾、肾三脏有关，肾虚是发病的主因。肾为生殖之本，天癸之源。肾气虚衰，天癸不充，冲任不盛，孕育乏源。此外，血瘀、痰湿、脾虚、肝郁亦较多见，常互相交结，互为因果。

肾阴虚则滋养卵泡的阴液不足，卵泡不易发育成熟。肾阳虚则排卵无力，卵泡排出障碍，还易导致输卵管内膜纤毛运动和管壁蠕动无力，精卵不能顺利到达宫腔；还会导致子宫失于温煦，结合的精卵不能在宫内着床、生长。

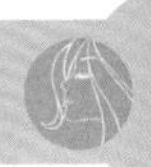

肾主水，脾主化，脾肾两虚则水湿内停，聚而成痰，痰湿阻滞，气血运行不畅，卵泡排出易出现障碍。据《黄帝内经·素问》“结者散之”的要理，临证多以祛痰化湿散结之药，使卵巢质地变软、包膜变薄，利于排出卵泡。

肾气旺盛，肾精充实，任脉通，太冲脉盛，气血阴阳调和，月经规律来潮，而能成孕。补肾中药对卵巢不会产生过度刺激，副作用少，且对人体有一个整体的调理，受孕后利于胎儿的生长发育。临床观察，一般中药调理多能在2~3个月后有成熟卵泡生成，是治疗本病的有效方法。

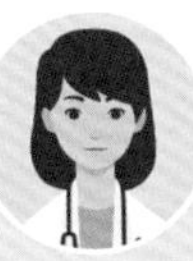

谢老师
开讲啦

有的患者会问月经推后就能判断是多囊卵巢综合征吗？其实，多囊卵巢综合征患者往往本身存在内分泌紊乱，会抑制卵泡的生长、成熟，卵泡不能从卵巢里排出来，导致月经不来。如果是一两次的月经延期不用担心，若是长期多次月经延期，且延期时间越来越长时，就要引起重视了，需要到医院检查确诊。

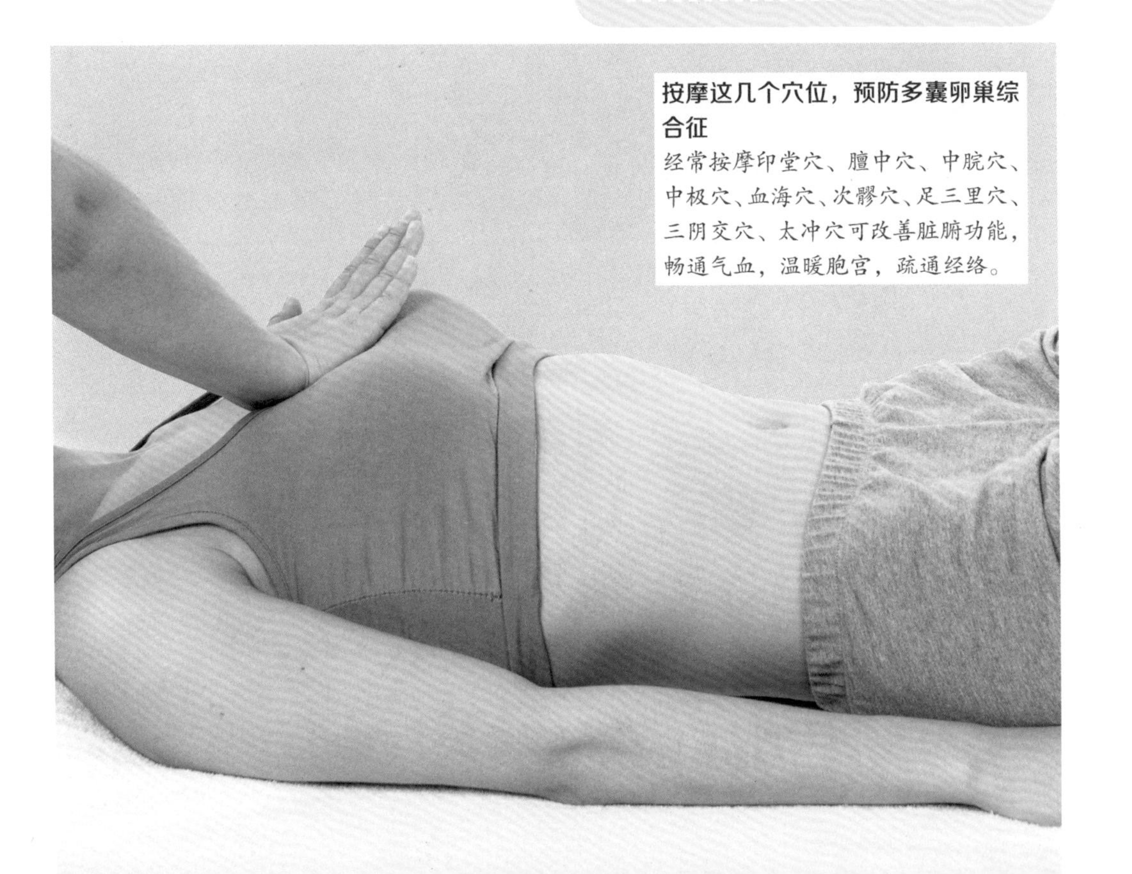

按摩这几个穴位，预防多囊卵巢综合征

经常按摩印堂穴、膻中穴、中脘穴、中极穴、血海穴、次髎穴、足三里穴、三阴交穴、太冲穴可改善脏腑功能，畅通气血，温暖胞宫，疏通经络。

卵巢早衰

卵巢早衰是指卵巢功能衰竭，导致女性在40岁之前就出现闭经的现象。特点是原发或继发闭经伴随人绒毛膜促性腺激素水平升高和雌性激素水平降低，并伴有不同程度的一系列低雌性激素症状。

一般女性的自然绝经年龄在50~52岁，如果在40岁之前出现闭经现象，并且经常出现潮热多汗、面部潮红、性欲低下的症状，有可能是卵巢早衰导致的。

卵巢早衰的病因

卵巢早衰主要是遗传与免疫两方面的因素。在遗传方面，X染色体的异常一直被公认为是引起卵巢早衰的主要病因；在免疫方面，研究者发现，9%~40%的卵巢早衰患者合并其他内分泌腺体或系统的自身免疫性疾病，第一常见的是甲状腺疾病，第二常见的是多腺体自身免疫疾病。另外还有卵巢相关手术、肿瘤放化疗损伤、病毒感染等原因。我们需要明确两点：首先，卵巢早衰是由多种因素共同作用引起的。其次，绝大多数患者的病因不是很明确，所有遗传与免疫病因的最终结果就是卵巢内的卵泡储备减少了，引起卵巢功能失调导致早衰。

卵巢早衰的调理

中医认为，卵巢早衰的主要原因是肾气不足、肾阴虚。肾气少了就会影响月经，如果肾气足一般不会提前闭经。因此，卵巢早衰患者的饮食应该从滋肾阴、补肾气来着手进行调理，以达到补肾养胞宫的目的。

◎ 卵巢早衰患者宜吃一些高钙食物，如豆类、奶制品等，以补充维生素和蛋白质。平时还应多吃冬瓜、南瓜、苹果等新鲜瓜果和蔬菜。

◎适当食用碱性食物，可以缓和代谢性酸性产物的刺激，对卵巢有良好的保健作用。

◎ 忌高盐饮食，不吃或少吃咸菜、咸肉、火腿、香肠、豆酱等。

◎不宜多吃羊肉、虾、蟹、鳗鱼、黑鱼等发物。

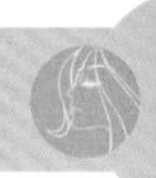

卵巢早衰对女性来说危害很大，会加速或者直接导致闭经，使女性衰老，引起骨质疏松、心脑血管疾病、尿频、尿痛、睡眠质量下降、性生活不和谐等，严重者甚至会导致不孕。卵巢早衰还会影响雌性激素分泌及性功能、肤质、肤色和女性三围体态变化，使脸部发黄、体态臃肿、阴道发干，身体提早出现衰老表现。

目前卵巢早衰的治疗方法有激素治疗、免疫治疗、手术治疗及中西医结合治疗等，同时还要注意日常生活的调理。

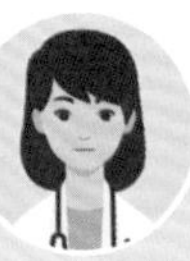

谢老师
开讲啦

卵巢早衰能治好吗？正常情况下，只要及时采用正确的方法治疗，卵巢早衰的治愈率还是很高的。卵巢早衰的治疗方法有不少，比如手术治疗、雌性激素治疗、免疫治疗以及较常见的中西医结合治疗。另外，还可以通过诱发卵泡发育来治疗卵巢早衰。

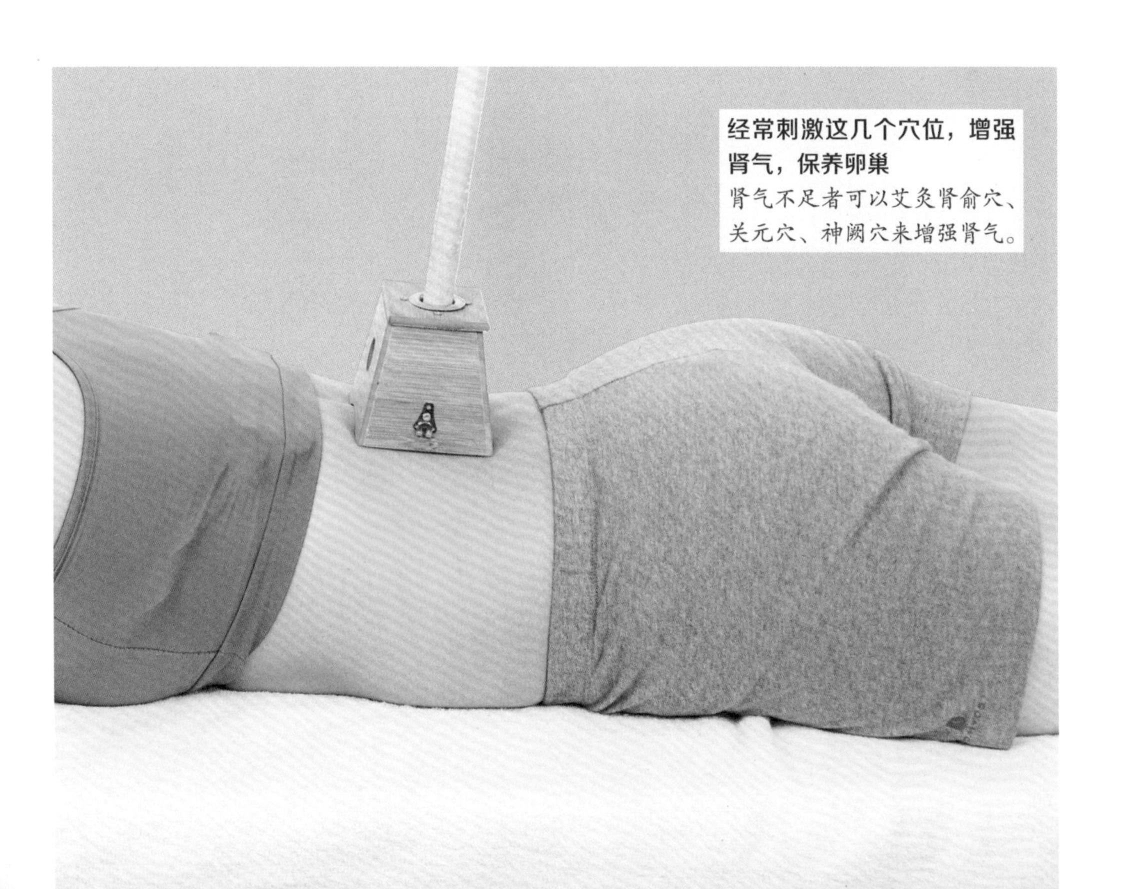

经常刺激这几个穴位，增强肾气，保养卵巢

肾气不足者可以艾灸肾俞穴、关元穴、神阙穴来增强肾气。

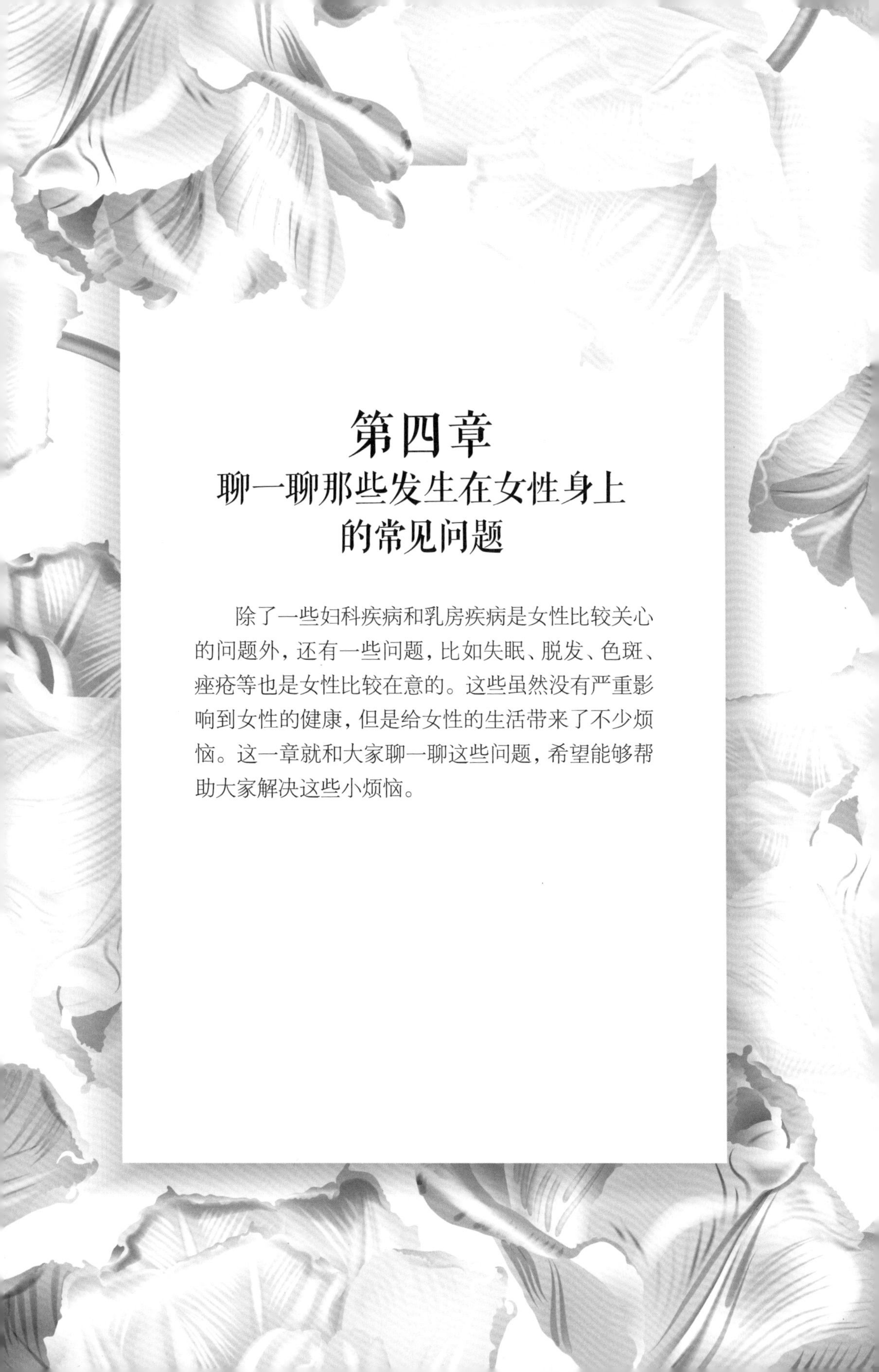

第四章
聊一聊那些发生在女性身上的常见问题

除了一些妇科疾病和乳房疾病是女性比较关心的问题外，还有一些问题，比如失眠、脱发、色斑、痤疮等也是女性比较在意的。这些虽然没有严重影响到女性的健康，但是给女性的生活带来了不少烦恼。这一章就和大家聊一聊这些问题，希望能够帮助大家解决这些小烦恼。

总是失眠多梦怎么办

失眠，中医称为“不寐”，亦称不得眠、不得卧、目不瞑，是指以经常不能获得正常睡眠为特征的一种病症。

失眠如何调理

患了失眠症，除了要去医院进行专业治疗，更重要的还是平时生活方式的改变。健康的生活方式不仅能够协助治疗疾病，还可以预防失眠的复发。

◎ 克服过度的紧张、兴奋、焦虑、抑郁、惊恐、愤怒等不良情绪。做到喜怒有节，保持精神畅快，尽量以放松、顺其自然的心态对待睡眠，反而容易较好地入睡。

◎ 要建立规律的作息制度。生活习惯紊乱的人一开始可能不容易入睡，但是不要着急，坚持下来，很快就可以改善。从事适当的体力活动或者加强锻炼，增强体质，有助于入眠。

◎ 养成良好的睡眠习惯：晚餐要清淡，不宜过饱；睡前不要饮用浓茶、咖啡；不要吸烟；避免进行紧张和兴奋的活动；养成定时就寝的生活习惯。

◎ 要注意睡眠环境的安宁，床铺要舒适，卧室光线要柔和，并努力减少噪音，去除各种可能影响睡眠的外在因素。

失眠可分为偶然性失眠与习惯性失眠。偶然性失眠不能算作疾病，它是由偶然因素引起的。长期反复的失眠称习惯性失眠，这就是病态的表现了，其表现有夜晚难以入眠，白天精神不振，大脑思维能力下降，情绪不稳定，易烦躁不安、焦虑、沮丧，甚至造成恐惧，害怕睡觉，严重影响女性的正常生活和健康。

为什么会失眠

在当代快节奏、高压力的竞争环境当中，失眠成了现代文明社会的流行病，发病率高，涉及面广。失眠的发生与女性的年龄、性别、社会经济地位等息息相关。就性别而言，女性比男性易失眠。女性在每月的月经前期，雌性激素水平会增高，而黄体酮水平却会下降，从而引起性激素之间的不平衡；加之女性的情感更为丰富、细腻、敏锐，所有这些，都是造成女性易失眠的原因。

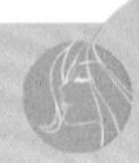

此外，不规律的生活习惯，过度紧张或者兴奋等强烈的情绪，以及不舒适的睡眠环境都会导致失眠。对于偶发性的失眠，简单调整一下生活作息，改变睡眠环境或许就可以改善了。

中医学认为，出现失眠多梦的主要原因是由于身体机能发生了改变，出现气血不足或者是阴血亏损，更多的是因虚火扰头所致，此时要调理体虚，补充气血。

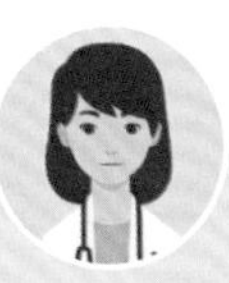

谢老师
开讲啦

失眠时，可以口服维生素 B_1 片配上安神补脑液进行调理。需要强调的是，药物的选择应当在医生的指导下，根据个人情况进行服用，遵守药物的服用方法和注意事项，以免出现不必要的伤害。

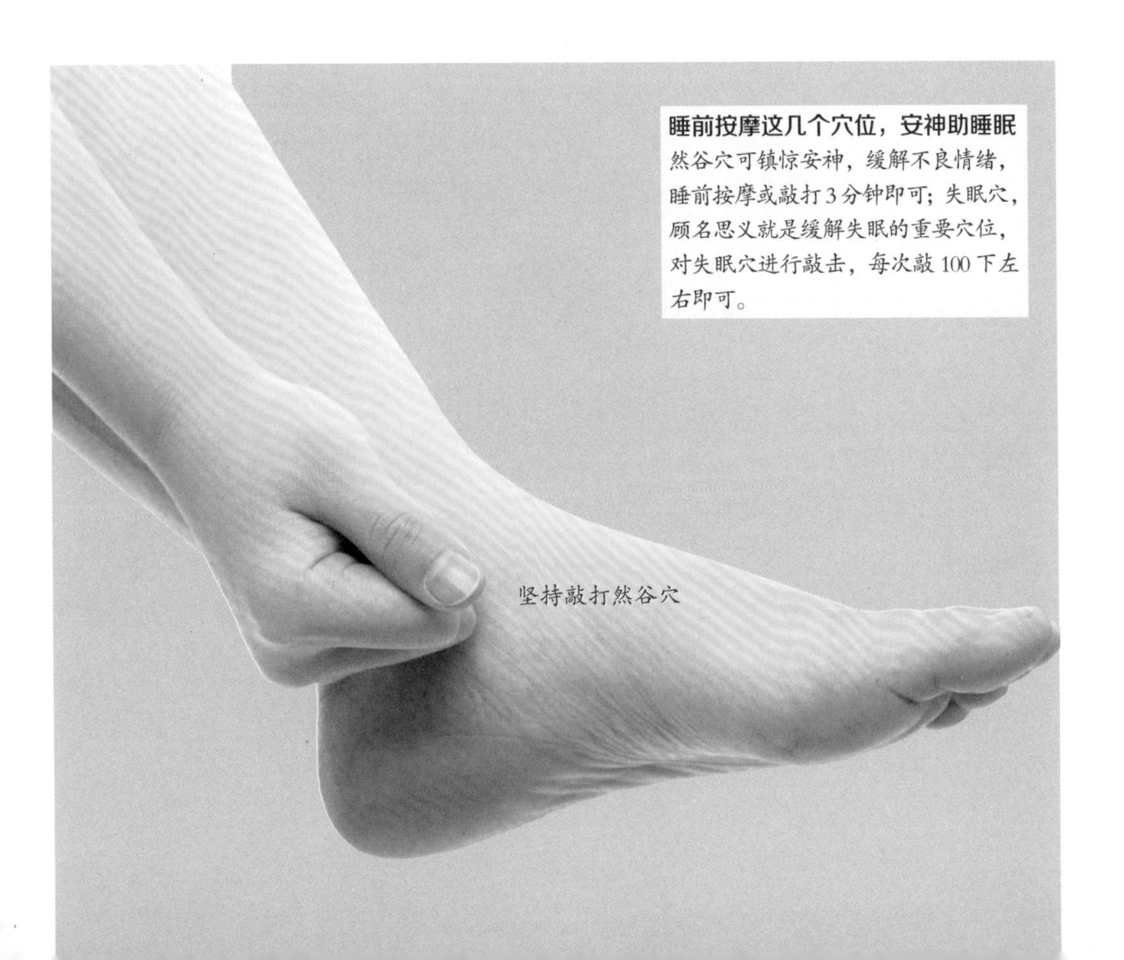

睡前按摩这几个穴位，安神助睡眠
然谷穴可镇惊安神，缓解不良情绪，睡前按摩或敲打3分钟即可；失眠穴，顾名思义就是缓解失眠的重要穴位，对失眠穴进行敲击，每次敲100下左右即可。

坚持敲打然谷穴

拯救你的发际线

人的头发一般有10万~15万根，每根头发平均寿命约3年，人一天脱落70~100根头发属于正常的新陈代谢。如果每天头发脱落超过100根，或呈斑片状脱发，可能就是病理性脱发。

脱发是一种病

正常脱落的头发都是处于退行期及休止期的毛发，病理性脱发是指头发异常或过度的脱落，其原因很多，精神压力过大、内分泌紊乱、机械性刺激等物理因素以及机体营养不良、新陈代谢异常等都可导致脱发。脱发虽然不影响女性身体健康，却严重影响外貌的美观，并会对其心理健康造成影响。

近年来，随着社会环境的变化，生活、工作、学习等压力不断增加，女性脱发发病率明显增加，也有年轻化趋势，而且还会随年龄增长而逐渐加重。女性脱发有2个高峰期：一次是在青春期后；另一次是在40岁后到绝经期。

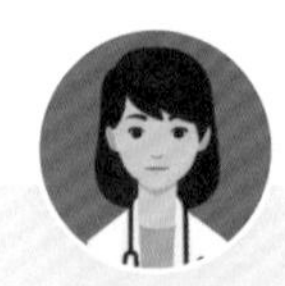

谢老师**开讲啦**

生发乌发小妙方

选择柏树发黄的侧柏叶，约300克，凉水浸泡约40分钟后，大火煮开，再小火煮15分钟，过滤后用温水泡头发20分钟左右。泡过之后再用洗发水正常洗头发即可。每周洗2次。侧柏叶性微寒，入肝经，有凉血、乌须生发的功效，对血热脱发有很好的效果，《本草纲目》也有相关记载：“头发不生，浸油，生发，烧汁，黑发。”

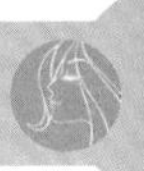

为什么会脱发呢

脱发的病因复杂，目前很多学者认为其发病机制与男性激素性脱发机制有很多相似之处。

头发的生长有赖于毛囊提供的养料，毛囊就像是土地，头发就像是作物，只有土地肥沃才能生长出健壮的作物。然而毛囊的质量会受到雄性激素作用的影响，当人体内部激素失去平衡，就很容易出现脱发。

《黄帝内经》曰："女子七岁，肾气盛，齿更发长……五七，阳明脉衰，面始焦，发始堕……""发为肾之候""发为血之余"，头发的生长与脱落，润泽与枯槁，与肝血肾精的盛衰有密切的关系，尤与肾气的盛衰关系更为密切。

脱发属于中医学"发堕""发落"等范畴。历代医家经过长期临床验证，把脱发的发病机制总结为虚实两大类：实者因为肝郁、血热、湿热等引起，跟女性的情绪、饮食，以及自身体质都有关系；虚者由肝肾不足引起，可以是先天因素，也可以是年老脏腑功能衰退所导致。如果怀疑自己是病理性脱发，不要慌张，尽早选择正规医院进行诊断，越早治疗，效果越好。如果脱发严重，毛囊萎缩，治疗困难甚至无效时，可以选择植发技术，当然花费较高，时间周期也较长。现代医学治疗女性脱发手段主要包括药物治疗、补充疗法，比如补铁或维生素 B_2，以及毛发移植等。

经常梳头、按摩可促进头部血液循环，疏通经络，有利于头发的再生。

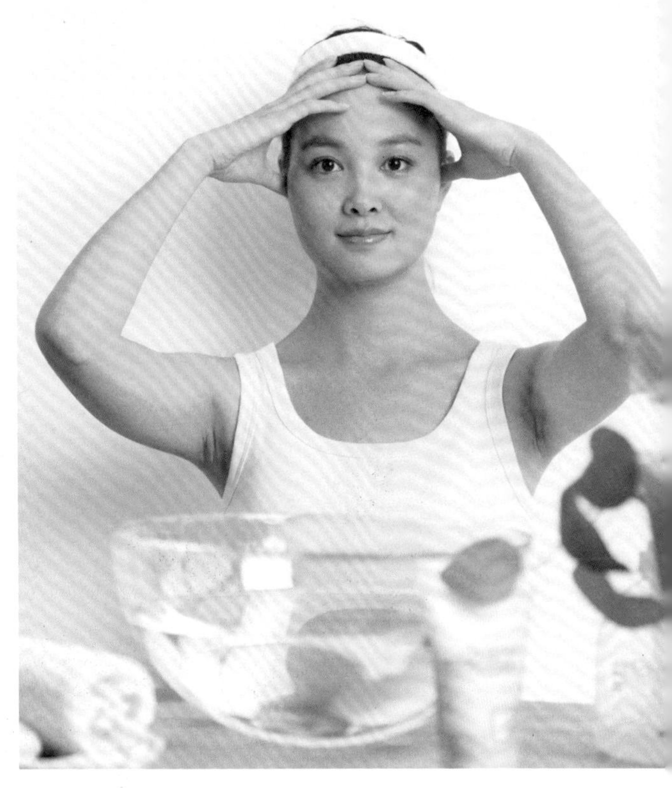

在生活中，我们应该怎样保养头发

1. 梳发、按摩。梳发的正确做法是由前向后，再由后向前；由左向右，再由右向左，如此循环往复，梳头数十次或数百次，将头发梳到平整光滑为止。梳发时间，一般可在清晨、午休、晚睡前，其他空闲时间也可。可结合手指按摩，即双手十指自然分开，用指腹或指端从额前发际向后脑勺，做环状揉动，然后再由两侧向头顶揉动按摩，用力均匀一致，如此反复5~10分钟，至头皮微热为度。此两项动作，可分开做，也可合在一起做。

2. 饮食保健。日常饮食宜多样、合理，保持体内酸碱平衡，可适量食用含蛋白质、碘、钙、维生素等较丰富的天然食物，如鲜奶、鱼、蛋类、豆类、绿色蔬菜、粗粮等。

3. 烫染适度。烫、染发能保持美观的发型，但烫发剂、染发剂对头发有一定的损伤，再加上电热处理，头发易变黄、变脆，易断，且失去光泽和弹性。因此，烫、染发不宜过勤。干性头发不可勤烫，孕妇、产妇、儿童皆不宜烫染发。

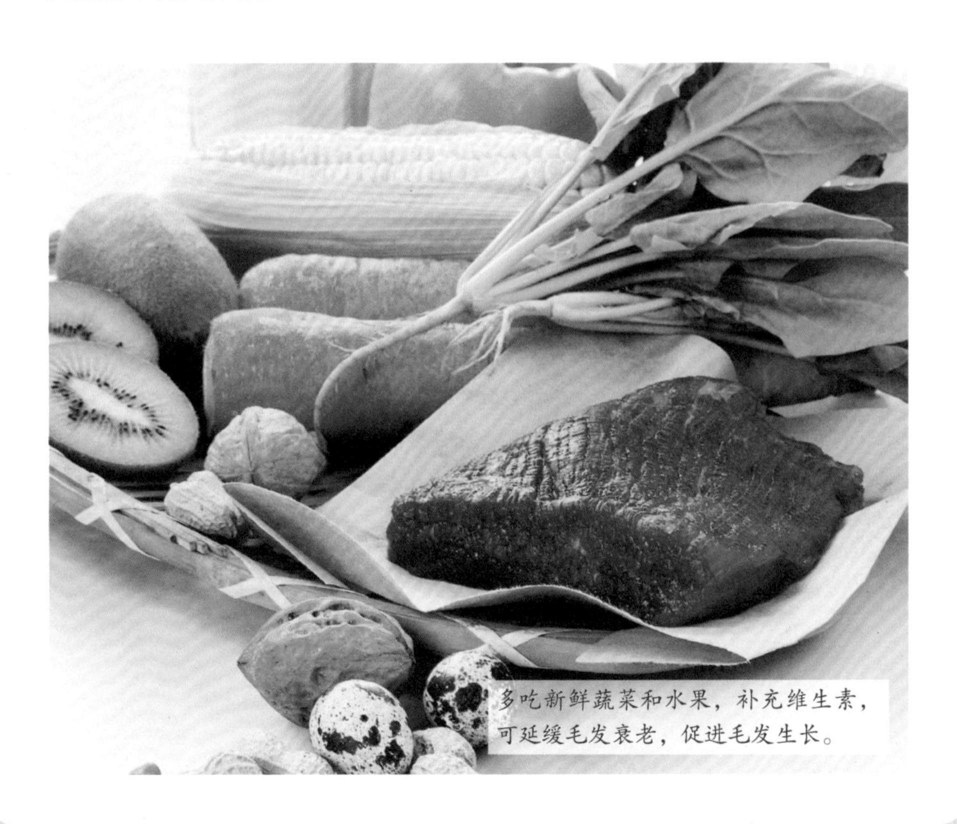

多吃新鲜蔬菜和水果，补充维生素，可延缓毛发衰老，促进毛发生长。

卵巢囊肿或子宫肌瘤患者能不能怀孕

很多女性得了卵巢囊肿或子宫肌瘤就担心不能怀孕了，这种观点科学吗？

卵巢囊肿一般不会影响怀孕

通常来说，卵巢囊肿一般不会影响排卵，也不会影响怀孕。但是如果卵巢囊肿长得过大，离输卵管很近，会把输卵管拉得很长，输卵管拉长之后就可能会影响卵子或者受精卵的运送，进而影响受孕。

发生于卵巢的子宫内膜异位囊肿容易破坏卵巢组织，可能会影响到卵巢的排卵。另外，囊肿容易破裂、出血，造成盆腔周围的粘连，这些粘连有可能会影响到输卵管，让输卵管的蠕动减缓，甚至让输卵管管口封闭，不能很好地运送卵子或者受精卵，这种情况下也有可能会影响受孕。

子宫肌瘤是否影响怀孕要分情况而定

子宫肌瘤会影响怀孕吗？这个问题可以分为两个方面：一是患有子宫肌瘤的女性如果怀孕了，对妊娠本身会有什么影响？二是妊娠对子宫肌瘤会有什么影响？

第一个问题取决于子宫肌瘤的位置，比如一个生长在凸向子宫腔的黏膜下肌瘤，这样的患者如果怀孕了，可能孕早期会有流血现象，甚至会造成流产，而肌壁间的肌瘤一般影响不大。如果子宫肌瘤偏大或者是子宫下段的肌瘤，在妊娠期间受激素的影响，可能会增长迅速，甚至到了孕晚期分娩的时候，可能会梗阻产道，造成难产，甚至需要进行剖宫产来终止妊娠。

第二个问题则是在妊娠期间子宫会迅速增大，对子宫肌瘤发生压迫，导致子宫肌瘤血液供应不上，造成子宫肌瘤坏死，或红色变性。若妊娠期间出现发烧、腹痛这些症状，需要警惕。大多数患者可以经过保守治疗，比如抗炎、抑制宫缩来治疗成功，所以患有子宫肌瘤并怀孕的患者一定要警惕。

“宫颈糜烂”到底是不是病

“宫颈糜烂”是一个困扰了很多女性的话题，每年体检，很多诊断为患有“宫颈糜烂”的女性都被吓坏了，她们不仅是对身体健康的担心，还担心会受到别人异样的眼光。这个“病”给女性带来了很大的困扰。

“宫颈糜烂”是病吗

其实，“宫颈糜烂”不是病，这个词早已经在2008年从《妇产科学》第7版教材上取消了，也就是说医学上已经不认为这是一种病了。在十几年前，受限于当时的医疗水平，对宫颈的研究和认知不足，国内的医学上确实存在过“宫颈糜烂”的病名，但在2008年，国内医学上就将“宫颈糜烂”取消了，改为“宫颈柱状上皮异位”，是宫颈上皮随着月经周期发生的一种生理变化。

在宫颈上，有两种不同类型的细胞：靠近阴道部分的是鳞状上皮细胞；靠近宫颈口的是柱状上皮细胞，两种上皮细胞在外观上的表现是不同的。如果柱状上皮细胞在宫颈口部位向外生长，覆盖了宫颈，看起来像是“糜烂”，所以会被错误地叫作“宫颈糜烂”。其实，这是一种生理现象，是柱状上皮外翻，一般无症状，也无需治疗。

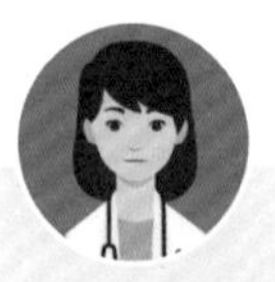

谢老师**开讲啦**

“宫颈糜烂”虽然不是病，但是要注意与宫颈癌的区分，做好筛查。因为“宫颈糜烂”的这种表现在外观上与早期宫颈癌非常相似，医生无法单从外观上判断这种“糜烂”究竟是单纯的生理性表现还是宫颈癌，所以要做进一步检查。但也不要误认为“宫颈糜烂”会引起宫颈癌，其实这两者并没有因果关系，“宫颈糜烂”不会导致宫颈癌，只是两者外观上相似而已。

“宫颈糜烂”需要治疗吗

实际上，“宫颈糜烂”是年轻女性由于雌性激素水平较高而出现的一种正常的生理变化，等激素水平稳定后就会好转，并不需要特殊治疗。虽然“宫颈糜烂”有时会有接触性出血，但不需要特殊处理，既不需要塞药治疗，也不需要做宫颈的 LEEP（利普刀）手术。

“宫颈糜烂”会影响怀孕吗

既然“宫颈糜烂”不是病，当然可以怀孕，而且不需要在准备怀孕之前进行治疗。虽然“宫颈糜烂”不是病，但是宫颈的定期细胞涂片检查（TCT 检查）还是有必要的，目的是筛查和早期发现宫颈癌。怀孕以后，在产科检查的时候需要进行阴道分泌物的检查和宫颈细胞学的检查。这个时候“宫颈糜烂”看上去可能会加重，会有充血，在做宫颈细胞学涂片检查时，可能会引起接触性出血。这种情况不用担心，接触性出血基本很快就会停止。

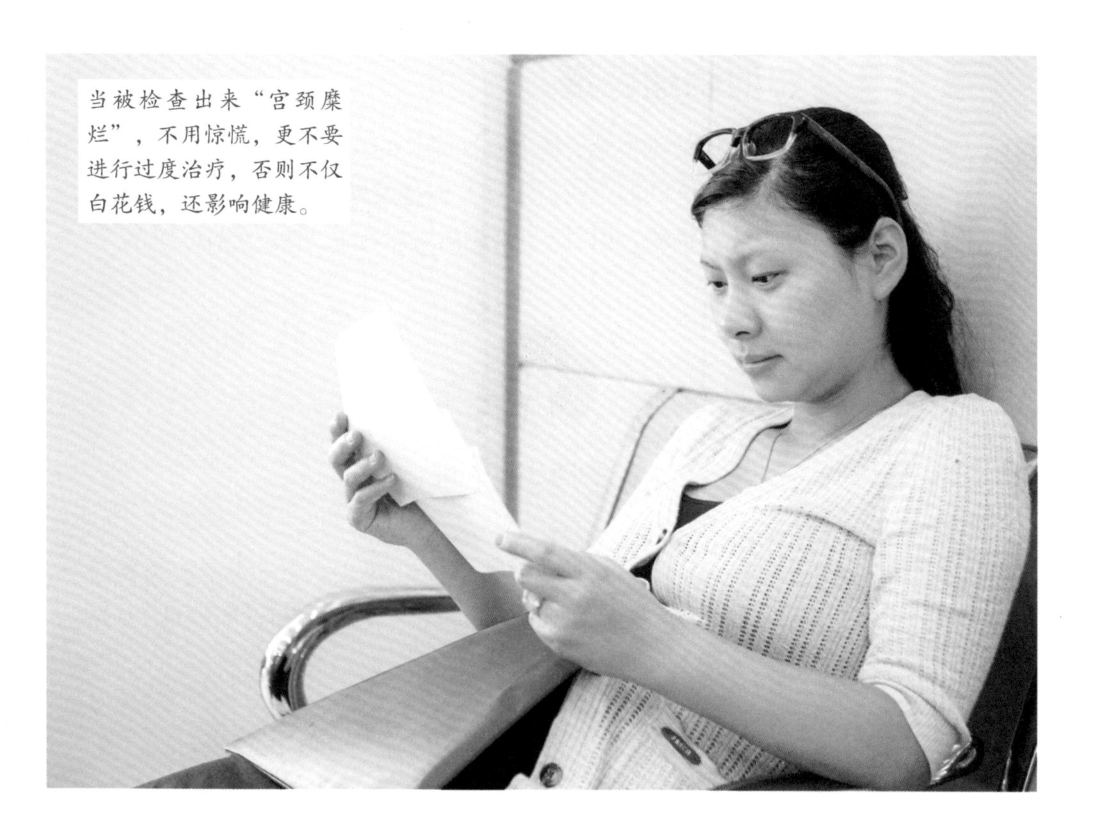

当被检查出来“宫颈糜烂”，不用惊慌，更不要进行过度治疗，否则不仅白花钱，还影响健康。

遇到色斑怎么办

爱美之心，人皆有之。在《诗经·硕人》中，有这样描写美人的诗句："手如柔荑，肤如凝脂"，形容美人的皮肤洁白光滑，这样的皮肤是很多女性梦寐以求的。但是现实中往往不尽如人意，女性经常会因为各种原因，导致原本白皙的面孔上出现了不和谐的色斑，给美丽蒙上一层"阴影"。

色斑是怎么形成的

色斑的发生以女性多见，究其根本原因与女性的经、带、胎、产及情志变化等关系密切。中医认为，色斑多与肝、脾、肾三脏密切相关，肝肾虚弱、气滞血瘀、湿热、肝病等内在的脏腑功能失调，气血不能很好地濡养肌肤，就容易产生色斑。

如何调理色斑

现代技术发达，基于女性爱美的心理，许多商家都打出了各种广告，祛斑的方法五花八门，但是效果究竟如何，就有待考证了。其实缓解色斑，可以从日常生活习惯着手，或去正规医院治疗。

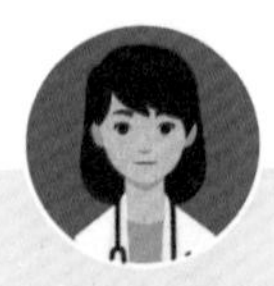

谢老师**开讲啦**

多吃富含维生素C的食物可预防色斑的形成。黑色素生成、转移与降解的过程中任何一个环节被破坏都会影响代谢，导致肤色变化，色斑形成。而维生素C会阻碍黑色素的形成，所以平时可多吃富含维生素C的食物，如猕猴桃、橙子、柚子、西红柿、草莓、葡萄等，可以预防色斑的形成。

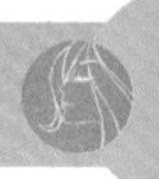

一般来说，皮肤暗黄是由于角质堆积引起的，在生活中注意去角质和保湿可起到良好的效果。如果出现了色斑，就代表出现了色素沉着，建议大家除了保湿之外，还要做好防晒工作，以免色斑加重。

现代医学认为，色斑是一种皮肤病，有外来因素的影响，比如日晒；也有机体内在环境紊乱的影响。因此在治疗的时候，首先要找出病因，做出相应治疗。目前主要治疗方法包括系统用药、外用药物及皮肤美容激光治疗等。预防色斑形成，生活中应该避免日晒，外出时，在裸露皮肤上涂抹防晒霜。

中医在研究色斑病因的时候发现，色斑与肝、脾、肾的功能关系紧密。在治疗的时候，中医会针对色斑产生的机理，确定功能失调的源头，从源头上进行调理，采用的治疗方法包括活血化瘀、滋补肝肾、健脾化湿等。中药副作用小，疗效持久。除了药物治疗外，科学健康的饮食也是不可或缺的。同时，也可通过按摩穴位做一些日常的保健，比如按摩丝竹空穴、迎香穴以及曲池穴等，以起辅助治疗作用。

爱美是女人的天性，遇到有损美观的疾病时，一定要理智，不要被各种广告迷了眼，选择正确的方法，到正规医院的皮肤科进行调理和治疗，才能重获美丽。

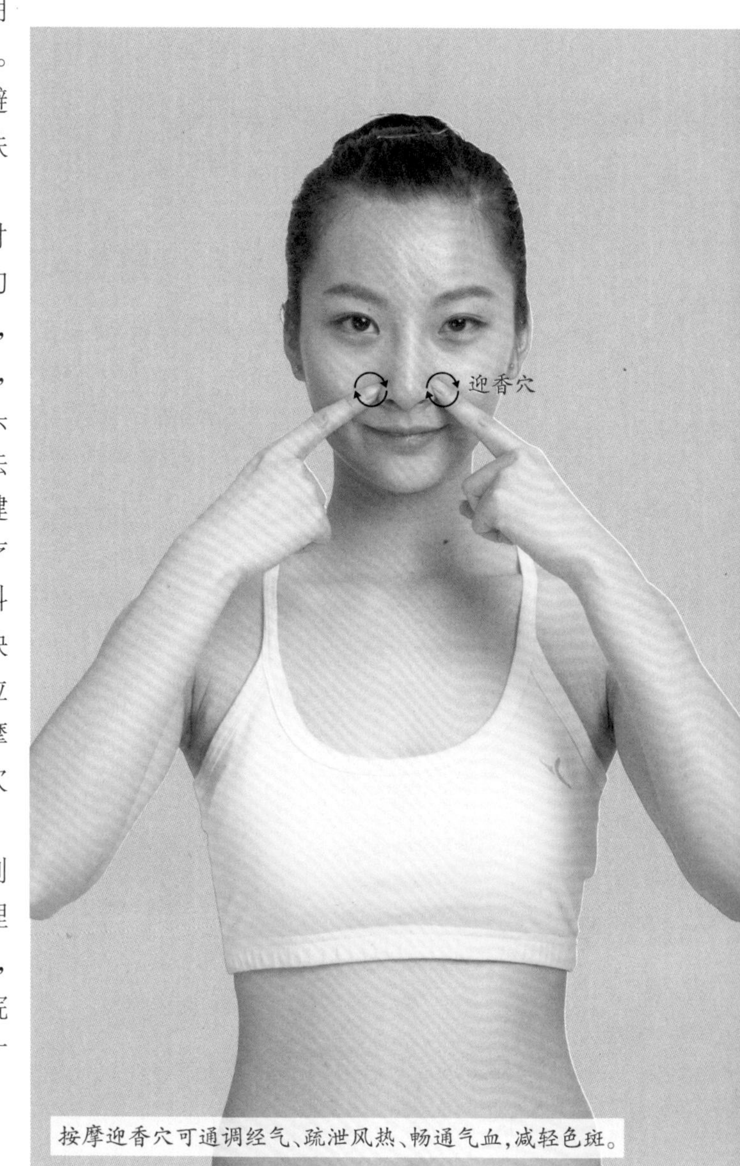

按摩迎香穴可通调经气、疏泄风热、畅通气血，减轻色斑。

聊一聊更年期综合征

更年期综合征的医学术语叫围绝经期综合征，但生活中大家更习惯称之为更年期综合征。更年期综合征是指女性绝经前后这段时期因性激素波动或减少所致的一系列躯体及精神心理症状。一般来说，女性从 45 岁左右进入更年期一直到绝经，这个时间大约有 10 年，是一个漫长的阶段。

更年期综合征是如何形成的

绝经是每位女性生命进程中必经的生理过程，根本原因是卵巢功能衰退或耗竭导致女性体内神经内分泌产生一系列改变，从而引发的一系列临床症状。更年期综合征的症状主要表现为月经失调、潮热盗汗、失眠、皮肤异常、血压不稳定、情绪波动，甚至抑郁、狂躁等，是由于生理变化、社会家庭环境影响和自身心理承受能力综合因素所致。

中医关于“绝经前后诸症”的看法，在《黄帝内经・素问》中就有“七七，任脉虚，太冲脉衰少，天癸竭，地道不通，故形坏而无子也”的记载。女性的各个阶段以肾气的盛衰为主导，因此本病的发生多与肾气亏虚有关。

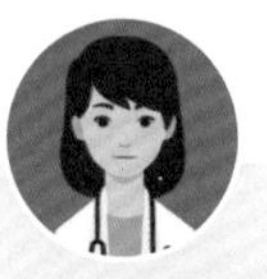

谢老师**开讲啦**

女性到了围绝经期前后，症状、表现各不相同，而且许多疾病的发生概率会增加，因此建议出现不良征兆的女性尽早找医生咨询，不要讳疾忌医。医生会通过各种检查，比如妇科超声、乳腺检查等，来判断个体是否需要使用激素治疗。

随着年龄的增长，人体肾气不足，卵巢功能衰退和绝经，使部分女性会出现血管舒缩功能失调、老年痴呆、骨质疏松、心血管疾病、内脏下垂和萎缩等疾病，如何早早预防和控制这些疾病的发生和发展是本病的重要任务。

典型病例

性格内向的王老师自尊心强，工作积极能干，对学生耐心细致，因教学质量好，曾多次被评为学校优秀老师。但令人不解的是，最近王老师变得脾气大、爱发牢骚，还总是埋怨别人不理解，领导不照顾。原来，她最近月经周期开始不规律，间隔时间延长、量少。因此，她在心理上产生了负担，总感到不舒服，怕身体垮掉。由于精神压力大，逐渐出现失眠、头痛、腰痛、头重的症状，血压忽高忽低，并伴有周身阵发性潮热感。曾在多家医院各科检查并未发现有明显的器质性病变，这使她情绪更加急躁，心情烦闷，经常与单位同事和家人因琐事发生冲突。作为亲人，要了解这一正常的生理阶段，给予她更多的理解、包容和呵护，陪伴她一起度过这个难熬的时期。

更年期综合征如何调理

1. 规律生活。合理安排工作和休息，不要熬夜，保证作息时间规律化，每天保证7~8 小时的睡眠，有条件者要在午餐后再睡 10~30 分钟。晚间不宜看惊险、悲情的电视剧或电影。

2. 合理安排饮食。多吃谷物、新鲜的蔬菜和水果。多吃鱼类，每周尽量保证吃两次鱼。饮食上要控糖、限盐、限油。忌太过油腻、辛辣的食物。适量喝水。

3. 限烟酒。吸烟、喝酒会伤害身体，无饮酒和吸烟习惯的人继续保持这种良好的习惯，有饮酒、吸烟习惯者应少喝、少抽。

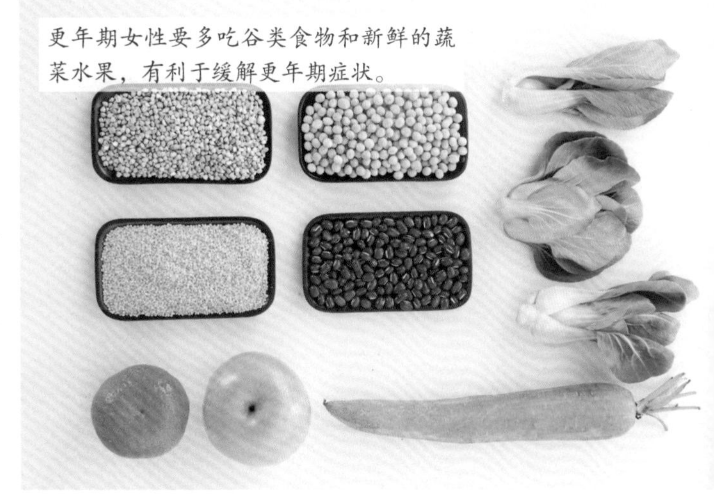

更年期女性要多吃谷类食物和新鲜的蔬菜水果，有利于缓解更年期症状。

4. 适当运动。更年期女性应针对自身条件制订运动方案，要循序渐进，持之以恒。

每天可进行有规律的有氧运动，如慢跑、骑自行车等，每周累计运动 150 分钟；坚持跳舞、瑜伽、体操等体育锻炼，可促进身心健康；坚持户外运动，增加日晒，并且多摄入含钙食物，可预防骨质疏松。

5. 陶冶情操。释放身心，调节情绪，保持精神上的平静，培养旅游、烹饪、种花、编织、阅读等兴趣爱好，多和朋友聊天、倾诉。进行绘画、书法、下棋等活动，使生活更加充实，心情更加愉快。

当遇到不顺心的事情，要保持积极的态度，对事对物、对人对己做到宽容、善待，理智地驾驭自己的情感。

更年期是每位女性都会经历的，大家一定要勇敢正视更年期问题。

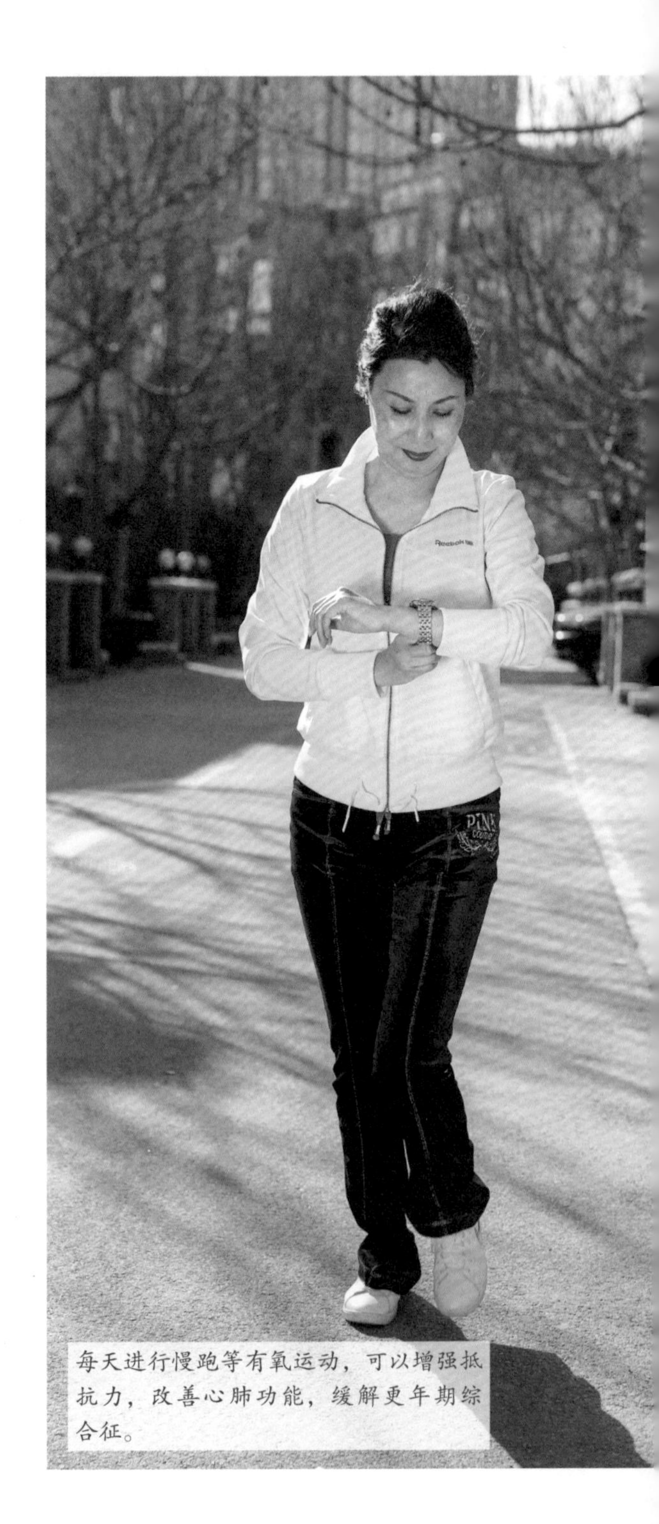

每天进行慢跑等有氧运动，可以增强抵抗力，改善心肺功能，缓解更年期综合征。

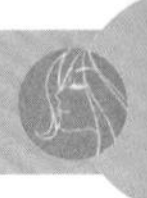

战“痘”到底

“青春是蓝色的，像深远的晴空，像迷人的海洋。深远辽阔，富于幻想”。青春是美好的，无数诗人写下动人的诗句来赞美青春，每个人都想留住青春，然而有一种青春期现象，我们往往避之不及，那就是——青春痘。

为什么会长青春痘

“青春痘”是大家习惯性的称呼，医学上称其为痤疮。自青春期发育后，几乎每个人都在脸上或其他部位长过青春痘，只是有些人数量少，时间短，一般在25岁以后自然痊愈，所以没有放在心上；然而有的人数量多，控制不好甚至还会恶化，常常有碍美观。

可能会有人问：为什么会长青春痘？甚至过了青春期还会长？接下来，为大家解答一下这个疑惑。

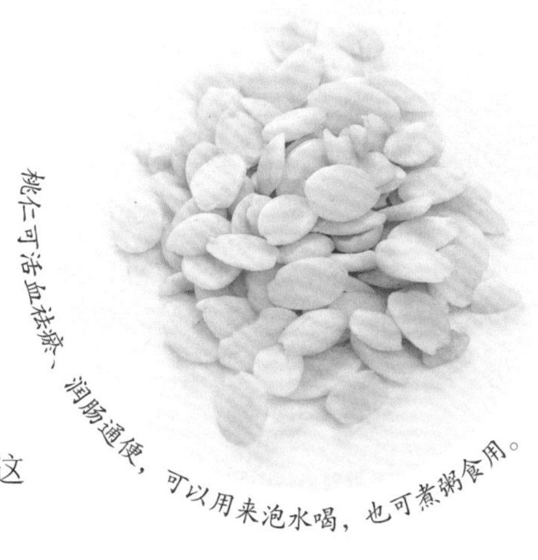

桃仁可活血祛瘀、润肠通便，可以用来泡水喝，也可煮粥食用。

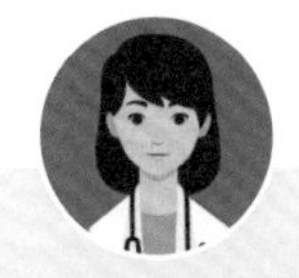

谢老师**开讲啦**

缓解痤疮小妙方

颜面结节、囊肿、瘢痕窦道，或丘疹、粉刺、色素沉着者，可在医师指导下于经前一周用10克桃仁泡水喝，也可研成粉，每次取5克，用温水冲服，每日2次，至月经来停服，有散结、活血、祛斑、润肠通便的作用，且能促进面部的新陈代谢，抗炎、抗过敏等。

现代医学认为，痤疮是多种综合因素引起的疾病，在有遗传因素的作用下，由于卵巢和肾上腺的机能活跃，体内雄性激素急速增加，再加上毛囊口内的微生物的作用，导致产生痤疮。

中医认为，该病与体质、饮食有关。体质阳热偏盛的人，在青春期的时候，生机旺盛，很容易因为血热出现青春痘；平常过度食用辛辣油腻食物的人，受饮食影响，肺胃容易积热，热沿着经络往上，带着气血壅滞在胸部面部，就容易出现青春痘。另外，如果肺胃积热一直没有解除，还容易在体内生痰生湿，这样就会加重青春痘症状。

青春痘如何调理

了解了这些以后，就能制订战“痘”计划，保护皮肤了。

关于青春痘的治疗，中医和现代医学都有各自不同的手段。

现代医学在治疗青春痘的时候，除了叮嘱生活习惯之外，有时还会给予一些药物，比如一些对症治疗的激素或者抗生素等。

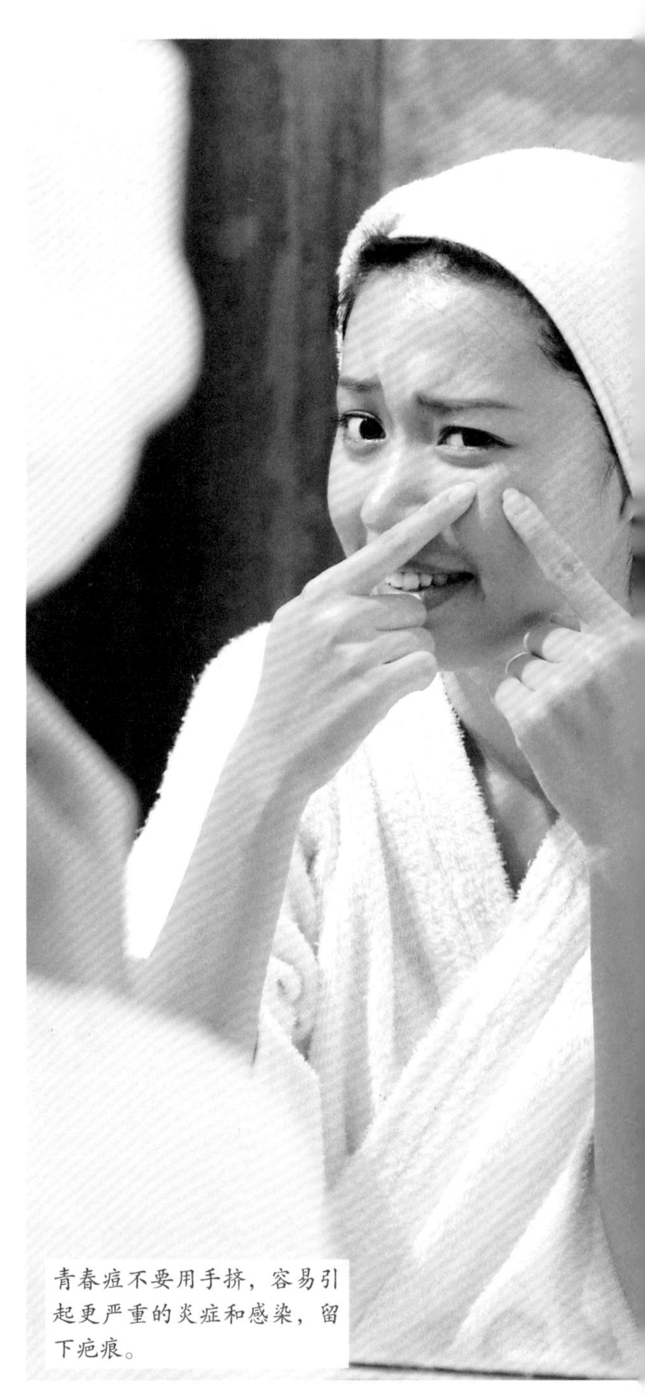

青春痘不要用手挤，容易引起更严重的炎症和感染，留下疤痕。

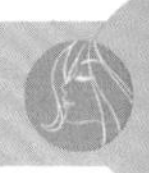

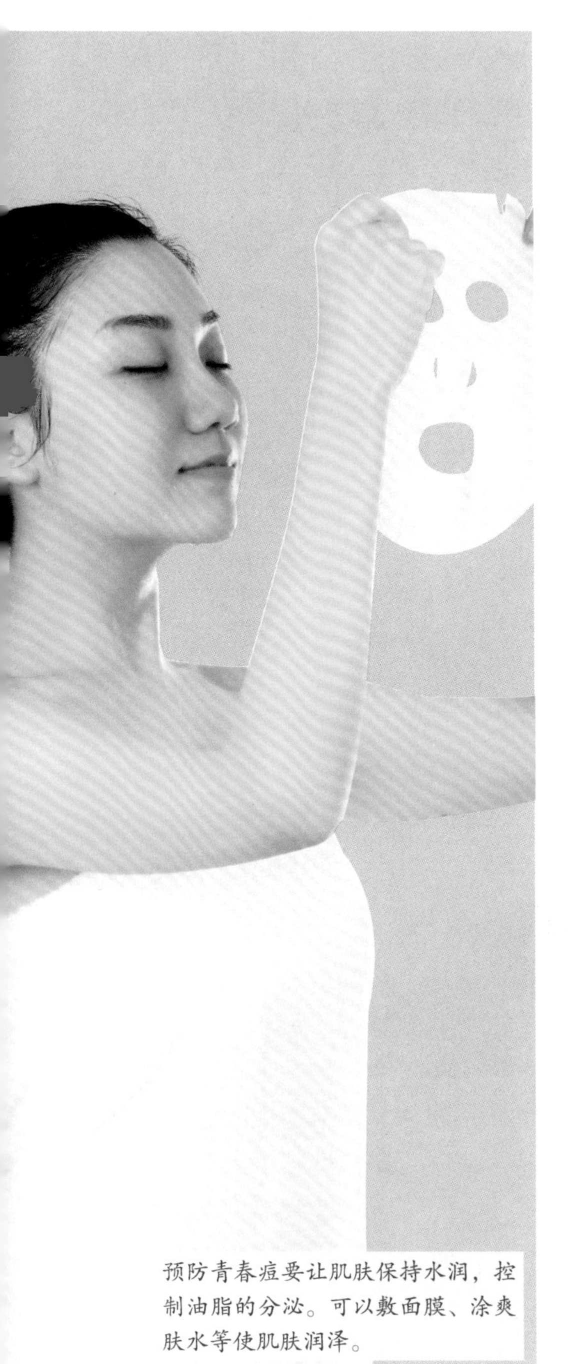

预防青春痘要让肌肤保持水润，控制油脂的分泌。可以敷面膜、涂爽肤水等使肌肤润泽。

中医治疗青春痘采用内服和外用的中药方剂，具体方剂要去正规医院，医生会根据患者情况进行辨证施治。

患了痤疮，除了要去医院积极治疗外，可在日常生活中采取以下措施。

1. 注意卫生。每天清洗面部以保持毛囊皮脂腺导管的通畅与洁净。

2. 不要用手指挤捏患部。因为经常挤压患处可将毛囊的内容物挤入周围真皮中，刺激组织增生，产生炎症反应及色素沉着，甚至发展成瘢痕损害。

3. 平时饮食应合理安排。少吃肥肉、糖类、辛辣刺激性食物、油炸食物，以及少喝浓茶、咖啡等，要多吃蔬菜、瓜果，保持大便畅通。

4. 慎用药物。尽量避免服用碘化物、溴化物及皮质激素等药物。

5. 尽量少用化妆品。尤其是油脂类化妆品更宜少用，需要化妆时宜淡妆，睡前一定要卸妆。

面对“痘痘”的烦恼，大家在治疗时要有信心和耐心，痊愈后还要避免各种诱发因素，以免复发。对已形成瘢痕的，根据自己的生活要求，可在医生指导下选择适合的医疗美容项目，以减轻或消除瘢痕。

你有过甲状腺结节吗

甲状腺结节是现代医学的病名，是甲状腺细胞异常增生后在甲状腺组织中出现的团块。根据甲状腺的严重程度，可分为良性和恶性；根据结节的质地状态，可分为实性和囊性。该病属中医“瘿病”“瘿瘤”“瘿囊”等范畴。

甲状腺就是“大脖子病”吗

甲状腺位于人体颈前，形似蝶形，犹如盾甲，因此得名。甲状腺是人体最大的内分泌腺，具有分泌甲状腺素的功能，该激素在人体生长发育和新陈代谢方面起着重要作用。有些人认为甲状腺病就是“大脖子病”，这种说法是误解。有部分患者甲状腺确实会肿大，成为“大脖子”，但并不是所有甲状腺疾病都表现为肿大。随着人们对健康的日益重视和检查技术的进步，临床发现了很多以非肿大为表现的甲状腺疾病，因此，“脖子大”已经被其他的不适症状所代替，不再是甲状腺疾病的“报警信号”，应该引起注意。

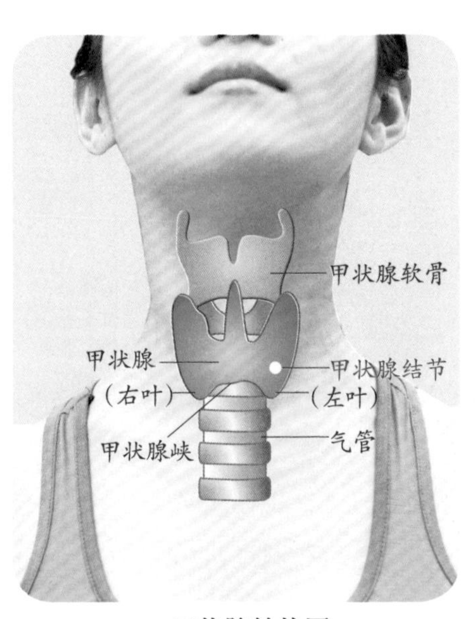

甲状腺结构图

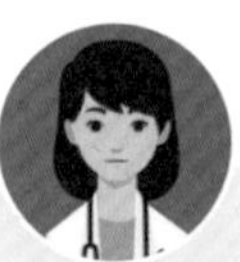

谢老师**开讲啦**

有些患者会问甲状腺结节严重吗？建议患者可通过确诊自己结节的类型、大小、活动度、有无其他甲状腺的症状等一系列综合因素来评估。恶性的结节通常需要手术治疗，且术后需要一定时期的药物治疗，甚至是终身服药。良性的结节如果无气管、食管压迫，或不影响外形和正常生活，无须干预，但需要定期复查，来确定结节的生长速度，防止出现异常增大或癌变的情况。结节不论是良性还是恶性，一旦造成了患者呼吸困难、吞咽困难等症状，应尽快去医院就诊。

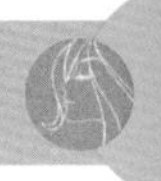

大多数甲状腺结节可通过观察、体检或影像学检查发现，通常没有明显的临床症状，当结节压迫周围组织时，会出现吞咽异物感、呼吸困难、声音嘶哑等。以前靠医生触诊发现甲状腺结节时，患病率不高。随着医疗技术的发展，清晰的超声成像诊断技术则将触诊所不能诊断的该疾病识别出来，进而发现该病患病率其实不低。

甲状腺结节的病因

中医认为，甲状腺结节的发病主要与情志内伤、饮食以及体质等因素有关，还与肝、脾功能密切相关。女性由于生理周期等特殊的生理变化，在情感上普遍比男子更易多愁善感，如抑郁、愤怒等不良的情绪往往会影响肝、脾运化，造成人体内部功能紊乱，产生一些病理产物，如痰湿等壅滞在颈前，就会出现甲状腺结节。

现代医学认为，本病的病因有放射线的接触、患有自身免疫性甲状腺疾病、遗传因素等。

甲状腺结节如何调理

医生在治疗甲状腺结节前首先需区分腺瘤是良性的还是恶性的。如果确诊为良性，可定期随诊积极治疗。如果腺瘤持续增大，就需要进行手术治疗。目前现代医学治疗良性甲状腺结节手段很多，有手术、射频消融等。

中医药以其独特的作用机理，在治疗良性甲状腺结节上有较理想的疗效，越发受到人们的重视。在治疗时根据患者身体的实际情况，会选用一些活血化瘀、消肿散结的中药，并且针对患者脏腑功能的实际变化进行调整，以期消除病根。除了内服的药物外，中药外敷及针灸也可以起到辅助治疗作用。

对于疾病的治疗，总是离不开生活方面的调整。患了甲状腺结节的女性一要保持一种平和向上的心态，不要过度压抑自己的情绪，学会给自己解压，释放自己的情绪。二要注意正常作息，避免因机体生物钟紊乱造成结节进一步增生，且要禁烟限酒，避免诱发甲状腺结节癌变。三要摄入适量的碘。碘是合成甲状腺素的重要成分，患者摄取适量的碘化合物，可以增加甲状腺素贮存量并减少释出，但是如果摄入过多或过少的碘就会对甲状腺造成不利影响。四要摄入足够的热量。甲状腺结节的并发症之一是甲状腺功能亢进症（简称甲亢），由于甲状腺结节分泌了过多的甲状腺素，导致患者体内激素水平升高，出现甲亢。甲亢的症状之一是患者身体新陈代谢速度加快，从而导致患者身体能量消耗增加，因此需要补充足够的热量来维持身体平衡。

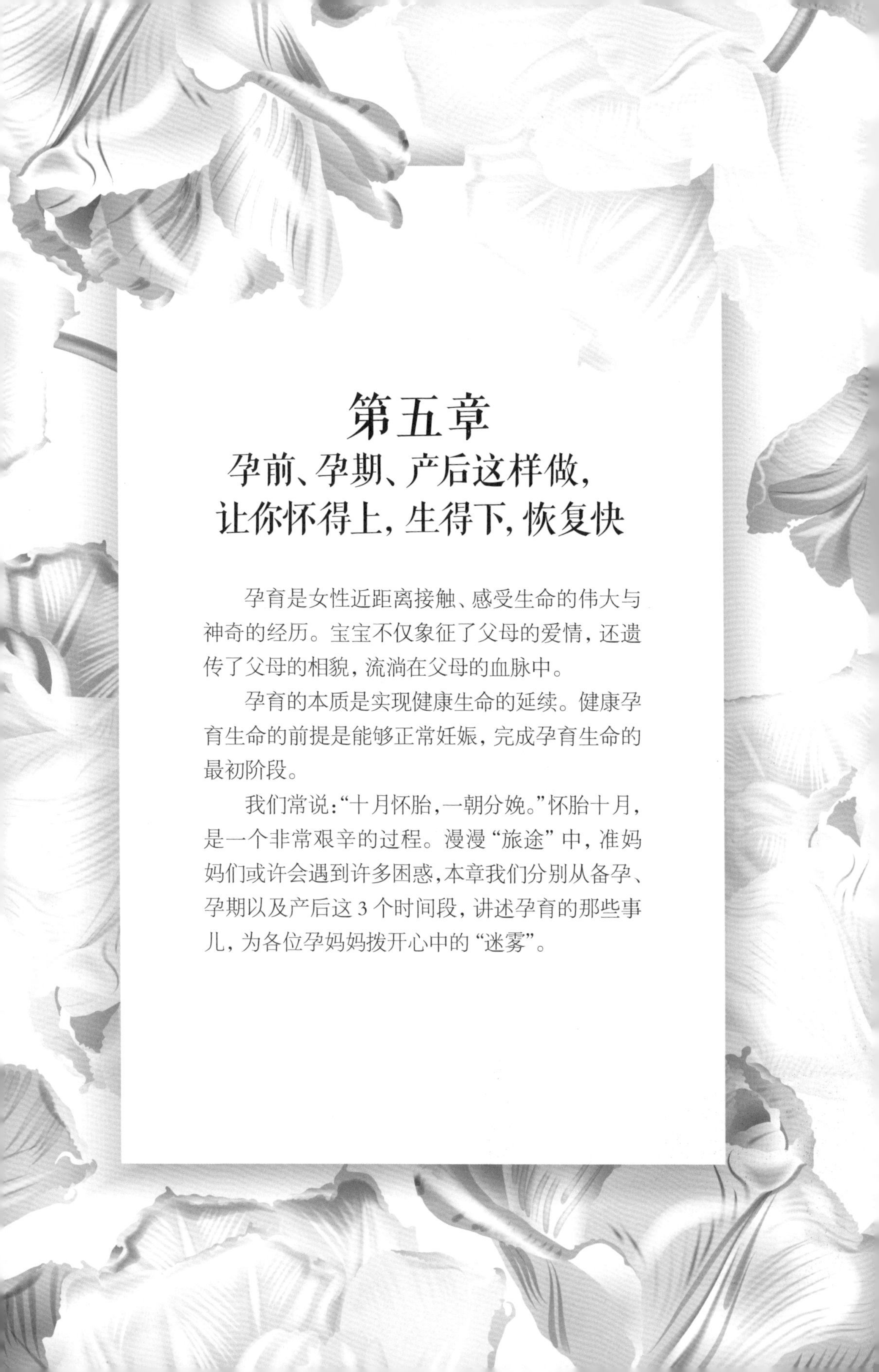

第五章
孕前、孕期、产后这样做，让你怀得上，生得下，恢复快

孕育是女性近距离接触、感受生命的伟大与神奇的经历。宝宝不仅象征了父母的爱情，还遗传了父母的相貌，流淌在父母的血脉中。

孕育的本质是实现健康生命的延续。健康孕育生命的前提是能够正常妊娠，完成孕育生命的最初阶段。

我们常说：“十月怀胎，一朝分娩。”怀胎十月，是一个非常艰辛的过程。漫漫“旅途”中，准妈妈们或许会遇到许多困惑，本章我们分别从备孕、孕期以及产后这3个时间段，讲述孕育的那些事儿，为各位孕妈妈拨开心中的“迷雾”。

孕前做好准备，好孕自然来

孕前准备全知道

孕前做好准备很有必要，孕前点点滴滴的付出和努力终将会使孕妈妈和宝宝受益。

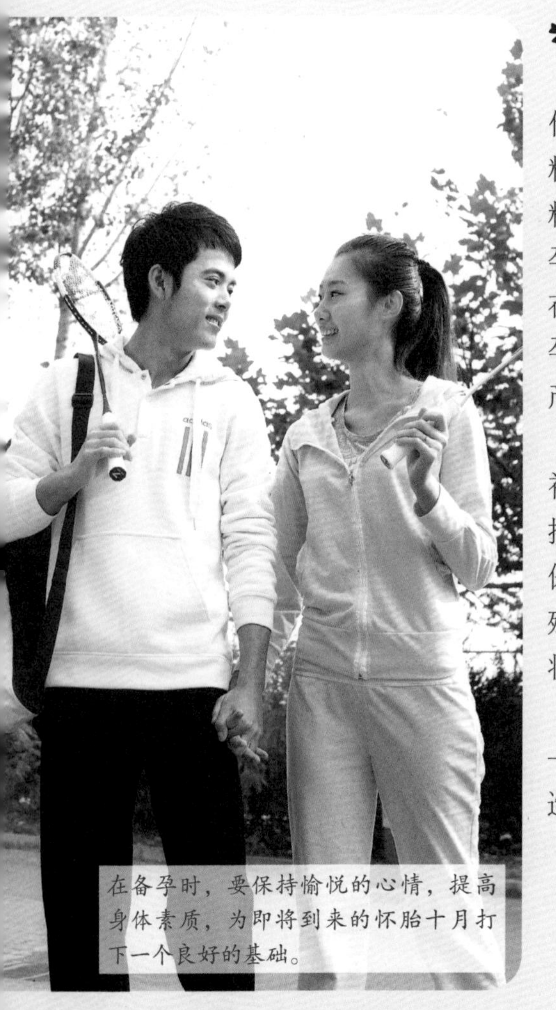
在备孕时，要保持愉悦的心情，提高身体素质，为即将到来的怀胎十月打下一个良好的基础。

✲ 从心理和精神上做好准备

中国自古就有“肝郁不孕”之说。根据现代心理学和人体生物钟理论，当人处于良好的精神状态时，精力、体力、智力、性功能都较佳，精子、卵子的质量也高，此时受精，易于着床受孕，胎儿体质也好，有利于优生。反之如果存在忧郁、烦恼或急于怀孕的心情，就会影响受孕，即使怀孕也可能影响胎儿，甚至会导致流产和宫外孕等。

1. 保持心态平和。备孕的夫妻，要做好初为父母，或者再次成为父母的心理准备，迎接新生命的到来和家庭结构的改变。彼此之间保持良好沟通，避免情绪的起伏不定，遇到特殊情况也可为对方进行疏导，保持平稳的情绪状态。

2. 树立孕育正确观念。树立“生男生女都一样，宝宝健康才重要”的正确观念，为宝宝打造一个良好的家庭氛围。

✲ 保障必要的物质基础

在目前物质生活日益丰富的情况下，分娩前的物质准备一定要全面、充分。一般可以从以下几个方面来考虑。

1. 充足的孕前营养。胎儿的营养来自子宫内膜，而子宫内膜的营养积累是孕前就形成的。怀孕前 3 个月正是胎儿发育的关键时期，但妊娠早期反应会影响孕妇的饮食和营养状态，因此保障孕前营养很重要。

2. 合理的理财计划。生孩子的费用主要有 3 部分：一部分是孕期营养费用；一部分是孕期检查费用；一部分是分娩费用。一个好的理财计划，可以减轻准父母的经济压力。

3. 舒适的衣物。建议女性选择宽松、全棉的内衣和外衣，使乳房和腹部放松，穿平跟、舒适、防滑的鞋子，保证平稳；男性选择宽松的裤子，尽量避免紧身牛仔裤，因为过紧的裤子会对精子的形成产生一定影响。

4. 适当的胎教工具。胎儿在母体中容易受孕妈妈情绪的影响，胎教可以在妊娠期间给孕妈妈创造一个良好的心态和孕育环境，促使胎儿正常发育和优生，以提高宝宝的先天素质。孕妈妈可以通过看胎教书籍、听音乐、和准爸爸有爱的互动，让自己保持愉悦的心情、乐观的情绪，让胎儿感受文化的熏陶，以利于胎儿的生长发育。

✲ 了解备孕知识

比如孕前补充叶酸，停止避孕，慎重用药，加强锻炼，双方忌烟酒等孕前准备。

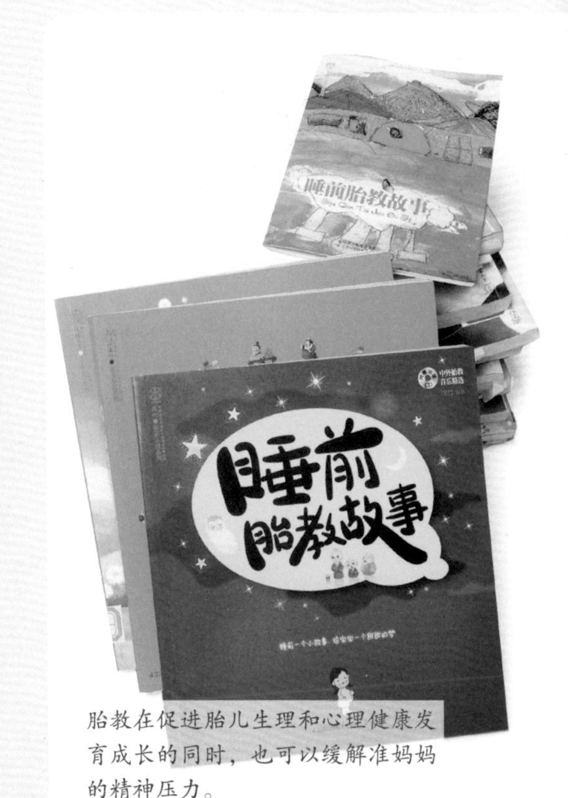

胎教在促进胎儿生理和心理健康发育成长的同时，也可以缓解准妈妈的精神压力。

✲ 容易怀孕的同房姿势

同房时间、同房姿势以及同房的质量，都对受孕有影响。想要提高受孕成功率，应在合适的时间，用合适的姿势，享受愉悦的夫妻生活。

做好孕前检查

孕前检查有利于夫妻健康、实现优生、胎儿健康成长、家庭幸福以及社会的稳定和发展。让我们携起手行动起来，让孕前检查的理念在备孕夫妇的心里更加牢固吧！除此之外，准妈妈还要注意以下几个方面。

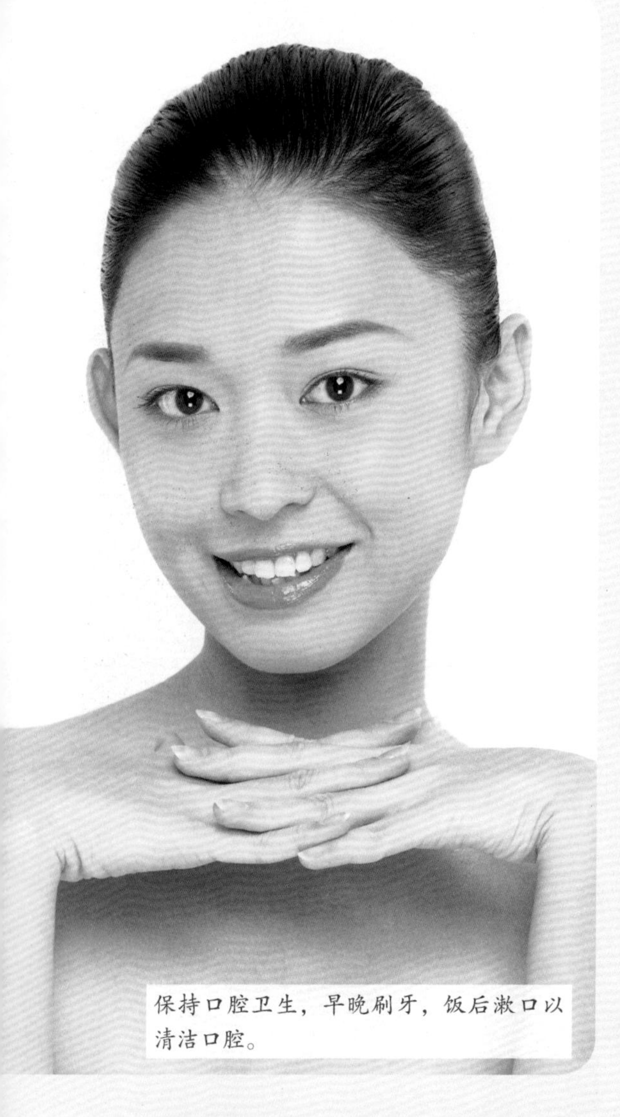

保持口腔卫生，早晚刷牙，饭后漱口以清洁口腔。

✽ 注意口腔疾病

“牙痛不是病，痛起来真要命”的说法在孕妈妈们的身上体现得非常明显。孕期由于激素、饮食习惯的改变，口腔环境会发生变化，如果有口腔疾病，会影响孕妈妈的心情及饮食摄入，进而影响胎儿发育。因此要维护好口腔卫生，孕前及时治疗牙龈炎、牙周炎、龋齿、阻生智齿等疾病。

✽ 控制好体重

备孕女性过瘦容易营养不足；过胖会增加心脑血管负担，也会增加孕期患妊娠高血压、妊娠糖尿病、多囊卵巢综合征等风险。所以，备孕的女性一定要管理好自己的体重。

✽ 提前治疗痔疮问题

怀孕后随之变化的生理状态容易引起或加重痔疮，出现便血、肛周瘙痒、大便不尽等症状。孕妈妈一方面羞于开口，另一方面又担心孕期治疗有风险，从而增加自己的心理压力。对此，孕前肛门视诊及指诊很有必要，尤其是有痔疮病史的女性。

✲ 预防妊娠糖尿病

胎儿长期生活在高糖的环境中，容易发生胎儿宫内营养不良、巨大儿、畸形、新生儿呼吸窘迫综合征以及新生儿低血糖等，加大早产、难产概率。因此患有糖尿病的女性一定要注意科学备孕，有糖尿病家族史或者高龄备孕女性要注意监测孕期血糖变化，预防妊娠糖尿病。没有糖尿病但是糖耐量比较低的女性，也必须改变生活方式，如注意饮食、控制体重、积极锻炼等。

✲ 控制好血压

高血压孕妇属于产科高危人群，易发生子痫前期、心脑血管意外、肝肾功能衰竭等危险。由于很多患者没有明显的症状，因此，孕前要特别关注血压，如有异常，先控制好血压，再考虑要宝宝。

✲ 积极治疗其他疾病

像慢性肝炎、膀胱炎、肾盂肾炎、肺结核、子宫肌瘤、阴道炎等疾病，都会影响到胎儿的生长发育，所以最好先治好这些病再要宝宝。

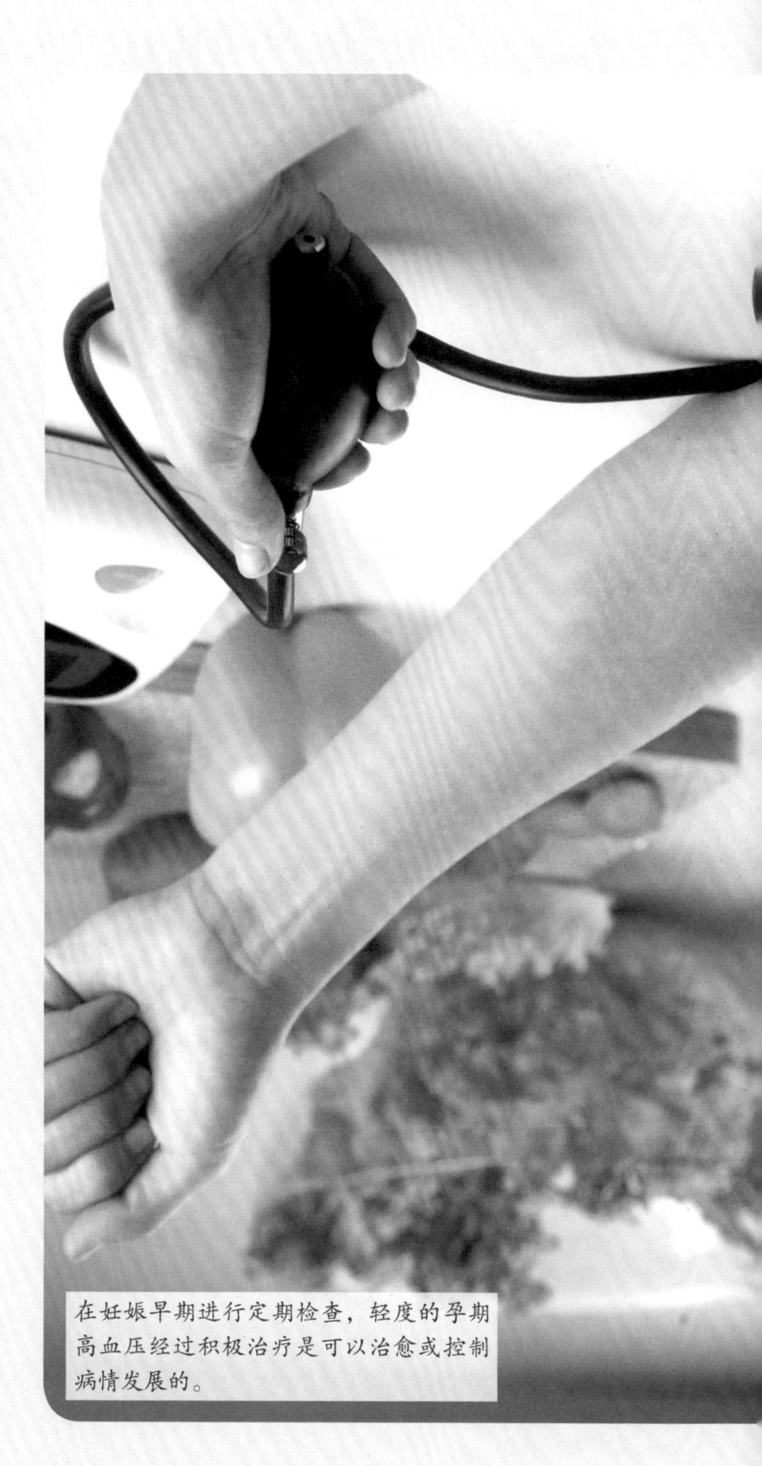

在妊娠早期进行定期检查，轻度的孕期高血压经过积极治疗是可以治愈或控制病情发展的。

孕产知识早知道

怀胎十月，是一个神奇的历程，这一历程是一天天走过来的，是一件件细碎的小事连接起来的。孕妇生活的方方面面都会影响腹中的胎儿，因此孕妇应注意生活中每个小细节，并耐心地应对各种不适问题，包括孕前和孕期。为了以最佳的状态迎接新生命，夫妻双方必须提前“做好功课”。

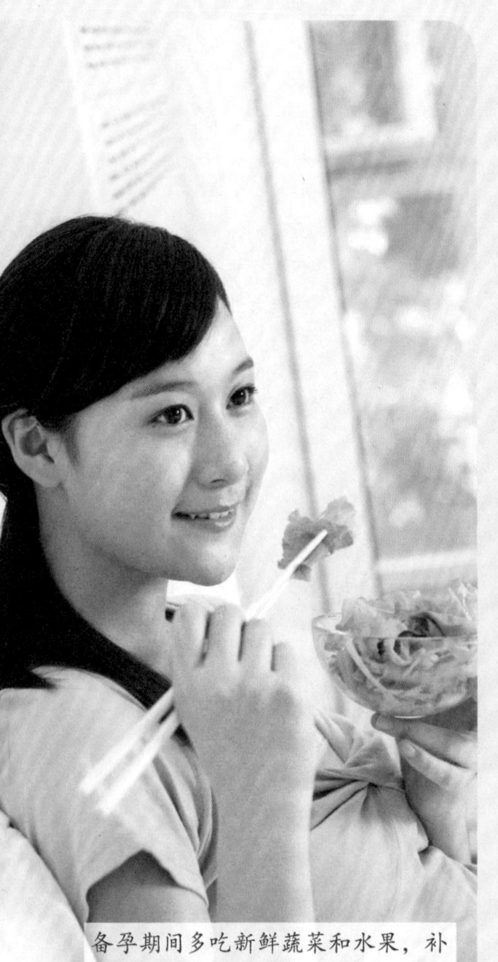
备孕期间多吃新鲜蔬菜和水果，补充维生素。

很多人在备孕时往往忽略了时间的重要性，其实人的受孕年龄、受孕季节、备孕时间都有一定的讲究。

✲ 最佳年龄

从优生优育的角度出发，女性 23~30 岁，男性 25~30 岁，激素分泌旺盛，生育能力处于最佳状态。此年龄段女性卵子质量高，产道弹性、子宫收缩力好，是受孕的最佳年龄阶段。

✲ 备孕时间

准备怀孕前 3~6 个月，尤其是前 3 个月，男女双方都要避免熬夜，戒烟、酒、咖啡和饮料等。制订一套锻炼身体的计划，多吃新鲜水果和蔬菜，增加维生素、钙等微量元素的补充，做好受孕营养储备。

✲ 受孕时间

根据气候、营养、传染病流行情况等综合分析，我国中部及北部地区女性以 7~9 月份怀孕和 4~6 月份生产较为适宜。一是因为初秋瓜、果、鱼、肉丰富，隆冬来临时孕妇已度过致畸敏感期；二是因为妊娠中后期恰好与春季重合，可以安心调养，生产时间为春末夏初，气候宜人，适合坐月子。

孕前健康饮食

要成功备孕，孕前的饮食很重要。健康的饮食有利于女性受孕成功。所以女性在孕前要注意饮食，均衡膳食，适量补充叶酸，更要注意下面几点饮食原则。

1. 要保证产生优良的精子和卵子，饮食上注意多吃瘦肉、蛋类、鱼、虾、豆类及豆制品、新鲜蔬菜和时令水果等。

2. 注意主副食搭配合理，并要多样化。饮食上不偏食、不依赖滋补品进补。少吃精加工的食物，多吃五谷杂粮，越新鲜、越原汁原味的食物，人体吸收的营养越多。

3. 备孕期间，女性要注意调整体内脂肪酸的比例水平，少吃含高亚油酸的食用油，可用茶油和橄榄油代替，可根据需要补充DHA（二十二碳六烯酸），为宝宝的大脑和身体发育储备足够的优质脂肪酸。

4. 备孕期间提前3个月服用叶酸，叶酸又称维生素B_9，可以降低胎儿神经管畸形的发生概率。

5. 为避免怀孕后发生便秘、胀气甚至痔疮，备孕期间女性可多吃一些富含膳食纤维的食物，如谷类、蔬菜、水果等。

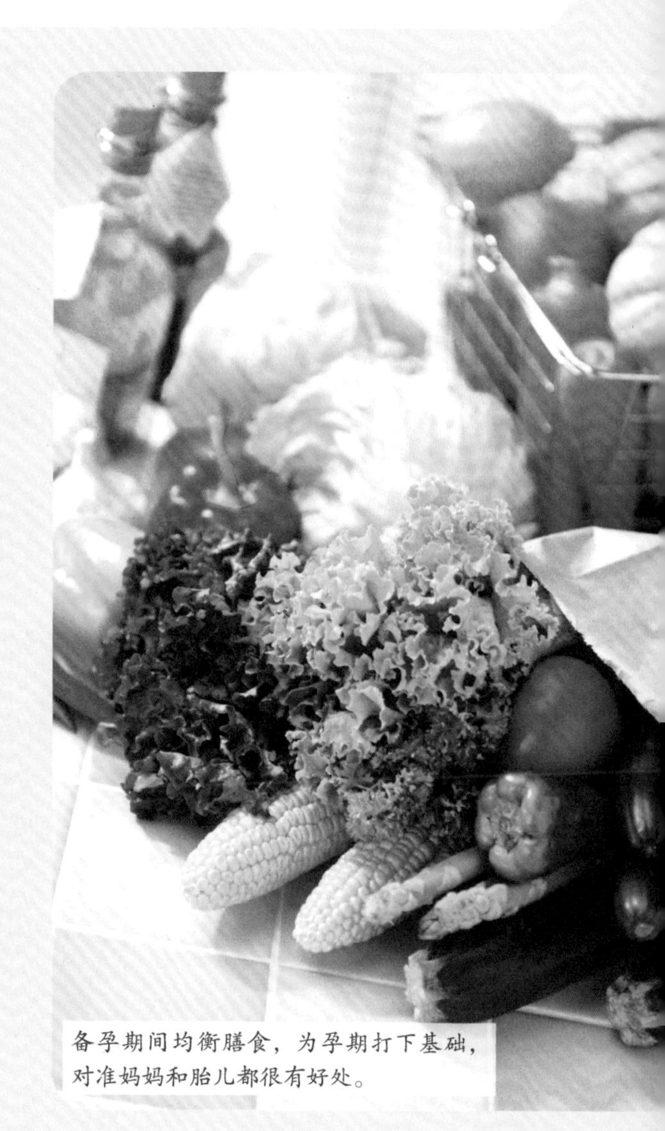

备孕期间均衡膳食，为孕期打下基础，对准妈妈和胎儿都很有好处。

孕前生活调整

女性怀孕前首先要改掉不良的生活习惯，保证充足的休息和睡眠时间，多运动，调理好身体，最好做一个详细的孕前检查，再保持愉快平稳的心情，来迎接孕期生活。

✲ 规律性生活

备孕期间的女性应该要有规律地进行性生活，安排好次数，规律的性生活有助于提高女性的受孕概率。

✲ 作息要规律，保证充足的睡眠

女性备孕期间要作息规律，做到早睡早起。熬夜会影响女性健康，早睡早起既可以保证充足的睡眠，并且有利于提高人体的免疫功能。强大的免疫力能为宝宝的到来做好充足的身体准备。

✲ 坚持做一些有氧运动

女性在备孕期间需要加强锻炼，最好每天坚持有氧运动，如瑜伽、散步、慢跑等，可以帮助提高身体的免疫功能，加快体内毒素和垃圾的排出。

✲ 多喝水

备孕期间尽量饮用白开水或者纯净水、矿泉水，少喝或者不喝咖啡、饮料等。咖啡中含有的咖啡因会通过血液作用于受精卵或胎儿，不利于胎儿健康发育。而饮料中含有大量的糖，多饮对备孕女性身体健康也不好。

✲ 衣着要宽松、舒适，不要穿紧身衣

女性备孕期间不要穿紧身衣裤，因为紧身衣会对子宫及输卵管产生压力，要穿宽松、舒适的衣服，使乳房及腹部能够保持自然松弛状态，有利于生理功能的协调。

✲ 放松心情，不要给自己太大压力

成人世界，不论男女，都有一定压力，有些压力是来自社会的，比如工作的压力、收入的压力；有些则是来自于家庭，比如想要孩子，但结婚多年没有生育。总之，不管是什么压力，都不利于健康受孕。夫妻在备孕期间一定要放松心情，适当调节自己的压力，如果是工作原因，可以考虑请假休息一段时间。无形的压力会导致人情绪失常，不利于精子和卵子的健康，也就不利于优生优育。

孕前禁忌

备孕女性在怀孕之前，除了基本的生理调节之外，还要注意一些禁忌事项，尽量远离对备孕没有好处的物质和环境。

✽ 戒烟禁酒

长期吸烟喝酒对精子的质量有影响，并且对卵子的质量也会有影响，所以建议戒烟戒酒至少 3 个月再怀孕。

✽ 远离有毒物质以及辐射环境

备孕女性一定不要接触有毒物质，如刚装修完的房子中甲醛含量可能超标，孕期女性久居于这样的环境中，会对正在发育阶段的胎儿造成不可逆转的伤害。因此无论是备孕的女性或者是已经怀孕的女性，最好不要住在刚刚装修好的房子内。同时还要远离有辐射的设备与环境，如机场安检设备、地铁和车站的行李安检设备，以及避免做非必要的胸片、CT 等 X 光射线检查。

✽ 饮食上注意忌口

一般来说，在怀孕前的 3 个月，备孕女性就应该开始注意忌口了。尽量少吃外卖，即使没有时间自己做饭，最好也选择那些清淡的、健康的外卖饮食。因为大多数外卖餐点为了追求口味都高油、高盐，对备孕女性来说并不健康。在饮食上，诸如生鱼片、腌制食品等也尽量少吃。因为生鱼片等食物缺少高温杀菌过程，有寄生虫和细菌的风险高，备孕女性一旦摄入，可能影响健康，对备孕不利。而腌制食物中含有大量的盐及亚硝酸盐，多食对健康无益。

✽ 不宜过度减肥

很多年轻女性为了保持苗条的身材，往往通过节食或者大量运动的方式来达到减肥的目的，但如果开始备孕，就要停止节食。每天摄入热量过少，女性雌性激素分泌不足，且容易发生紊乱，会导致排卵错乱及卵子质量不高，影响受孕。同时，也不应暴饮暴食。体重增加过快、过于瘦弱和过于肥胖的身材都不利于受孕。饮食均衡，适当运动，有利于备孕成功。

✽ 不要盲目用药

药物对胎儿的影响是很大的，备孕女性在服用药物的时候一定要注意。特别是一些激素类药物或者是避孕药，建议在咨询医生后使用或停用。女性在服用避孕药后，建议过一段时间再考虑要宝宝，若服用短效避孕药，至少要一个月经周期后再考虑备孕。

如何避开宫外孕

当受精卵停留在输卵管或子宫体腔以外的其他地方"安营扎寨"，就会发生异位妊娠，也称"宫外孕"。较常发生在输卵管，称输卵管妊娠，占宫外孕的 90％以上。

导致宫外孕的原因

宫外孕的发生主要是输卵管的问题，如输卵管管腔狭窄、输卵管发育不良或周围有炎症，引起管腔不通畅，阻碍受精卵正常运行，使之在输卵管内停留、着床、发育，导致输卵管妊娠流产或破裂。在流产或破裂前往往无明显症状，也可有停经、腹痛、少量阴道出血。破裂后表现为急性剧烈腹痛，反复发作，阴道出血，以至休克。放置宫内节育器或口服紧急避孕药导致避孕失败，也容易发生宫外孕。另外，曾经进行过体外受精的女性也会有发生宫外孕的风险。

宫外孕如何预防

1．有效怀孕、避孕。良好的避孕从根本上杜绝了宫外孕的发生，如暂不考虑怀孕，要采取有效避孕措施。如果准备怀孕，应该选择双方心情和身体状况最佳的时机怀孕。

2．预防和及时治疗妇科炎症。炎症是造成输卵管狭窄的罪魁祸首，子宫肌瘤、子宫内膜异位症等生殖系统疾病也都可能改变输卵管的形态和功能，及时治疗这些疾病可以减少宫外孕发生的概率。

3．尝试体外受精。曾经有过宫外孕史，再次出现宫外孕的可能性很大，也足以摧毁女性做母亲的信心。可选择精子和卵子在体外顺利结合，再把受精卵送回到母体的子宫进行安全孕育的体外受精法。

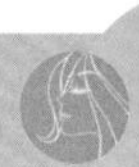

4. 早日治疗。怀疑宫外孕时，应及时到医院就医，采取措施，终止妊娠，以免延误病情致危及生命，并且要查明病因，尽快治疗，从致病根源上下手能有效预防复发。

5. 注意休息。保守治疗应卧床休息，禁止灌肠和不必要的盆腔检查。

孕早期，除宫外孕要注意外，还需预防以下常见问题。

感冒：孕妇应注意休息，加强锻炼，保持健康。在疾病流行期间，注意个人卫生，不到人口密集的场所，不接触感冒的病人；家中居室常通风换气，保持温度、湿度适宜；经常用醋熏蒸房间，保持良好的心境。一旦患了感冒，若病情轻，要多喝水，多休息，多食富含维生素的水果。

便秘：早晨起床或早餐后排便，养成定时排便的好习惯；每天在固定时间饮水，坚持散步；多食膳食纤维含量高的食物，补充益生菌；适量运动，腿抽筋的话，注意补充维生素 D 和钙。

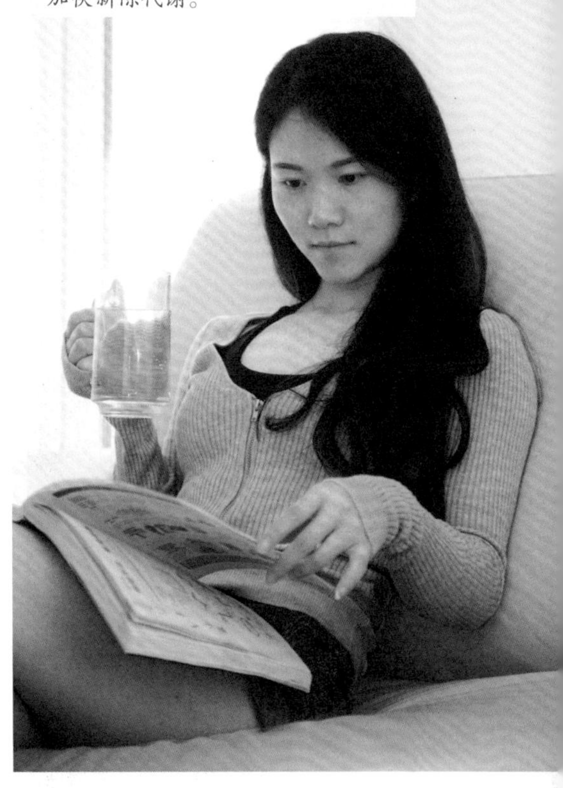

多喝水有助于预防感冒，排出毒素，加快新陈代谢。

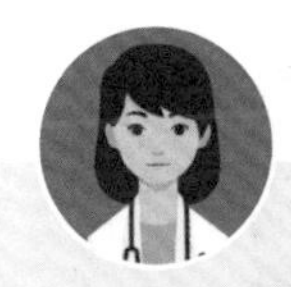

谢老师**开讲啦**

一定要避免在使用长效避孕药期间怀孕，因为一旦受孕，会对受精卵造成不利影响，使胎儿发生先天畸形的概率增大；出生时的成熟度、体重和生长发育速度等，也可能与正常受孕的胎儿有差别。最好在停服长效避孕药至少半年后再怀孕。

高龄女性如何备孕

二胎政策的实施给多年来一直梦想“二孩”的家庭带来了机遇，很多宝妈宝爸都奋斗在二胎的道路上，尤其是经济条件相对优越的高龄女性更是积极响应。

35 岁以上的孕妇在医学上被称为高龄孕妇。女性 35 岁以后机体处于下滑趋势，孕期发生并发症的风险增加。高龄孕妇需要比年轻妈妈更加细心地进行孕前准备和孕期检查。

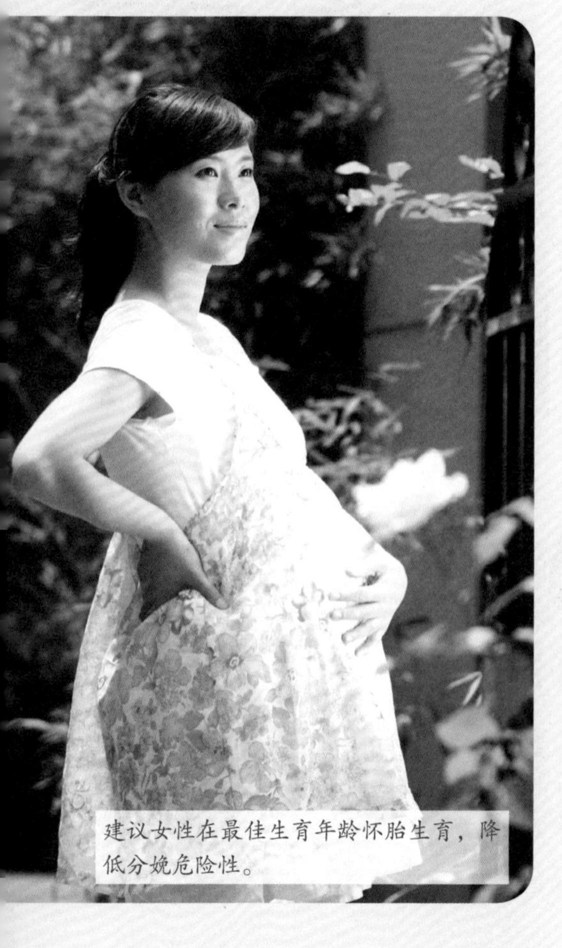
建议女性在最佳生育年龄怀胎生育，降低分娩危险性。

✲ 为什么高龄孕育比较危险

首先，高龄女性产道和会阴以及骨盆的关节变硬，不易扩张，子宫收缩力和阴道的伸张力变差，分娩时间会延长，容易造成难产。

其次，高龄孕妇卵巢功能开始退化，卵泡少而小，怀孕相对年轻的女性较难，孕期风险也增加。

再次，高龄孕妇易发生高血压和糖尿病等并发症，较易罹患妊娠中毒症。

据调查统计，相比适龄产妇，高龄孕妇更容易流产。不过，即使是高龄孕妇，也不要过度担心忧虑，应调整好自己的心态，均衡饮食，做好备孕等准备工作，也能顺利生出健康可爱的宝宝。

✲ 高龄孕妇如何备孕

我们提倡适龄生育，但是，年龄已经过了 35 岁，想要宝宝怎么办？

1. 调理身体，为怀孕打好坚实的基础。首先，需调整好生活状态和情绪，才利于受孕；其次，孕前可通过中药、药膳、饮食调理以补气血，尤其是调理好卵巢功能，更利于受孕。

2. 学会监测排卵，排卵后同房能提高受孕率。监测排卵有多种方法，当阴道分泌物增多后，见到拉丝透明样白带，配合B超，了解卵泡发育排卵的全过程，还可以确定是否排卵。另外，还有基础体温测定、血尿激素测定、宫颈黏液评分等方法。

3. 做好孕前检查。高龄女性怀孕前最好去医院做一次详细的遗传方面的检查、生殖器官检查、感染检查……以上检查可以确定高龄女性是否适合受孕，只有确定了身体健康才能进行受孕。另外，随着年龄的增加，男性的精子质量也在下降，如果男性的精子畸形率比较高，也会影响女性受孕和胎儿发育，所以建议准爸爸也一起做孕前检查。

过度的精神紧张对备孕、怀孕都是不利的。因此，一旦有了孕育计划，不妨放松心情，保持乐观心态，用最佳的状态来备孕。

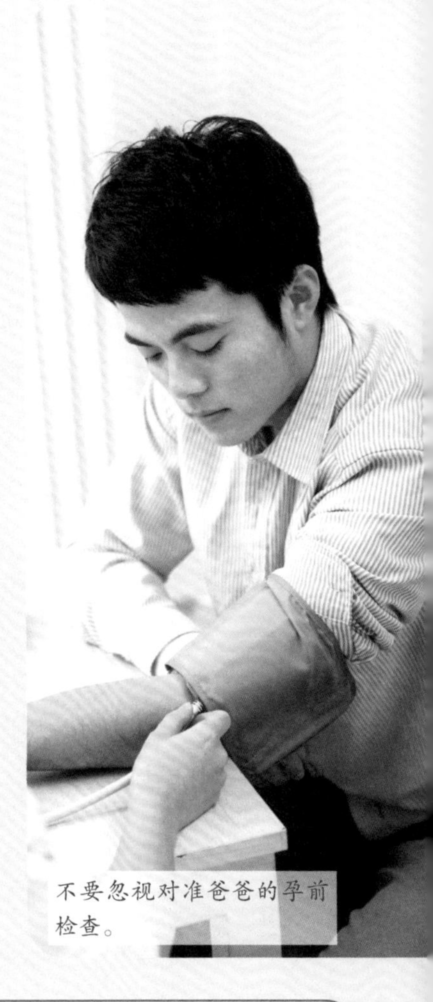

不要忽视对准爸爸的孕前检查。

高龄孕妇要重视产检

▸ **唐氏筛查**

这项检查是提取孕妇的血液，检测血液中所含的各种物质的量和浓度，依此来预测胎儿可出现的一些病症。

▸ **羊水穿刺**

研究表明，唐氏综合征的风险与孕妇高龄、遗传、致畸物质等因素相关。如果唐氏筛查显示高风险，或者怀孕女性年龄超过35岁，建议进行羊水穿刺术，根据检查结果可以知道胎儿是否有异常。

▸ **关注血糖、血压等指标**

高龄孕妇易患妊娠高血压综合征和妊娠糖尿病等。所以在整个孕期要按时产检，密切关注血糖、血压指数变化，及早预防妊娠糖尿病、高血压等。

不孕不育症

不孕是指育龄夫妻长期住在一起，性生活正常，没有采取避孕措施而未能怀孕，主要原因是由于精子或卵子异常，或生殖道异常引发的障碍，使精子与卵子不能相遇、结合和着床。不育是指有过妊娠史，精子与卵子已结合，在子宫内膜着床后，胚胎或胎儿出现成长障碍或娩出障碍或新生儿死亡而不能获得健康的婴儿。因两者难以区分，常笼统地称为不孕不育症。

不孕不育症的征兆

女性如果出现下列几种情况，有可能是不孕的征兆，需要注意。

◎**月经不调：**月经周期改变、经量不稳、痛经，严重者闭经。

◎**白带异常：**白带增多、色黄、有气味，呈豆腐渣样或水样，伴外阴瘙痒，宫颈柱状上皮异位。

◎**小腹疼痛：**下腹、两侧小腹隐痛或者腰骶痛、腹部坠胀。

◎**虚胖多毛：**身体发胖、多毛，喉结突出，男性特征较为明显。

◎ **情志异常：**过度的紧张、焦虑、抑郁等。

随着结婚、生育年龄普遍延后以及环境污染、疾病和社会、心理压力等因素的影响，全球不孕不育人口明显增多。目前，不孕不育症依然是医学界的世界性难题，是影响家庭和谐和社会稳定的主要因素之一。

不孕不育症的病因

女性不孕不育的病因主要有以下几点。

1. 先天性生殖器官发育异常。如处女膜闭锁、先天性无阴道、阴道横隔、双阴道等，常造成性生活困难；先天性宫颈发育不良可造成精子上行困难而引起不孕；先天性子宫发育不良、先天性输卵管发育不全、先天性卵巢发育不全等都会造成不孕。

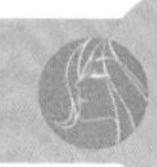

2. 生殖系统感染。如阴道炎、宫颈炎、输卵管炎症、盆腔炎、人工流产等均可造成继发性不孕。

3. 生殖系统肿瘤。如宫颈息肉、肌瘤会阻碍精子进入宫腔；子宫肌瘤、子宫内膜息肉会妨碍精子存留和受精卵着床；卵巢肿瘤会影响卵泡发育或排出而致不孕。

4. 内分泌功能异常引起排卵障碍。

5. 子宫内膜异位症。此病会造成卵巢组织的破坏，反复出血吸收引起输卵管伞端外部粘连或卵巢周围粘连，使成熟卵子不能被摄入输卵管内而致不孕。

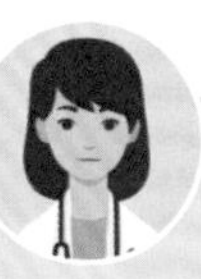

谢老师

开讲啦

不孕，《山海经》称为“无子”，《千金要方》称为“全不产”。曾生育或者流产后，无避孕而又2年以上不再受孕者，称继发性不孕，《千金要方》称“断绪”。肾主生殖，不孕与肾的关系密切，并与天癸、冲任、子宫的功能失调，脏腑气血不和影响胞络有关。临床常见的类型有肾虚、肝郁、痰湿、血瘀、脾虚等。

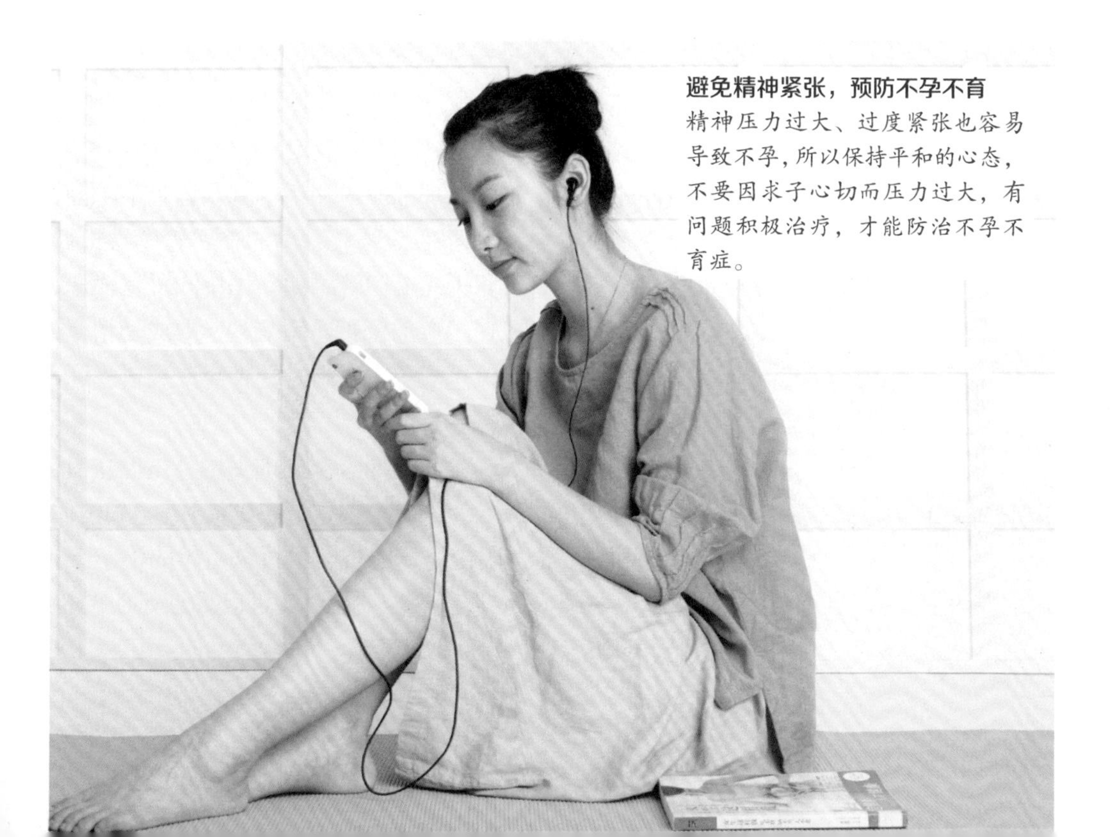

避免精神紧张，预防不孕不育

精神压力过大、过度紧张也容易导致不孕，所以保持平和的心态，不要因求子心切而压力过大，有问题积极治疗，才能防治不孕不育症。

不孕不育了
怎么办?

“月经正常、输卵管畅通是怀孕的前提条件，所以女性一定要调理好月经，保持输卵管畅通，保持心情舒畅，调理好妇科疾病，才能有助于怀孕。”

不孕不育症如何调理

不孕不育人群猛增，越来越引起社会和人们的重视。患了不孕不育症该怎么办?

男女双方都有可能导致不孕，如果出现不孕，那么男女双方都要检查。要遵循先男后女的原则，因为男性的检查简单无创，省事省钱又省力，而女性不孕不育症的成因比较复杂，有些检查还有一定痛苦，甚至有创伤，所以在检查的时候讲究“男士优先”。在排除了男性因素后，女性要做一系列检查来查找病因，有些需要根据实际情况再做深入检查，以查清病因，明确诊断。而这一切检查，都要在正规的医院进行。

除了以上情况，女性还需注意以下两方面。

1. 调月经。月经正常的女性，每个月都有一个健康成熟的卵子排出，这样才有机会怀孕。如果出现月经不规律或少经，甚至闭经，提示可能有排卵异常。这种慢性排卵障碍是很多内分泌疾病的共同表现。病史还可反映多毛症、男性化、溢乳及雌性激素过少等内分泌紊乱的信号，因此调理月经显得十分严峻。

2. 畅管道。输卵管是构架卵子和精子见面的桥梁。若输卵管阻塞或通而不畅，那么卵子和精子就永远见不了面，就不会怀孕了。卵巢排卵后，要靠蠕动的输卵管伞端，抓获卵子进入输卵管，卵子靠输卵管的蠕动作用向子宫输送，与进入输卵管的精子在一定部位相遇后受精，形成受精卵，然后再由输卵管继续输送至子宫，同时受精卵分裂成囊胚，在子宫内膜着床，就怀孕了。

一般引起输卵管阻塞或通而不畅的原因主要有盆腔感染、子宫内膜异位症、输卵管结核以及免疫性不孕，如由体内抗精子抗体、抗透明带抗体或抗卵巢抗体引起的不孕。

知道了引起不孕不育症的原因，就可以采取相应的措施进行预防了。

中医调理不孕不育症

不孕不育症可能是由脾虚引起，可用巴戟天、覆盆子、白术、阿胶、人参等药拟方，用以温补脾肾、补气养血，后又以暖宫汤加白术、艾叶、菟丝子做药浴每天泡澡，让药力浸入孔窍和穴位，最终达到温宫暖肾助孕的效果。（若需中药调理，应在专业医师指导下进行）

中医认为人之所以能孕育，与肝、脾、肾关系最为密切，不孕也重在调理这 3 个脏腑。

▶ 调肾。肾为先天之本，藏精，是人体发育和生育后代的重要脏器，肾阳不足就有可能影响到子宫的温煦，也就是我们常听说的宫冷不孕，还会影响到卵泡的健康发育。

▶ 调肝。肝是藏血的主要脏器，肝的疏泄失调也会影响到受孕。一些不孕的女性平时会伴有情绪紧张、易波动的情况，心情易烦闷，这就是肝出现了问题。

▶ 调脾。脾为后天之本，气血生化之源。脾虚的患者还伴有乏力、免疫功能低下，从而影响卵泡的正常发育而导致不孕。

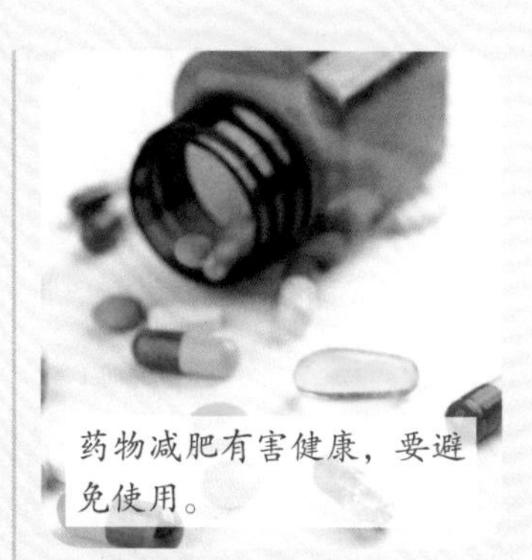
药物减肥有害健康，要避免使用。

避免滥用减肥药物 滥用减肥药物很容易导致中枢神经和内分泌紊乱，使月经周期紊乱、排卵障碍而无法受孕。

不孕不育症，预防为先

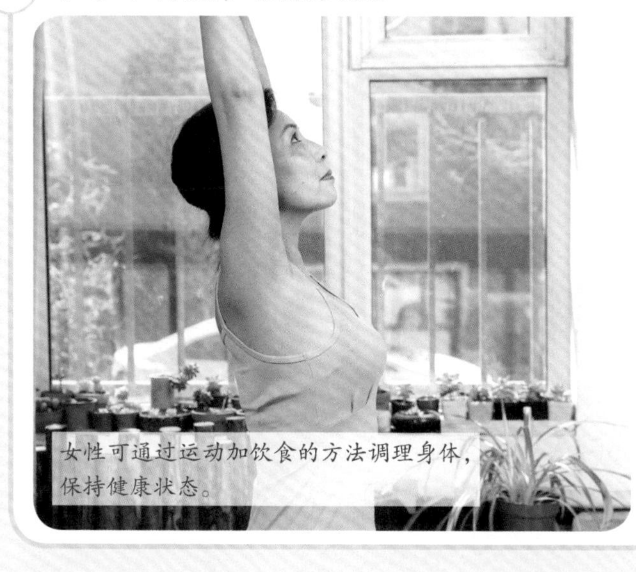
女性可通过运动加饮食的方法调理身体，保持健康状态。

现代社会，不孕不育症依然困扰着很多家庭。对于不孕不育症，我们要防重于治。需要做到以下几点：①患了妇科疾病，要及早治疗；②减少手术，重视第一胎的孕育；③避免使用药物进行减肥；④戒烟戒酒。经常吸烟、饮酒的女性容易造成卵巢功能失调而不能孕育。

孕期，迎接新生命的到来

孕早期：孕 1~3 月

如何才能知道是否已经怀孕？相信许多备孕女性都很想了解。一些常见的早孕反应可以帮助了解怀孕的状况。

很多女性以为孕吐是怀孕的明显信号，其实不尽然。如果你平时精力充沛，但是最近一段时间总觉得身体不适，容易劳累、嗜睡，那么你可能已经怀孕了。因为女性怀孕后新陈代谢加快，消耗能量增多，所以容易劳累。除此之外，还有体温升高、尿频的表现，都与女性孕期的生理变化有关。

孕早期宝宝的变化

怀胎十月，我们习惯性地将怀孕头 3 个月称为怀孕早期，短短的 12 周，胎儿在妈妈体内发生了哪些变化呢？

孕 1~3 月胎儿变化图

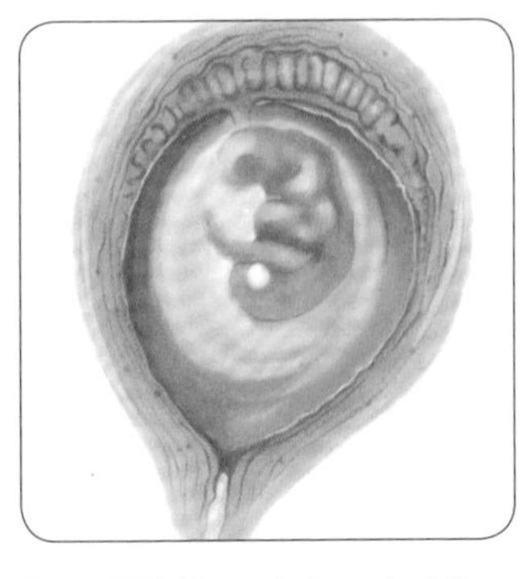

孕 1 月胎儿：属于胚胎时期，胎长约 0.2 厘米，很小又很柔软。

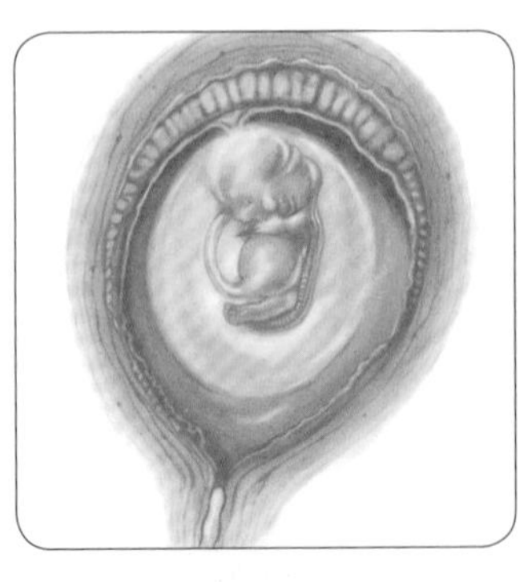

孕 2 月胎儿：这时候胚胎已初步形成为胎儿。已经长出了手和脚，眼睛、耳朵、嘴也大约可看出，脸部轮廓初步形成。

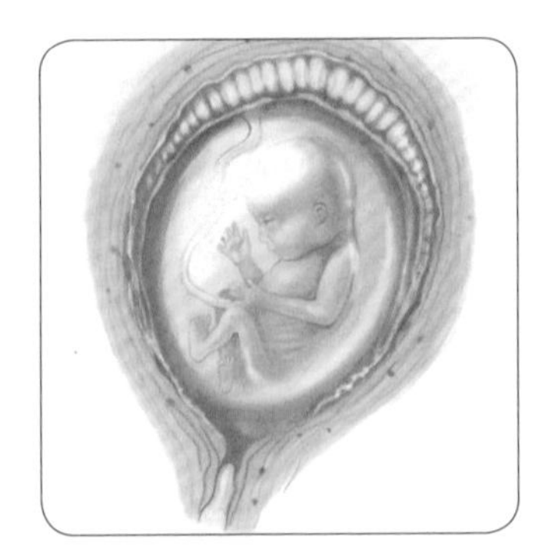

孕 3 月胎儿：手指和脚趾已清晰可见，胎盘开始形成，脐带也逐渐变长。

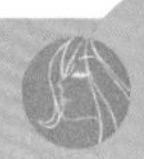

孕 1~3 月宝宝胎教小课堂

孕 1 月： 第 1 个月不急着做胎教，先调整自己的情绪，放松心情，积极、乐观、向上的情绪能使胎儿安静、舒适，促进胎儿良好的发育；而不良情绪则会影响胎儿发育，也会对孕妇健康不利。

孕 2 月： 可以给宝宝取一个好听的名字，一边抚摸肚子，一边呼唤宝宝的名字，当作宝宝已经在身边和自己一起生活了。甜蜜的想象可令孕妇心情愉悦，进而促进胎儿发育。孕妈妈要选择舒适的衣物，给宝宝创造一个舒适的生长环境。

孕 3 月： 孕妈妈愉悦的心情，均衡的饮食就是宝宝最好的胎教。此时，孕妈妈正在遭受孕早期孕吐反应，会有些难受，但是想想宝宝以后可爱的模样，或者在想吃好吃的食物时立即去吃，保持良好的心情，对调节内分泌起到更加积极的作用，进而让胎儿发育更加顺利。

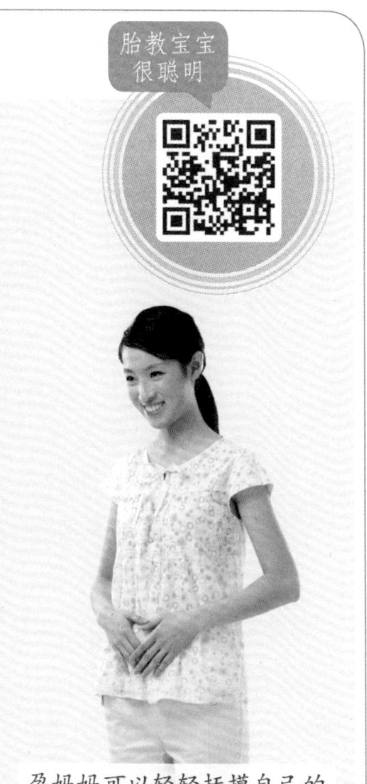

孕妈妈可以轻轻抚摸自己的腹部，和胎儿进行“交流”。

孕 1 月胎儿变化： 从末次月经第一天起 4 周为孕 1 月。胚胎就像种子刚刚扎根，生长不是特别明显，不会有太大的反应。但是胎儿血液循环系统已经出现，脑、脊髓神经、系统器官原型也已出现；心脏的发育较显著，第 2 周末成形，第 3 周末起开始有心脏搏动；胎盘、脐带也开始发育。

孕 2 月胎儿变化： 孕 2 月是胎儿绝大部分器官的分化和形成期，故又称胚胎器官形成期。在孕 5 周时，胚胎的神经管逐渐形成。这些神经管日后会发育成脑和脊柱。孕 7 周左右，胎儿身长 2~3 厘米，重约 4 克，已经长出了手和脚，眼睛、耳朵、嘴也大约可看出，脸部轮廓初步形成。这时候胚胎已初步形成胎儿。

孕 3 月胎儿变化： 从第 9 周开始到第 10 周，胚胎期结束，进入胎儿期。手指和脚趾开始分开，胎盘开始形成，脐带也逐渐变长。到第 11 周末期，孕妇的子宫已经有拳头那么大，如果按压子宫周围，能够感觉到他的存在。此时胎儿的外生殖器官开始形成。胎儿的头部越来越大，占了整个身体的一半左右。

孕早期女性生理的变化

有些女性在孕早期的时候身体没有一点不适的反应，等到有感觉时已经过了孕早期；有的女性却早早地出现孕吐、嗜睡、情绪变化大等反应，这些都跟个人体质有关，不必过于担心。其实孕早期所有的苦难，都是召唤“神龙宝宝”的必经之路，孕妈妈实在难受时可以找医生调理一下。

怀孕的信号

生育期的女性突然恶心想吐，结果去医院一查，发现原来是怀孕了。当然，因为体质的差异，并不是所有孕妇都会这样。不过恶心想吐，确实是怀孕的信号之一，同时身体还会发出其他信号。

①月经停止。正值生育年龄的女性，平时月经正常，在性行为后超过正常经期 2 周没来，就有可能是怀孕了。②恶心、呕吐。几乎是怀孕初期的孕妇都有的感觉，然而有些孕妇表现得并不明显，甚至没有孕吐反应。③乳房有刺痛、膨胀和瘙痒感。④容易疲倦。⑤阴道黏膜变色。⑥皮肤颜色有变化。⑦尿频。⑧基础体温升高。

当发现自己有怀孕的征兆时，可做一些检测，检测的方法很多，常用的有以下几种方法。

①早孕试纸检测，这是比较便捷简单的方法，操作也很简单，不过有一定误差，并不绝对准确。②血 HCG（人绒毛膜促性腺激素）检查，一般在性生活后 8~10 天后就可以通过抽血来检查是否怀孕。③ B 超检查，能够准确判断是否怀孕。

孕 1~3 月女性身体变化图

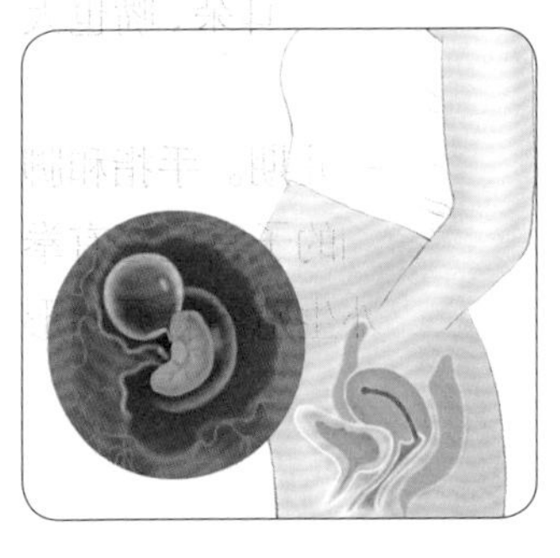

孕 1 月

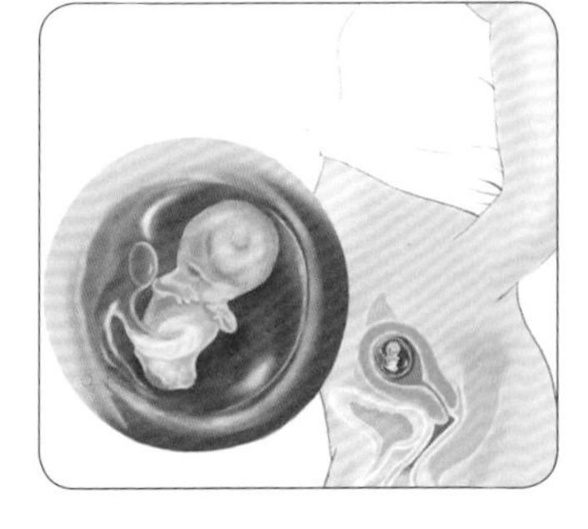

孕 2 月

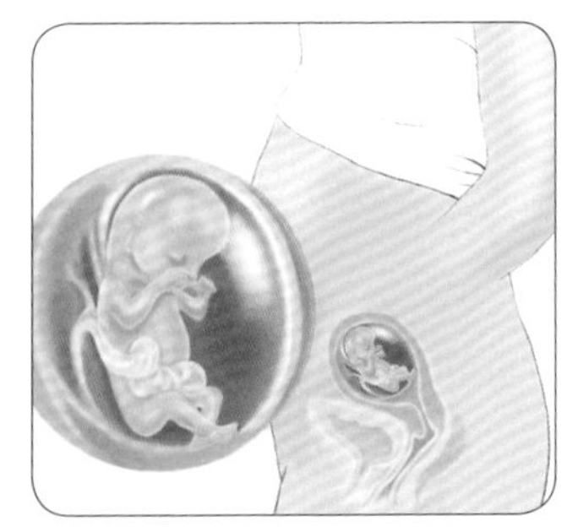

孕 3 月

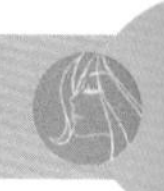

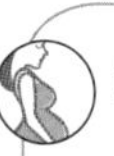

孕早期妈妈营养膳食要点

孕 1 月：补充 B 族维生素，保证叶酸及血红蛋白的摄入量。正常饮食，也可制订少食多餐的饮食计划。

孕 2 月：继续补充维生素、矿物质、叶酸和血红蛋白，必须保证氨基酸的摄入量，维持均衡营养摄入。保持良好的胃口，提高胃酸分泌。

孕 3 月：应补充维生素、矿物质、蛋白质、叶酸、脂类。适当摄入动物性食物，如肝脏，以补充铁元素；增加海产品的摄入。这个月是妊娠关键期，也是孕吐最严重的时期。这个时期的饮食要注重质量，应该多吃容易消化而且清淡的食物，同时可以吃些略带酸味并且富有营养的水果和蔬菜。

怀孕后女性会出现什么变化

孕 1 月女性变化：大部分孕妇都没有自觉症状，少部分孕妇可出现类似感冒的症状，如身体疲乏无力、发热、畏寒等。这时，子宫、乳房大小形态还看不出有什么变化，和没怀孕时差不多，子宫约有鸡蛋那么大。刚怀孕 1 个月，在身体外形上，也并没有太大变化。不过这时卵巢开始分泌黄体激素，乳房稍变硬，乳头颜色变深并且变得很敏感，稍微触碰就会有痛感。

孕 2 月女性变化：这时外形也没有太大变化，不过可以觉察到文胸变紧了，很快就需要戴比以前大一些的文胸，以便更好地支撑乳房，这是因为体内激素水平的增加导致乳房血管充盈，乳腺增大，这些都是为母乳喂养做准备的。另外，可能会出现头晕、嗜睡、恶心等早孕反应。此阶段孕妈妈去卫生间小便的次数和频率可能会大大超过平时，这是由于子宫成长壮大后压迫膀胱引起的。孕妈妈会感到疲劳而嗜睡，因为恶心和呕吐也会消耗体力。如果可以的话，晚上尽可能睡 6~8 个小时，白天也小睡一下。

孕 3 月女性变化：进入孕 3 月，孕妈妈子宫如拳头般大小，但从外形看，腹部隆起仍然不明显。乳房胀大很多，还会有胀痛感，乳头和乳晕颜色加深。现在需要使用新的文胸，穿宽松、舒适的衣服，避免腰部和腹部勒得过紧。孕吐依然严重，但在孕 3 月末开始减轻，食欲也开始慢慢增加，吃的食物分量也会慢慢增加。受到骨盆腔充血与黄体素持续旺盛分泌的影响，阴道的分泌物比平时略增多，而且会出现尿频、尿不净的感觉。

孕早期女性必读

1. 妊娠剧吐。孕 3 月，是妊娠反应最重的阶段，如果孕妈妈食欲不佳，尽量选择自己较想吃的食物。除了少食多餐外，应挑选容易消化的、新鲜的食物。放轻松，熬过这个阶段，早孕反应就会大大减轻了。

2. 妊娠纹。从现在开始防妊娠纹并不是为时过早，虽然不是每个孕妇都会有妊娠纹，但是建议从孕 3 月开始，每天坚持做腹部按摩和涂抹润肤油。

3. 孕期防辐射。孕早期胎儿着床的情况还不算很稳定，要避免挥发性化学物质、辐射线等对胎儿造成的伤害。如果是工作需要经常面对电脑的职场妈妈，不妨穿上防辐射服吧，另外每工作 2 个小时应到户外活动一会儿。

4. 孕期头痛。在孕早期，与恶心呕吐一样，头痛也是一种早孕反应，这可能是休息不好、睡眠不足引起的。孕妈妈此时要保证足够的休息和良好的睡眠质量，如果持续头痛，需要去医院就诊，检查头痛的原因。

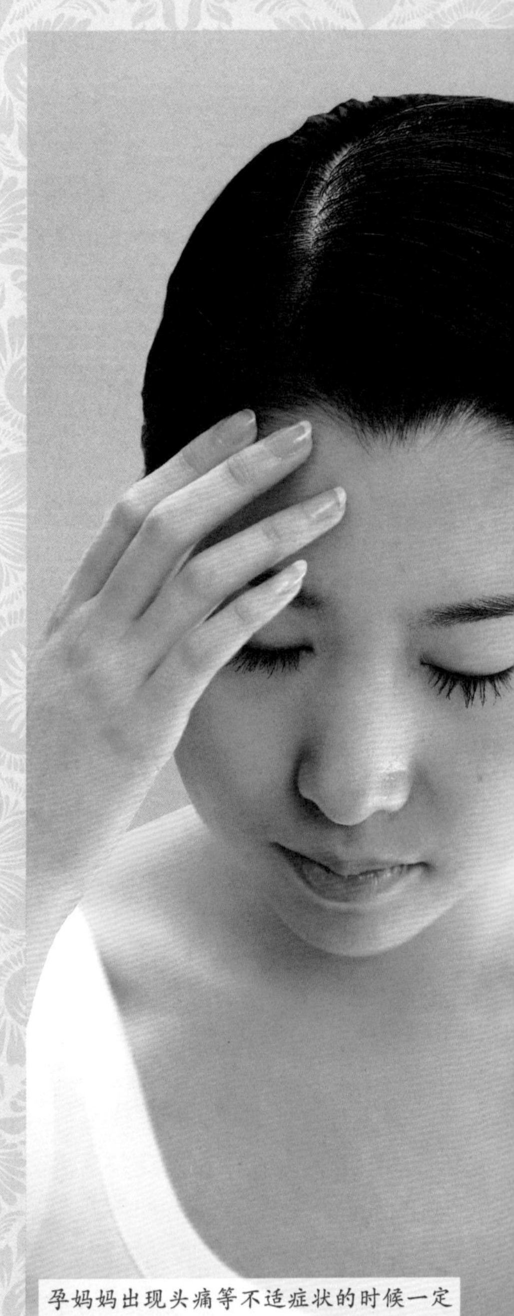

孕妈妈出现头痛等不适症状的时候一定要引起重视，及时就医。

孕早期女性需要做哪些检查

怀孕的女性，在孕早期也需进行必要的检查。那么怀孕早期需要做哪些检查呢？

孕1月的产检项目

- 确认是否真的怀孕
- 子宫颈抹片检查
- 阴道疾病检查
- 遗传性疾病检查
- 验尿（检查尿蛋白、有无感染等）
- 体重及血压检查
- 甲状腺功能检查
- 过去用药的历史及产科就诊的一般记录、个人及家族疾病史
- 一般体检
- 血液检查〔血红素（血红蛋白）、血细胞比容（血细胞占全血容积的百分比）、血型、风疹、乙肝、其他（如艾滋病、性传播疾病则为选择性检查项目）〕

孕2月的产检项目

- 血红蛋白及血细胞比容的检查（检查是否有贫血现象）
- 尿常规检查
- 妇科产检
- B超检查（计算胎囊大小，发现胎儿的发育异常情况）
- 体重及血压检查

孕3月的产检项目

- 子宫隆起及腹部检查
- 血常规检查（血色素及血细胞比容的检查）
- 尿常规检查
- 乙肝六项检查
- 艾滋病病毒检查
- 通过多普勒超声波仪检查胎心音
- 梅毒血清学检查
- 体重及血压的检查
- 胎儿颈项透明层（NT）检查（排查胎儿畸形）
- 对有肿胀现象（水肿、静脉曲张情况）的手脚部位进行检查

还可以向医生咨询营养摄取及日常生活注意事项，可与医生讨论怀孕后心情的变化和自己关心的问题。（以上项目可作为孕妈妈产检参考，具体产检项目以医院及医生提供的建议为准）

孕早期女性要注意这些

怀孕初期是相对较不稳定的阶段，宝宝从胚胎渐渐发育成了胎儿，这个时候是流产的危险期，也是较容易致畸的时期。因此，对于孕期前 3 个月，孕妈妈应多了解生活中的注意事项，这样才能保护腹中的宝宝。

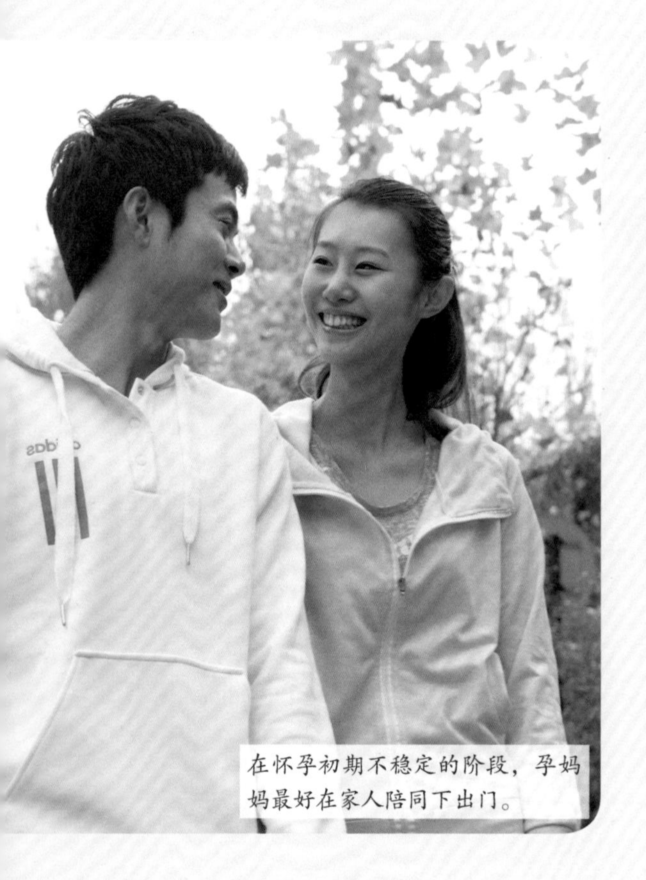
在怀孕初期不稳定的阶段，孕妈妈最好在家人陪同下出门。

✽ 外出时应注意哪些

确认怀孕后，尽量不要穿高跟鞋，以免走路不稳摔倒在地。因为怀孕前期的孕妇，基本上是不显怀的，如果不小心被人碰到或者撞到，容易发生危险。尽量不要到公共剧院、舞厅等人群聚集的地方，避免被不小心撞到、碰到的同时，也避免与流感、风疹、传染病等患者接触，以免病毒和药物影响胎儿的发育。

✽ 生活中需要注意哪些

1. 不要使用香薰。虽然香薰可缓解疲劳、镇静安神，但香薰中的精油，有较强的芳香味，都是化学物合成的，散发在空气中，被孕妇吸收后，可能会影响早期胎儿的发育，因此，孕期不宜接触。

2. 不要使用空气清新剂。这些人工合成的芳香类物质，遇到难闻的气味，发生分解变质，会产生有害物质，污染环境，刺激呼吸道，使人咳嗽、流眼泪、鼻子痒，还会刺激神经系统。

3. 不要使用杀虫剂。炎热的夏天，苍蝇、蚊子、蟑螂等会很多，有的人会喷洒杀虫剂来消灭它们。但杀虫剂里含有的有害物质，可能会通过神经末梢纤维对接触的物体产生麻痹作用，人在大剂量、高浓度的杀虫剂环境下，会出现头晕、咳嗽甚至窒息症状。孕妇不宜接触。

4. 远离电磁污染。听音乐、看电视时，与电子产品保持一定的距离。少用电脑、微波炉、手机、电热毯等。因为它们产生的电磁场，对孕妇和胎儿存在一定的危害。

✲ 保证充足的睡眠

中午休息时间要稍微加长。怀孕早期，胎儿在子宫内发育，仍在母体盆腔内，外力直接压迫或自身压迫影响都不会很大，孕妈妈的睡眠姿势可随意。孕早期的女性，应到空气好的公园走走，晒晒太阳，补充钙元素，调整好心情。

✲ 坚持早晚刷牙

孕妇由于受体内大量雌性激素的影响，口腔易出现牙龈充血、水肿以及牙龈肥大增生的症状，触之极易出血，医学上称此为妊娠牙龈炎。因此，孕妇要坚持早晚刷牙、漱口，防止细菌在口腔内繁殖。

饮食上注意膳食平衡

- 孕期营养要丰富、多样、高质量，饮食宜清淡、爽口。
- 增加动物性食物，注意多吃新鲜蔬菜及海产品，以提供维生素和矿物质。
- 避免偏食，也不要暴饮暴食，以免造成肥胖，增加患妊娠高血压或妊娠糖尿病的风险。
- 多吃富含铁和维生素 C 的食物，因为富含维生素 C 的食物能促进铁的吸收。
- 避免饮浓茶、浓咖啡及碳酸饮料。
- 叶酸的补充应持续到孕 3 月月末。

妊娠剧吐

怀孕初期，大多数女性会出现一段生理上的转变，甚至剧烈动荡——早孕反应，其中典型的症状就是恶心和呕吐，甚至有人是剧吐。

什么是妊娠剧吐

怀孕早期出现的呕吐现象并不都是正常的，就像妊娠剧吐，这就是一种疾病的表现，严重的甚至危及孕妇生命。

妊娠剧吐是指早孕反应严重，恶心呕吐频繁，不能进食，以致发生体液失衡及新陈代谢障碍，甚至危及生命，中医称“妊娠恶阻”。

严重呕吐会引起水电解质紊乱，呕吐物中有胆汁或咖啡样物质。因摄入能量不足，会动用身体脂肪等，导致体重减轻，面色苍白，皮肤干燥，尿量减少。严重时血压下降，肝肾功能损伤。

为什么会出现妊娠剧吐

在妊娠期发生呕吐现象，原因主要为人绒毛膜促性腺激素分泌过多，胃酸分泌减少，胃肠蠕动降低，饮食消化吸收减缓而引起反射性呕吐。这个时候孕妇胃部比较敏感，再出现一些意

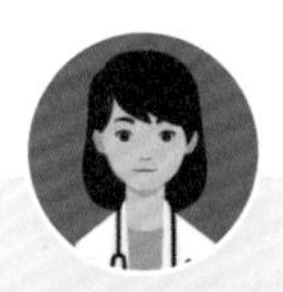

谢老师**开讲啦**

妊娠剧吐患者应住院治疗，禁食2~3日，根据化验结果，明确失水量及电解质紊乱情况，酌情补充水分和电解质。每日静脉滴注葡萄糖和林格氏液，加入维生素B_6、维生素C、氯化钾等。维持每日尿量在1000毫升以上，并肌肉注射维生素B_1。营养不良者可静脉给予脂肪乳和氨基酸等。孕妇可在呕吐停止、症状缓解后，试着吃少量流体食物，若无不良反应可逐渐增加进食量，同时调整补液量。

外或者吃刺激性的食物时，就会出现剧吐现象，导致孕妇不能正常进食。

如果精神过度紧张、忧虑、焦急，以及生活环境还有精神状况比较差的话，孕妇就容易发生妊娠剧吐的反应。还有就是家庭因素、社会因素等影响，使得孕妇心理上产生一些压力，导致剧吐反应。有些妊娠剧吐会与感染幽门螺杆菌有一定关系。

如何预防妊娠剧吐

1. 减少诱发因素。呕吐后，用温开水漱口，保持口腔清洁。避免油漆、涂料、异味、杀虫剂等化学用品刺激，居室尽量布置得清洁、安静、舒适。

2. 环境舒适。提供舒适安静的环境，减少异味、噪声等不良刺激。

3. 饮食对策。饮食清淡可口、易消化，且富有营养，同时保证饮食的合理均衡，少食多餐，多食姜，注意补充维生素 B_6。食物的形态，能吸引人的视觉感官，如番茄、黄瓜、辣椒、鲜香菇、鲜平菇、新鲜山楂果、苹果等，所以要给孕妇选择新鲜的食材。

如果孕妇嗜酸，可选择醋拌凉菜，如凉拌双耳、凉拌茄泥等。

在进食过程中，保持精神愉悦，如听听轻音乐，餐桌上可放置一些鲜花。

如果感到腰酸、腰痛，可用阿胶加水蒸食，严重者需遵医嘱服药。

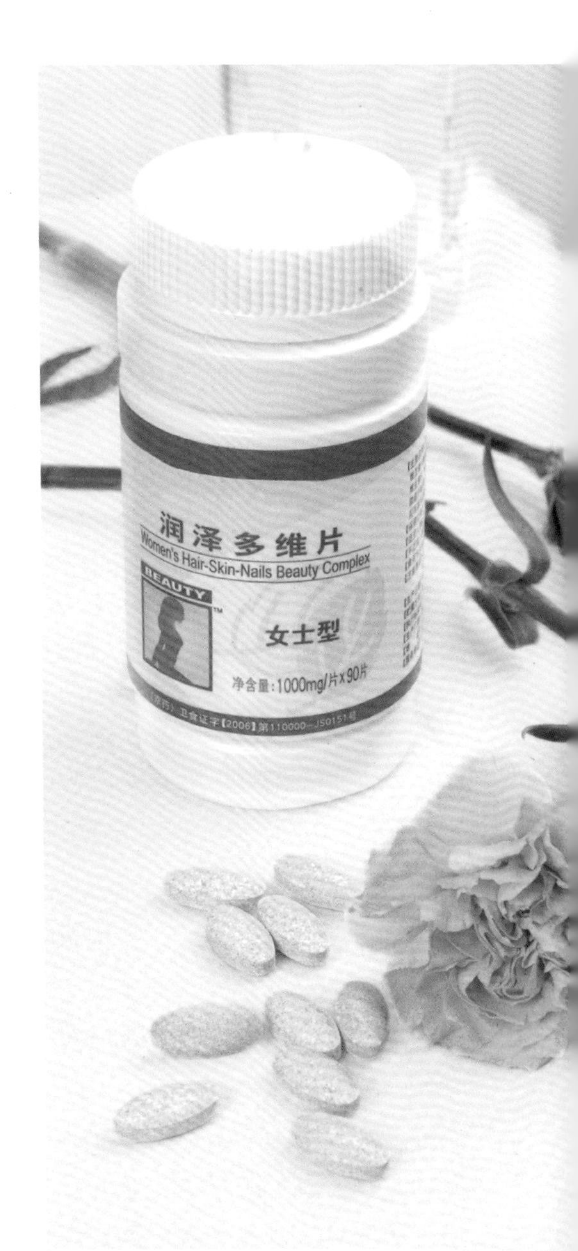

轻度呕吐患者可在医师指导下适当服用维生素 B_1 和维生素 B_6，连服 7~10 天，以帮助增进食欲，减少不适感。

胎动不安

一般而言，正常孕妇不会有腰痛的感觉，如果早期出现腰酸、腹痛、小腹下坠，或伴有少量阴道出血者，称胎动不安。胎动不安常为堕胎、小产之先兆。本病类似于现代医学的先兆流产、先兆早产。

胎动不安的病因

中医认为，胎动不安主要是因为冲任损伤、胎元不固，证候有虚有实。虚者多因肾虚、气血虚弱，实者多因血热、血瘀，也有虚实夹杂者。还有因外伤导致的，如怀孕期间跌扑闪挫；或劳累过度，导致胎动下坠、腰酸痛、腹胀或腹痛、阴道流血。

现代医学认为，引起先兆流产、早产的原因很多，包括宫腔过度扩张，母胎应激反应引起孕妇精神紧张、心理压力过大，宫内感染等。

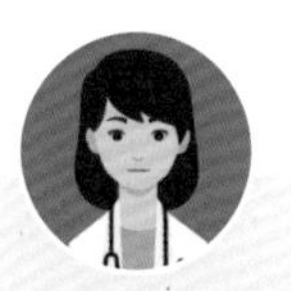

谢老师**开讲啦**

出现以下几种情况要警惕胎动不安

◎**腰酸腹痛：**很多女性在孕晚期都会出现腰酸症状，但一般不会出现腹痛症状，如果腰酸腹痛同时出现，就要小心胎动不安了。

◎**胎动下坠：**胎儿活动时，呈现下坠趋势，胎儿活动受限，子宫窘迫，要警惕胎动不安。

◎**阴道少量流血：**如果阴道流血，但量少，色鲜，没有其他明显症状，合并腰酸腹痛、胎动下坠，就可以确诊为胎动不安，需要进行保胎治疗。

◎**其他：**孕妈妈还可能出现头晕耳鸣、小便频数、舌淡苔白等症状，多因肾虚、气虚、血虚所致。

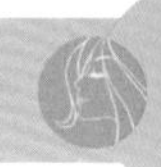

如何治疗胎动不安

若胎动不安发生在孕早期，经过休息、治疗，出血迅速停止，兼症状消失，多能继续妊娠。若阴道流血逐渐增多，兼症状加重，结合有关检查，确实属于胎堕难留者，切不可再行安胎，应以去胎益母为要。

中医治疗胎动不安应以固冲任、安胎为总则。安胎之法，应随证随人，灵活运用。由于肾为先天之本，胞络系于肾，故安胎之中，需注意顾护肾气。但若有异位妊娠、葡萄胎等情况，则急需下胎以救母。

怎样预防胎动不安

胎动不安的病因比较复杂，有些先天性因素无法预防。孕前及孕期应纠正不良生活方式，注意调整情绪，避免外界刺激等能降低胎动不安发生的风险。

① 健康检查，孕期定期进行孕检，发现异常者，及时进行治疗。

② 改善生活方式，不吸烟、不喝酒、不吸毒，尽量不饮用含有咖啡因的饮料。

③ 注意饮食调节，宜食易于消化之品，不宜食辛辣阳热之物。要加强营养，补充生理需要。

④ 孕期应注意休息，避免过于劳累、负重、登高、做剧烈活动。慎房事，保持心情舒畅。

⑤ 积极治疗糖尿病、血栓性疾病、严重贫血等基础疾病，控制好病情，保证在怀孕期间身体状况较好。

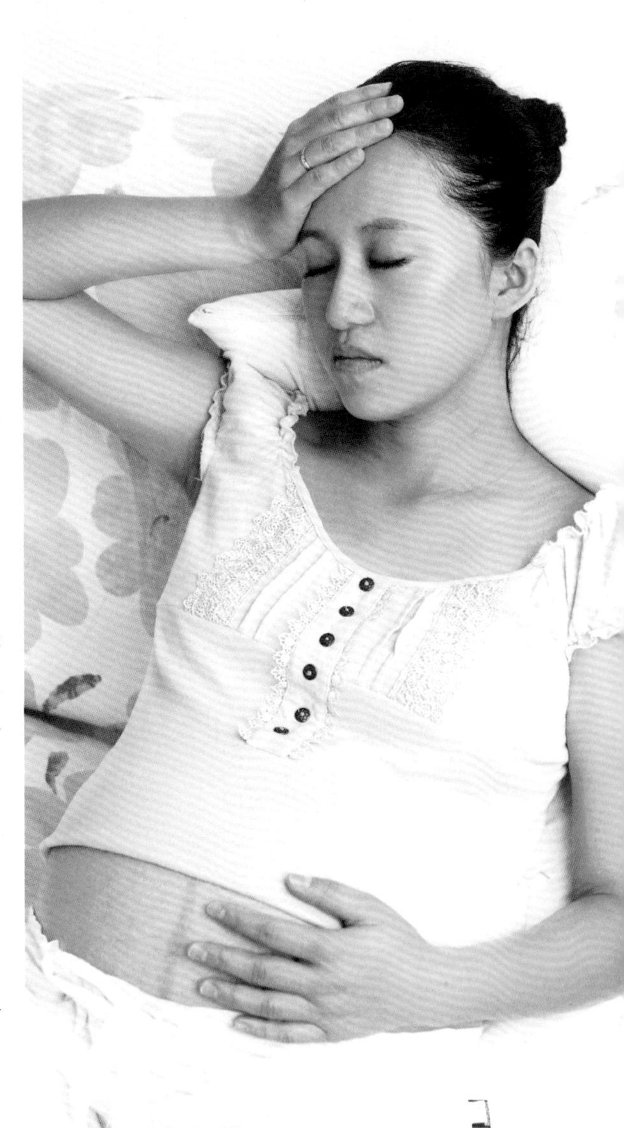

出现头晕、腰酸、腹痛、阴道流血等不适症状，小心先兆流产，应尽快去医院就诊。

孕中期：孕4~7月

怀孕中期，是指从怀孕第13周起至孕第28周的这一段时间，就是我们常说的孕4~7个月。

在这段时间，孕妈妈已经逐渐适应了怀孕的状态，度过了流产危险期，迎来相对比较安全的一段时期。从外界来看，由于胎盘的形成，胎儿的成长也开始变得明显起来，从初步的人形长成了我们熟悉的小宝宝。

孕4~5月的胎育

孕4月胎儿变化：胎儿的眼、耳、鼻已经完全形成，胎盘也发育成熟，母亲与胎儿已紧密连成一体。胎儿满16周时，差不多有母亲的手掌那么大，泡在羊水里，就像宇航员在太空里一样，轻飘飘地来回转动。此时胎儿骨骼、视神经和脑神经的发育达到高峰期。

孕4~5月胎儿变化图

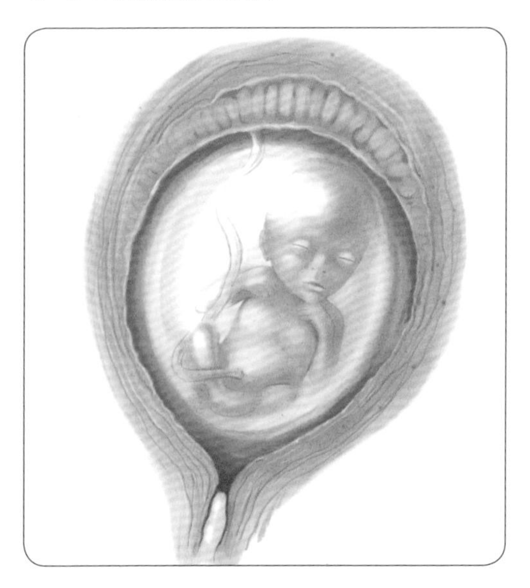

孕4月胎儿：胎儿的眼、耳、鼻已经完全形成，胎儿满16周时，差不多有母亲的手掌那么大。

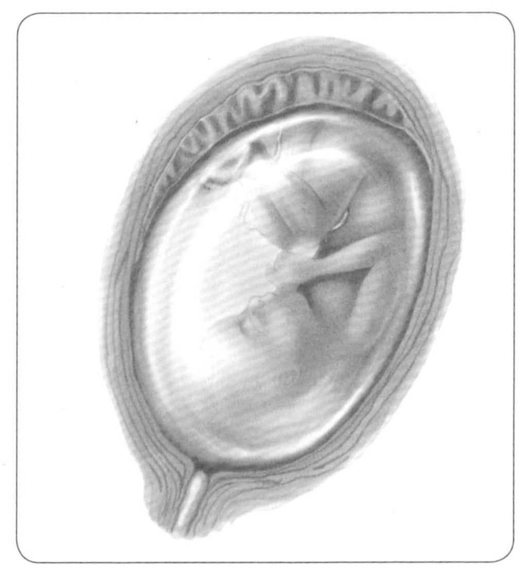

孕5月胎儿：胎儿发育迅速，头发、眉毛、指甲等已齐备；脑袋像鸡蛋一样大小。

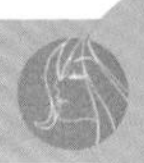

孕 4~5 月宝宝胎教小课堂

孕 4 月：胎儿开始有胎动，但不会太明显。可在胎儿胎动的时候，用语言和胎儿直接进行沟通，来刺激胎儿对语言的感知，给他讲一些简单有趣的故事，或放一些生动简洁的小故事音频。

孕 5 月：怀孕 5 个月时，胎儿会分辨出妈妈与他人的声音，除了表现出对妈妈声音的偏爱外，胎动次数也会增多。每天孕妈妈都清楚地感到胎儿在不停地运动，这时是进行运动胎教的最好时机。孕妈妈可以在饭后 1~2 小时，以最舒服的姿势躺着或坐下，用一只手压住自己腹部的一边，再用另一只手压住腹部的另一边，轻轻挤压，感受胎儿的反应。反复几次，胎儿可能就感觉到有人触摸自己，就会踢脚。

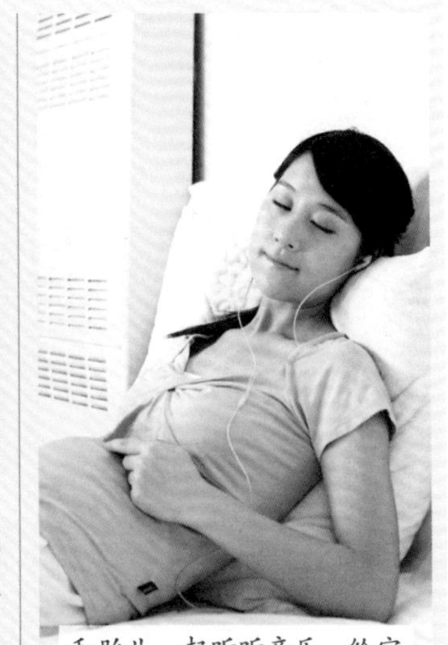

和胎儿一起听听音乐，给宝宝讲故事，做好语言胎教。

如果怀的是女宝宝，她的阴道、子宫、输卵管都已经发育完整；如果是男宝宝，他的生殖器也已经清晰可见。这个时间段，大脑开始划分专门的区域进行嗅觉、味觉、听觉、视觉以及触觉的发育。胎儿的视网膜也开始形成了。这时的胎儿是个成型的小人儿了。

孕 5 月胎儿变化：胎儿发育迅速，头发、眉毛、指甲等均已齐备；脑袋大小像个鸡蛋；头重脚轻的身体均匀地分为 3 个部分；皮肤呈现出美丽的红色，皮下脂肪开始沉积，逐渐变成半透明的状态，皮下血管仍清晰可见。由于皮下脂肪少，所以长得不是很胖。手指脚趾长出指甲，并呈现出隆起状态，胎儿还会用口舔尝吸吮拇指，那样子就像在品味手指的味道。胎儿的骨骼和肌肉越来越结实，随着骨骼和肌肉的健壮，胳膊、腿活跃起来，这时孕妇能够感到明显的胎动。

孕 6~7 月的胎育

孕 6 月胎儿变化：胎儿头发、眉毛、睫毛越发清晰了，身体看上去已有匀称感，但是皮下脂肪还少，身体仍然很瘦。从这时起，皮肤表层开始附着一层白色的膏脂状的物质，叫作胎脂。胎脂就是从皮脂腺分泌出来的皮脂和脱落的皮肤上皮的混合物，一直到分娩前都在给胎儿提供营养。这时候，胎儿的骨骼已经结实，皮肤皱皱的、红红的，样子像个小老头。手指和脚趾继续长出指（趾）甲，胎儿在很努力地生长着。

孕 6 月的胎儿，现在可以称得上是个小小的运动健将了，平均 1 个小时要动 50 次，差不多是 1 分钟动 1 次。从现在起，胎儿的主要任务就是增加体重。胎儿在身体发育时，也逐步变成有意识、有感觉、有反应的人了。

这个时期，胎儿继续发育，有了初步的意识萌芽，也发育出了听觉，会凝神细听。孕妇能清晰地感觉到胎动。

孕 6~7 月胎儿变化图

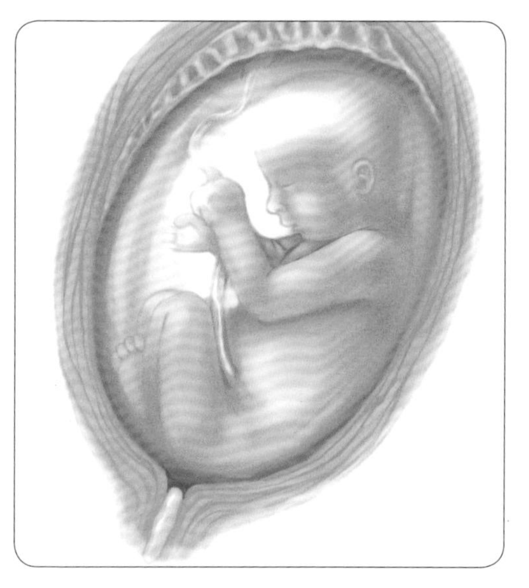

孕 6 月胎儿：胎儿浓密的头发、眉毛、睫毛都已经能看清，骨骼已经结实。胎儿的皮肤皱皱的、红红的，样子像个小老头。

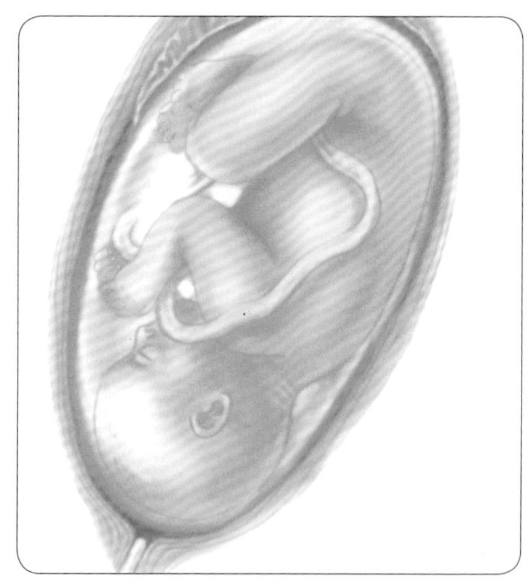

孕 7 月胎儿：胎儿的上下眼睑已经形成，眼睛也能睁开了，鼻孔开通，容貌可辨，但皮下脂肪尚未充足，皮肤是暗红色的，还是皱巴巴的。

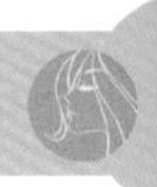

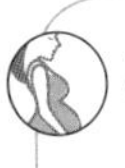

孕 6~7 月宝宝胎教小课堂

孕 6 月：这一时期是胎儿大脑发育的高速时期，所以孕妈妈一定要以身作则，保持旺盛的求知欲，使胎儿不断接受刺激，促使大脑神经和细胞的发育。求知胎教是整个孕期都不能落下的。有条件的话，可以去看一些美术作品，在理解和鉴赏的过程中，美的体验同时也传达给了腹中的胎儿。

孕 7 月：此阶段，胎儿已经可以视物了，孕妈妈可以通过和胎儿进行有关色彩的对话方式来加强胎儿对色彩的感知。比如告诉胎儿香蕉是黄色的，长得像个月牙，弯弯的。

这个时期，胎儿初步形成的视觉皮质就能接受通过眼睛传达的信号，能够区分外部的明暗，还可以进行光照胎教，有利于胎儿视觉的发育以及训练良好的作息习惯。每天可定时在胎儿觉醒时用手电筒 (弱光) 作为光源，照在自己腹部胎头的方向，每次 5 分钟左右。为了让胎儿适应光的变化，结束前可连续关闭、开启手电筒数次，有利于胎儿的视觉健康发育。

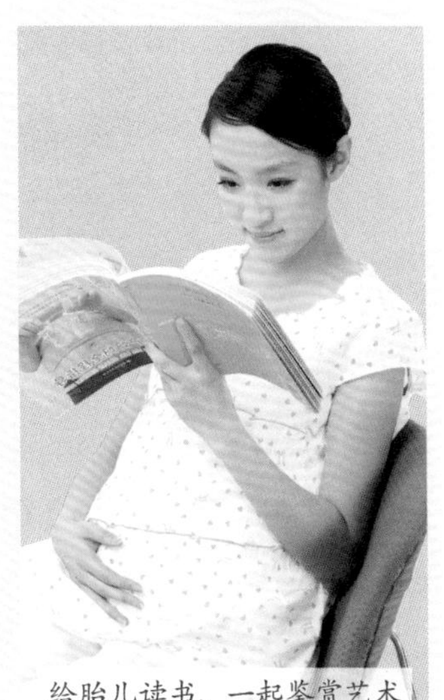

给胎儿读书、一起鉴赏艺术作品都是很好的胎教方式。

孕 7 月胎儿变化：胎儿的上下眼睑已经形成，鼻孔开通，容貌可辨，但皮下脂肪尚未充足，皮肤是暗红色的，还是皱巴巴的，满面皱纹酷似沧桑的老人。不过，在接下来的日子里，胎儿的皮肤皱纹会逐渐减少，变得越来越漂亮。脸部轮廓已能分清，头发也已经长出，全身有绒毛覆盖着。眼睑的分界已经清楚出现，眼睛也能睁开了。现在的胎儿长得轮廓分明，而且胎儿生殖器官也清晰可见，男宝宝的阴囊明显，女宝宝的小阴唇、阴核已清楚地突起。大脑也在马不停蹄地发育。脑组织开始出现皱缩样，大脑皮层已经很发达了。但男宝宝的睾丸还未降至阴囊内，女宝宝的大阴唇也尚未发育成熟，胎儿还没有完全具备在体外生存的适应能力。

孕中期女性生理的变化

不知不觉，孕妈妈已经怀孕 4 个月，终于度过了难熬的孕早期，现在，孕妈妈们基本可以告别孕吐的烦恼了，当然，也不排除有些孕妈妈对孕激素比较敏感，孕吐的时间会长一些。

孕 4 月女性变化：此时孕妈妈的子宫像小孩的头部般大小，已经能由外表大概看出腹部隆起的情形；孕妈妈的基础体温下降，会持续到分娩。

孕吐结束后，孕妈妈的心情比较舒畅，食欲开始增加。这时候不仅要摄入均衡的营养，补充对生成胎儿的血、肉、骨骼起着重要作用的蛋白质、钙、铁等成分，还要少吃不健康的火锅、快餐、烧烤等。

孕妈妈要多吃含钙的食物，让宝宝在妈妈的子宫里就长出坚固的牙根；少吃含糖多的食物，因为糖易引起发胖。可以适量喝些红糖水，有益气补中、消食和健脾暖胃等作用；少吃盐，以免引起水肿和妊娠高血压。此时，尿频与便秘现象也会渐渐减少，但阴道分泌物仍然很多。

孕 5 月女性变化：孕妈妈已经增重了不少，子宫在腹腔内慢慢增大，子宫顶部已经达到了肚脐的位置。随着子宫的增大，对膀胱的刺激症状随之减轻，尿频现象基本消失。乳房变大得更明显，有些孕妈妈还能挤出透明、黏稠，颜色像水又微白的液体。

孕 6 月女性变化：此时孕妈妈的乳房发育更为迅速，不但外形饱满，而且用力挤压时会有黄色稀薄的液体流出。平时要注意乳头护理，尤其是有平乳头、凹陷乳头的孕妈妈最好先行矫正。

孕 4~7 月女性身体变化图

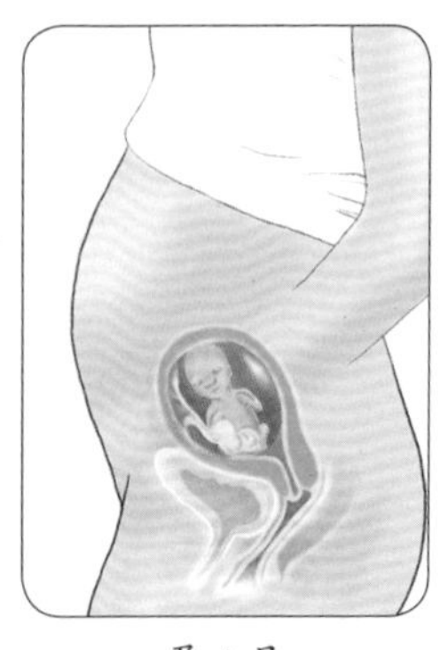
孕 4 月

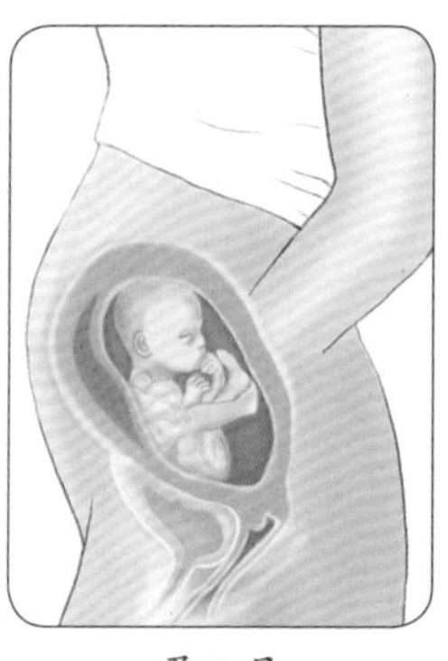
孕 5 月

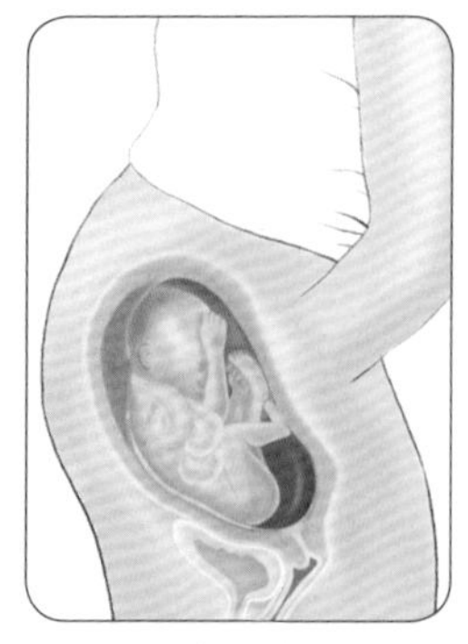
孕 6 月

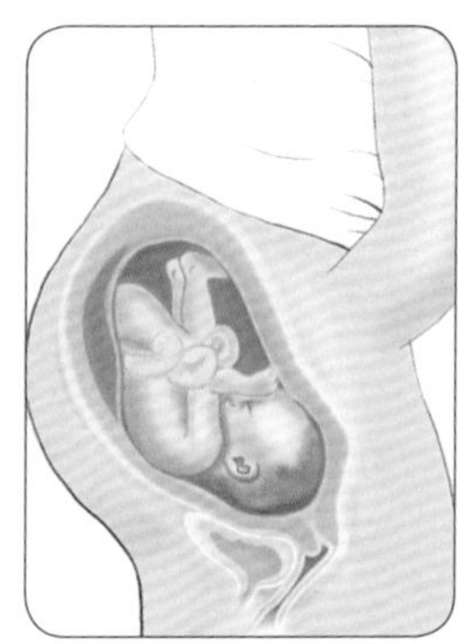
孕 7 月

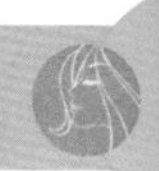

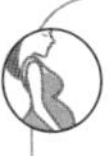

孕中期女性营养膳食要点

孕4月：孕妈妈需要充足的营养，应补充蛋白质、植物性脂肪、钙、维生素等营养物质，不能偏食、挑食。

孕5月：这个月，由于胎儿各部分器官组织在不断地完善和发育，因此还是要增加营养，尤其要注意及时补铁、补钙。多摄入牛奶、豆浆、鸡蛋、鱼类、绿叶蔬菜等。

孕6月：持续均衡摄取各种营养，以维持母体、胎儿的健康，尤其要增加铁、钙、蛋白质的供给，但是要限制盐的摄入量。这段时间还应注意不要摄入过多糖类食品，注意能量平衡，否则容易引发妊娠糖尿病。

孕7月：这个月是孕中期的最后时期，在此期间胎儿需要大量的蛋白质，孕妈妈要注意增加植物油的摄入，不宜多吃动物性脂肪。这时容易便秘，宜吃富含膳食纤维的食物，预防便秘。

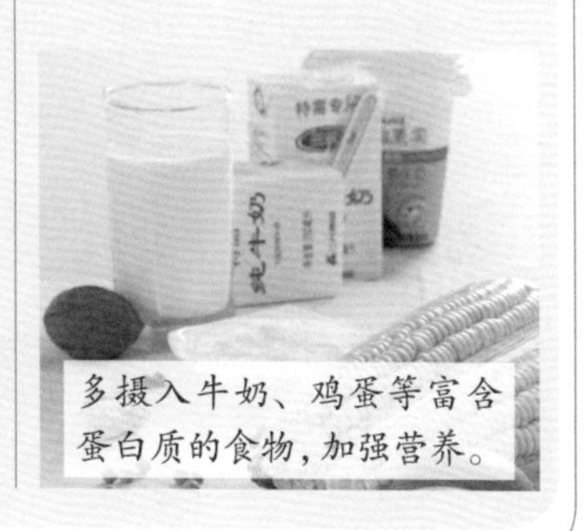
多摄入牛奶、鸡蛋等富含蛋白质的食物，加强营养。

这个时候，孕妈妈的身体已经适应了怀孕状态，可以多散步，做适度的体操，以活动筋骨，同时也要保证充足的休息与睡眠时间。

孕妈妈行走时要注意安全，因为腹部会越来越大，变得更加凸出，体重也日益增加，腿部变得更沉重，平时的动作也较为吃力、迟缓。变大的肚子会让身体重心随之改变，导致走路不稳，容易疲倦。如果下肢劳累，睡觉时可以采取仰卧位，把两条腿适当垫高。

孕7月女性变化：这时孕妈妈容易患阴道炎、痔疮，要注意个人卫生，勤洗澡。孕中期已是安定期，但是渐渐变大的肚子也慢慢会给孕妈妈的生活带来一些负担。孕妈妈的腹部变得更大，子宫底上升到肚脐下3横指。越来越大的子宫压迫下肢，腿部可能出现静脉曲张，还容易贫血。孕妈妈在补充营养的同时，更要适当锻炼，做好各项检查，安心养胎。

孕中期需要做哪些检查

到了孕中期，又要进行哪些相关检查呢？

孕 4 月的产检项目

- 唐氏筛查：通过化验孕妈妈血液中的甲胎蛋白（AFP）、人绒毛膜促性腺激素（HCG）、游离雌三醇（uE3）和抑制素 A 的浓度，结合孕妈妈的年龄，运用计算机精密计算出孕妈妈怀有唐氏儿的概率
- 子宫检查（测量宫高、腹围）
- 血常规检查
- 对有肿胀现象（水肿、静脉曲张）的手脚部位进行检查
- 尿常规检查

孕 5 月的产检项目

- 大排畸检查（通过超声波检查胎儿的发育情况）
- 体重及血压检查
- 子宫检查（测量宫高、腹围）
- 血常规检查
- 尿常规检查
- 听胎心音
- 测胎动

孕 6 月的产检项目

- 体重及血压检查
- 子宫检查（测量宫高、腹围）
- 血常规检查
- 听胎心音
- 尿常规检查
- 妊娠糖尿病筛查

孕 7 月的产检项目

- 体重及血压检查
- 子宫检查（测量宫高、腹围）
- 血常规检查
- 听胎心音
- 尿常规检查
- 白带检查（判断孕妈妈是否有生殖道感染）

还可以向医生咨询营养摄取及日常生活注意事项，可与医生讨论怀孕后心情的变化和自己关心的问题。（以上项目可作为孕妈妈产检参考，具体产检项目以医院及医生提供的建议为准）

孕中期需要注意哪些问题

孕中期是一个相对舒服的时期，虽然身体还会有其他的变化，但大部分孕妈妈会告别恶心、呕吐等早孕症状。而且经过孕早期的磨合，孕妈妈也渐渐适应了自己的新身份，紧张的情绪也会得到缓解。那么孕中期还需要注意哪些问题呢？

衣服要舒适保暖

不要觉得穿着是一件很随意的事情，怀孕后孕妈妈体内的激素水平发生了很大的变化，皮肤变得更加敏感，所以，如果孕妈妈选择了不合适的衣服，很容易引起皮肤过敏。孕妈妈不要挑选合成纤维材质的衣物，要选择一些弹性好、透气性佳的宽松棉质衣物，尤其是下装，一定要保证穿着舒适，不能太紧。

饮食要营养均衡

在孕中期，母体和胎儿的身体都需要大量的能量来支撑，所以孕妈妈要增加对各种食物的摄取，保证营养充足。但是切不可贪嘴，否则可能会引起妊娠期多种并发症，也会危害胎儿的生长发育，营养摄入适量就好。

选择舒适的睡姿，保证足够的睡眠

注意睡姿。在孕中期，子宫旋转到右侧，左侧卧位可改善子宫右旋，减少子宫血管张力，增加胎盘血流量，改善胎儿在子宫内的低氧状态，促进胎儿的生长发育。左侧卧位还可以减少孕妈妈水肿情况，注意左侧卧位时腿脚应适当抬起。

但事实上，孕妈妈在睡觉时难免会翻动身体，改变睡姿，其实无妨，不必一直坚持左侧卧位。

为了获得良好的睡眠，需要使睡眠环境尽可能舒适，以便孕妈妈可以更容易地入睡。还需保持房间通风，最好用深色窗帘，因为深色窗帘可以屏蔽光线和噪音。此外，不要把电视和其他嘈杂物品放在卧室里。

外出时要小心谨慎

孕妈妈的身体在孕中期愈加笨重，行动也越来越不方便，所以要更加注意安全。出行时不要亲自驾车，生活中避免大幅度的动作，比如爬高、踮脚等。

妊娠高血压综合征

如果在怀孕 20 周后，孕妈妈出现高血压、水肿和蛋白尿这 3 大症状，很可能是患了妊娠高血压综合征。这 3 个症状可能同时存在，也可能只出现一两个。如果病情不能得到很好地控制，将有可能进一步发展成先兆子痫，出现头晕、眼花、胸闷、恶心并伴呕吐，甚至全身抽搐、昏迷等症状。

妊娠高血压综合征的日常护理

当孕妈妈出现水肿，每天早晨醒来，水肿仍未退，或 1 周内体重增加 500 克以上，应尽快就医。妊娠高血压综合征虽然可怕，但只要及时医治，一般并无大碍。孕妈妈在平时注意以下日常护理，有助于预防此病的发生。

◎注重产检。每 1~2 周做 1 次产检，观察身体水肿、有无头痛等不适症状。

◎ 保证充足的睡眠时间，睡姿选择左侧卧位，每天休息不少于 10 小时。左侧卧位可减轻子宫对腹主动脉的压迫，改善子宫胎盘的血液供应，有利于血压恢复。

◎ 合理饮食。饮食上要吃好，遵循“三高一低”的原则，即高钙、高钾、高蛋白、低钠，可多吃新鲜蔬菜、水果等。

◎ 适量运动。病情严重者，需要在医生指导下进行。除非是医生要求孕妈妈绝对卧床保胎，否则其他情况都可以做一些轻度的体力活动，如散步和简单的家务劳动等，能使孕妈妈精神放松。

妊娠高血压综合征的分型

妊娠高血压综合征分为轻度、中度和重度 3 个等级。

1. 轻度妊娠高血压综合征。轻度的水肿和微量的蛋白尿，这种情况会持续一段时间，然后情况才会恶化。

2. 中度妊娠高血压综合征。血压和水肿、蛋白尿都增加了，孕妈妈这时候还没有感觉到明显的不适感。

3. 重度妊娠高血压综合征。这种病是在高血压的基础上，出现了腹水、头晕头痛、恶心、胸闷心慌等症状，称为先兆子痫或子痫，严重者甚至出现抽搐、昏迷等情况。

妊娠高血压综合征是一种孕妈妈在怀孕期间所特有的疾病，若孕妈妈患上了这种疾病，一定要及时就医，进行治疗，平时一定要注意监测，防止高血压的发生。

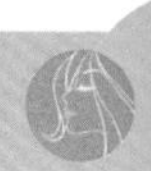

哪些人群易患妊娠高血压综合征

妊娠高血压综合征的致病原因尚未完全明确，目前认为以下人群容易患此病：有妊娠高血压综合征家族史者；初次怀孕，年龄小于18岁，或年龄35岁以上者；有高血压家族史；患有贫血、高血压或肾病等疾病者；子宫张力过高，如出现羊水过多、双胞胎、巨大儿的孕妈妈；营养不良的孕妈妈。

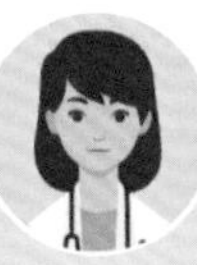

谢老师
开讲啦

患有妊娠高血压综合征的孕妈妈究竟能不能选择顺产，其实并不是绝对的，要看病情发展到了什么程度，还要看胎儿的发育状况是不是良好。一般情况下，医生都会建议患有妊娠高血压的孕妈妈选择剖宫产，但如果孕妈妈具备一定的顺产条件且妊娠高血压症状轻微，还是可以听取医生的建议，顺产生下健康的宝宝。

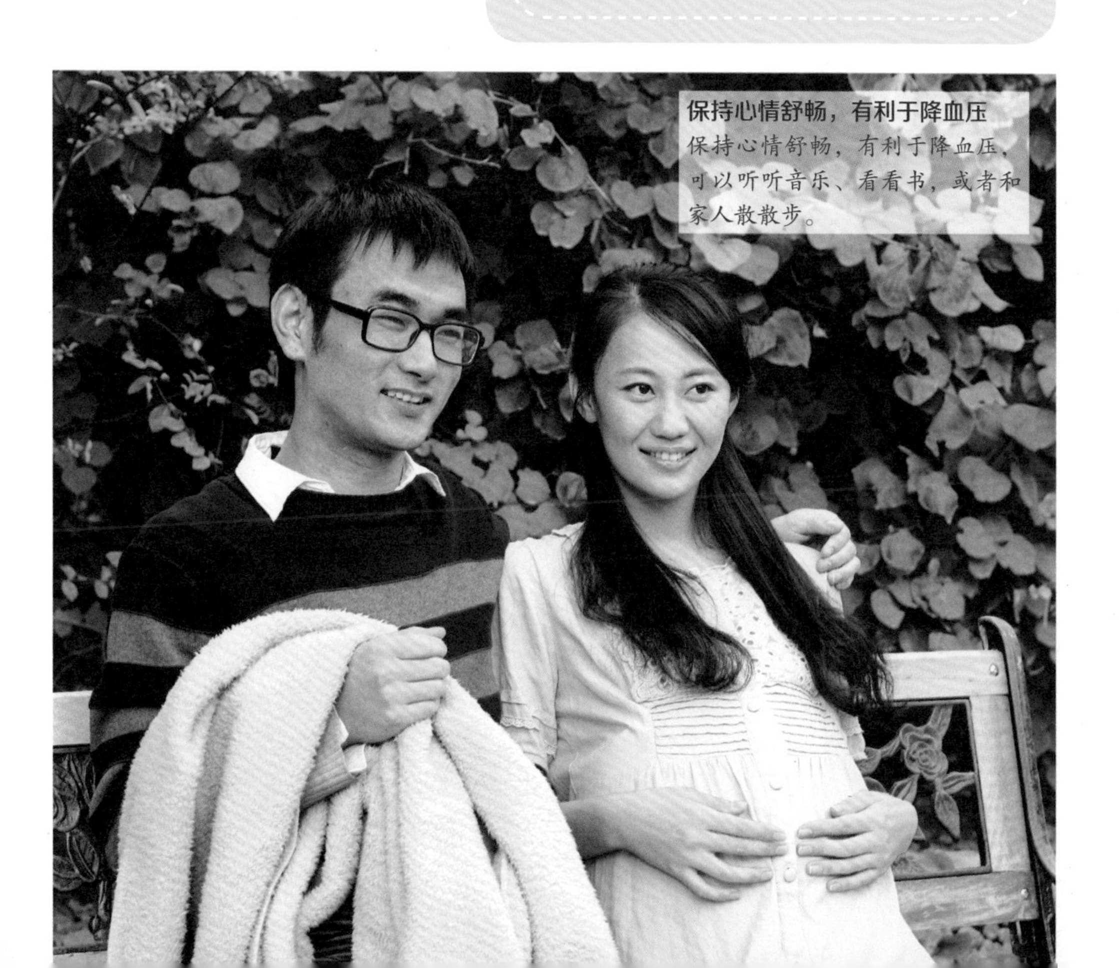

保持心情舒畅，有利于降血压
保持心情舒畅，有利于降血压，可以听听音乐、看看书，或者和家人散散步。

孕晚期：孕 8~10 月

时间一晃过去了 7 个月，孕期进入了最后一个阶段，孕妈妈大腹便便，行动不如以前灵活了。这时，胎儿又是怎样的呢？孕妈妈又该做些什么呢？

孕晚期胎儿的变化

孕 8 月胎儿变化：胎儿各器官发育已经基本完成，肌肉发达，皮肤红润，皮下脂肪增厚，脸部仍然布满皱纹。神经变得发达，对体外声音有反应。

胎儿已经长出一头的胎发，看上去毛茸茸的，很可爱。手指甲也很清晰，身体和四肢还在继续长大，最终要长得与头部比例相称才算大功告成。男宝宝的睾丸这时正在从肾脏附近的腹腔，沿腹沟向阴囊下降，女宝宝的阴蒂已凸显出来，并未被小阴唇所覆盖。

胎儿动作更灵活，力量更大，有时会频繁地踢母亲的腹部。此时胎儿头部朝下才是正常体位。已基本具备在母体外生存的能力，此时提前出生的婴儿可在保温箱里喂养，由医院进行特殊护理。

孕 8~10 月胎儿变化图

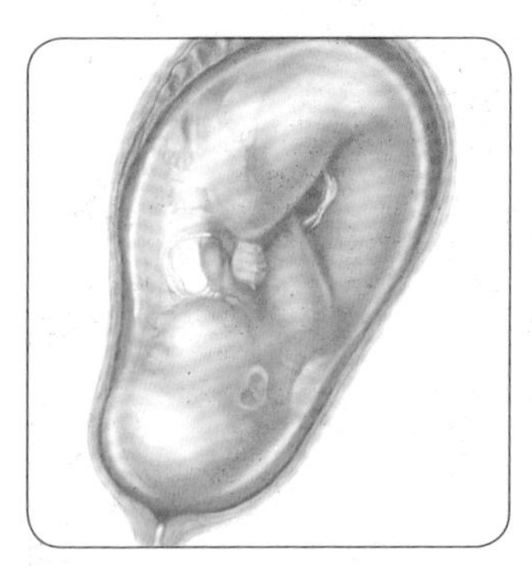

孕 8 月胎儿：胎儿各器官发育已经基本完成，肌肉发达，皮肤红润，神经变得发达，对体外声音有反应。

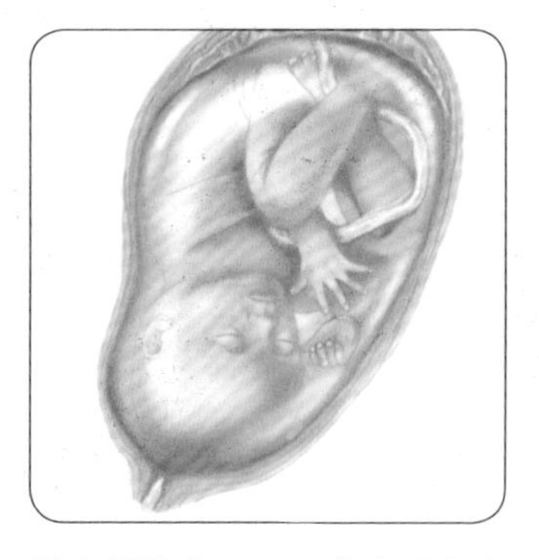

孕 9 月胎儿：胎儿身体圆滚滚的，皮肤呈粉红色，皱纹消失，指甲也长至指尖处。手肘、小脚丫和头部可能会清楚地在孕妈妈腹部凸显出来。

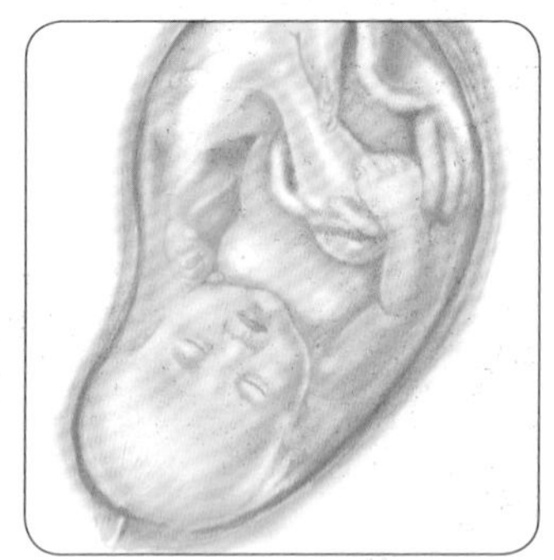

孕 10 月胎儿：体型圆润，皮肤没有皱纹，呈淡红色，骨骼结实，头盖骨变硬，指甲越过指尖继续向外生长。

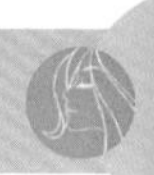

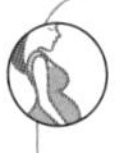

孕 8~10 月宝宝胎教小课堂

孕 8 月： 胎儿初步的意识萌动已经建立，所以对胎儿心智发展的训练可以以较抽象、较立体的美育胎教法为主。美育胎教要求孕妈妈通过看、听、体会生活中一切的美，将自己美的感受通过神经传导输送给胎儿。

孕 9 月： 胎儿已经足月了，很快就能跟孕妈妈见面了。这个时候对胎儿的胎教依旧不能松懈，运用音乐可以达到很好的胎教效果。听听美好的音乐，既能舒缓紧张情绪，又能培养胎儿的良好性情。

孕 10 月： 日渐临近的分娩使孕妈妈感到忐忑不安，甚至有些紧张，这时可以开始臆想胎教。摆出舒服的姿势让身体放松，然后想象令人愉悦和安定的场景。沉浸在美好的想象之中，格外珍惜腹中的胎儿，关注着胎儿的变化。胎儿通过感官得到这些健康的、积极的、乐观的信息，这就是胎教最好的过程。

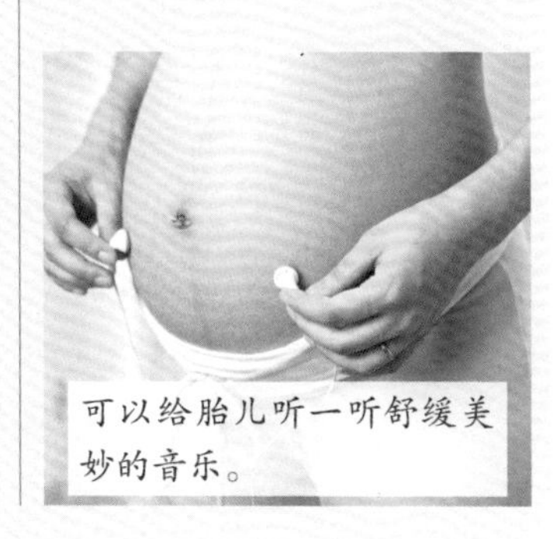

可以给胎儿听一听舒缓美妙的音乐。

孕 9 月胎儿变化： 胎儿可见完整的皮下脂肪，身体圆滚滚的。脸、胸、腹、手、足等处的胎毛逐渐稀疏，皮肤呈粉红色，皱纹消失，指甲也长至指尖处。手肘、小脚丫和头部可能会清楚地在妈妈腹部凸显出来，是个圆乎乎、胖嘟嘟的胎宝宝了。男宝宝的睾丸下降至阴囊中，女宝宝的大阴唇开始发育；内脏功能完全，肺部功能调整完成，可适应子宫外的生活。胎儿继续长大，但整体变化不大。

孕 10 月胎儿变化： 胎儿皮下脂肪继续增厚，体型圆润。皮肤没有皱纹，呈淡红色。骨骼结实，头盖骨变硬，指甲越过指尖继续向外生长，头发长长 2~3 厘米，内脏、肌肉、神经都非常发达，已完全具备在母体之外生存的条件。身体各部分器官已发育完成，其中肺部是最后一个成熟的器官，在出生后几个小时内才能建立起正常的呼吸模式。胎儿的身长约为头的 4 倍，正常情况下头部嵌于母体骨盆之内，活动比较受限。离分娩越来越近，胎儿也已经为离开母体做好了准备。胎儿已经将身体转为头朝下的姿势，头部已经进入骨盆，随时准备来到世界上。

孕晚期女性生理的变化

孕 8 月女性变化：孕 8 月时，孕妈妈的下腹部更加凸显，子宫将内脏向上推挤，心、肺、胃受到压迫，会感到呼吸困难、食欲不振。腰部更容易感到疼痛，下肢出现水肿、静脉曲张。此时是第二次孕吐出现的痛苦时期。

与此同时，孕妈妈腹部皮肤紧绷，皮下弹性纤维出现断裂现象，从而产生紫红色的妊娠斑。下腹部、乳头四周及外阴部等处的皮肤有黑色素沉淀，妊娠褐斑会非常明显。

这个时候，就要开始练习分娩时的呼吸法、按摩、压迫法以及用力方法等分娩辅助动作，为即将到来的分娩做准备。

此时要注意休息，不可过度劳累，并且节制盐分的摄入量，防止流行性感冒。

孕 9 月女性变化：孕 9 月时，孕妈妈的体重还在继续增加，可能会发现脚、脸、手肿得更厉害了，脚踝部更是肿胀，即使如此，这时也要适量补充水分，因为母体和胎儿都需要水分。但如果手或脸突然严重肿胀，一定要去医院就诊。

同时，孕妈妈子宫壁和腹壁已经变得很薄，当宝宝在腹中活动的时候，甚至可以看到宝宝的手脚和肘部。孕妈妈的子宫会上升至心窝正下方，子宫底高度为 28~30 厘米。胃的压迫感变得很强烈，会引起心跳快、气喘、胃胀、食欲不振等。阴道分泌物更多，尿频更明显。

孕 8~10 月女性身体变化图

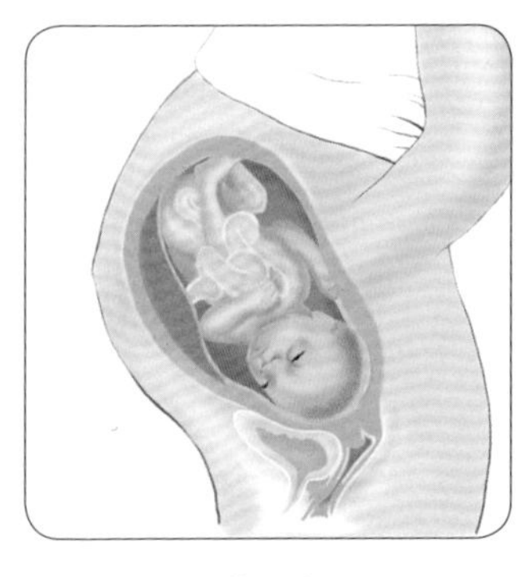

孕 8 月

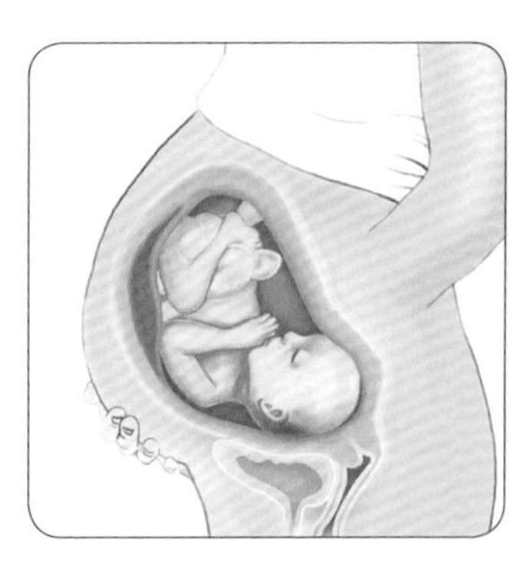

孕 9 月

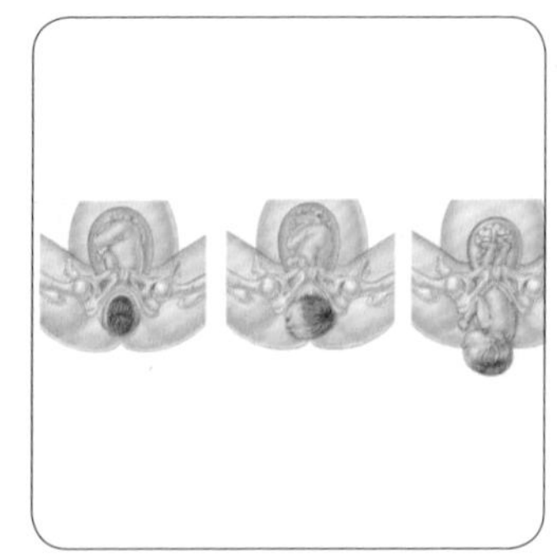

孕 10 月胎儿分娩

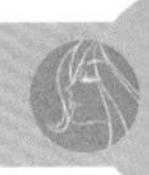

孕晚期女性营养膳食要点

孕8月：在饮食上应采取少食多餐的方式。应以优质蛋白质、矿物质、维生素和含钙多的食物为主，还应多吃富含膳食纤维的蔬菜、水果和杂粮，少吃辛辣食物，减轻便秘症状。孕晚期还容易水肿，所以孕妈妈要低盐饮食，可适当吃一些利尿的食物。

孕9月：由于胎儿最后发育的需要，这一时期，孕妈妈的营养应该以摄入丰富的钙、磷、铁、碘、蛋白质、多种维生素为主，少食多餐，清淡营养。孕晚期，便秘和痔疮容易发作，所以孕妈妈在饮食方面可以进食富含膳食纤维的食物。

孕10月：这一时期，孕妈妈为了保证生产时有充足的体力，饮食上除注意增加营养外，仍要以富含膳食纤维的蔬菜、水果为主，同时保证摄取足量的蛋白质及钠、钾、钙、铁和磷等营养元素。每天要保证充足的水分，富含各种矿物质的汤水也不能少。

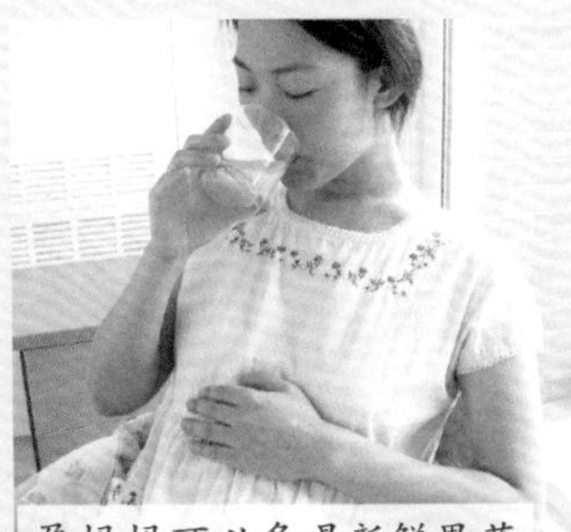

孕妈妈可以多喝新鲜果蔬汁，补充维生素。

因腹中胎儿增大并且位置逐渐下降，很多孕妈妈会觉得腹坠腰酸，骨盆后部肌肉和韧带变得麻木，有一种牵拉式的疼痛，使行动变得更为艰难。大约在分娩前1个月，宫缩就已经开始了。

孕10月女性变化：孕10月时，胎儿位置有所降低，腹部凸出部分有稍减的感觉，胃和心脏的压迫感减轻，膀胱和直肠的压迫感却增强，尿频、便秘更加严重，下肢也有难以行动的感觉。随着孕周的增加，孕妈妈可能会感觉下腹部的压力越来越大，突出的肚子逐渐下坠，这就是“胎儿入盆”，是为分娩做准备。同时，不规则的宫缩频率会增加，阴道分泌物会更多。

这时期孕妈妈一定要坚持每周1次的产前检查，一旦出现“宫缩”“见红”，要迅速赶往医院分娩。本周胎儿体重开始快速增加，子宫底不断上升导致孕妈妈出现胃灼热现象，寝食难安，“上火”也就变得十分常见。此时应更加注意膳食营养均衡，以食疗缓解症状。

孕晚期检查应该注意哪些

孕妈妈必须定期到医院做检查，一般 28 周前每 4 周检查 1 次，孕 8 月、孕 9 月每 2 周检查 1 次。怀孕的最后 1 个月，孕妈妈应每周都去医院检查 1 次。

孕 8 月的产检项目

- 体重及血压检查
- 子宫检查（测量宫高、腹围，测量骨盆）
- 血常规检查
- 听胎心音
- 尿常规检查
- 白带检查（判断孕妈妈是否有生殖道感染）

孕 9 月的产检项目

- B 超检查（主要目的是监测胎儿发育情况、羊水量、胎盘位置、胎盘成熟度及胎儿有无畸形，了解胎儿的发育状况）
- 体重及血压检查
- 子宫检查（测量宫高、腹围）
- 血常规检查
- 尿常规检查
- 做阴道分泌物培养及筛查，以确定是否感染 B 型链球菌（寄生在阴道的菌种）
- 胎心监护，推测胎儿有无异常
- 进行骨盆内测量，确定分娩方式

孕 10 月的产检项目

- 内诊检查
- 胎位检查（确定孕妈妈顺产还是剖宫产）
- 体重及血压检查
- 子宫检查（测量宫高、腹围）
- 尿常规检查
- 羊膜镜检查（判断胎儿安危，主要用于高危妊娠以及出现胎儿窘迫征象或胎盘功能减退的检测）
- 血常规检查
- 胎心监护，推测胎儿有无异常
- 心电图（判断孕妈妈能否承受生产压力）

还可以向医生咨询营养摄取及日常生活注意事项，可与医生讨论怀孕后心情的变化和自己关心的问题。（以上项目可作为孕妈妈产检参考，具体产检项目以医院及医生提供的建议为准）

孕晚期女性应该注意什么

看着自己隆起的大肚子，孕妈妈有些不安起来。孕晚期，生活上应该怎样调理才能顺利产下健康的宝宝呢？

孕晚期需注意睡姿、饮食、产前检查等方面。

1. 准备待产包。建议孕妈妈在怀孕 7 个月的时候就开始准备待产包。待产包是为分娩住院及坐月子而准备的各类物品，如新妈妈和宝宝需要的用品以及入院物品等。

2. 孕晚期睡姿。选择向左边侧躺，靠床边的腿保持弯曲。腹部侧贴着床，较有安全感。腿部水肿的孕妇，侧躺时将腿垫高，可改善血液循环，减轻疲劳感。

3. 腹痛。孕妇在孕晚期会因假宫缩而出现下腹阵痛，持续数秒，间隔数小时，无下坠感，昼轻夜重。若突然感到下腹剧痛，可能是早产或子宫先兆破裂，应及时就医。

4. 腹泻。孕妈妈一旦发生腹泻，应适当补液，避免水分、电解质和热量减少。密切观察胎儿是否良好，有无早产的征兆。

5. 孕晚期食谱。此时段胎儿渐入骨盆腔，孕妈妈胃肠压迫感减轻，食欲增加。应增加蛋白质的摄入，多吃富含动物蛋白、必需脂肪酸的食物，适量吃些菠菜、鸡肝来补铁。

孕晚期，胎儿生长迅速，体重平均每日增长 20 克以上，胎儿体重有一半是在此期间增加的。一方面，孕妈妈要供给胎儿生长所需的养分，另一方面，孕妈妈还要为分娩和产后哺乳贮存营养，因此对营养的需求要提高。

孕晚期时，孕妈妈的小腿、大腿、脚趾部位容易出现抽筋，可能是因体内的钙质不足，可食用含钙丰富的食物，如奶类与奶制品类、豆类与豆制品类等。还要注意多吃富含膳食纤维的新鲜蔬菜和水果，以减轻水肿和便秘。

6. 注意生活细节。进入孕 9 月，孕妈妈应避免独自外出，此时，妊娠中毒症危险升高，体重增加，要注意胎盘前置性出血和破水；适当运动，以免体力不够而影响分娩；营养、睡眠和休养也必须充足；保持身体清洁，内衣内裤应时常更换。

妊娠期糖尿病

妊娠期间的糖尿病有两种情况：一种为妊娠前已确诊患糖尿病，称糖尿病合并妊娠；另一种为妊娠前糖代谢正常或有潜在糖耐量减退，妊娠期才出现或确诊的糖尿病，又称为妊娠期糖尿病。妊娠期糖尿病是妊娠期常见的并发症之一。

妊娠期糖尿病的预防与调理

孕妈妈应多学习、了解妊娠期糖尿病的基本知识，遵医嘱正确进行饮食控制和运动,必要时再使用胰岛素。保持心情舒畅，避免强烈的情绪波动。同时，定期到医院复查，让医生了解血糖控制情况，以便及时调整治疗方案。

◎饮食上宜摄取富含蛋白质、维生素、膳食纤维的食物，并注意合理安排饮食，少食多餐，每天宜 5~6 餐，避免因一次摄食过多造成餐后血糖升高。

◎ 每日饮食组成中应包括全谷类、肉类、海产品、豆制品、奶类及坚果类食品。可少量食用新鲜水果，水果放在加餐时食用，选用含糖量低的水果等。

◎ 禁食高糖食物，如糖果、蜜饯等；限制食用高脂肪、高胆固醇、油炸类食物；限制饮酒。

大部分妊娠期糖尿病患者无明显症状。本病容易引起胎儿血糖高、胰岛素分泌过多、巨大儿、新生儿血糖低等一系列并发症，所以如果孕妈妈确诊患了妊娠期糖尿病，一定要引起重视，及时调理并治疗。

为什么会得妊娠期糖尿病

在妊娠期，母体会产生以下生理变化：一是葡萄糖的需求量增加。随着孕周的增加，胎儿对营养的需求增加，孕妈妈尿糖排出量增加，母体对葡萄糖的利用增加等，导致孕妈妈血浆葡萄糖水平随怀孕进展而降低。二是胰岛素抵抗增加和胰岛素分泌相对不足。孕中晚期，孕妈妈体内抵抗胰岛素的物质增多，使得机体

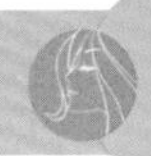

对胰岛素的敏感性随孕周的增加而下降，胰岛素分泌相对不足，为了维持正常糖代谢水平，胰岛素分泌量必须相应增加。对于胰岛素分泌受限的孕妈妈，孕期不能代谢多余糖分而使血糖升高，因此出现妊娠期糖尿病。

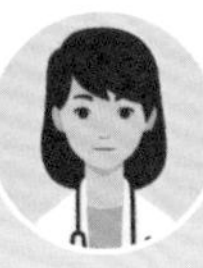

谢老师
开讲啦

如果确诊了妊娠期糖尿病，一般不宜服用降糖药物，因为降糖药可以通过胎盘进入胎儿体内刺激胎儿胰岛细胞增生，造成胎儿畸形及出生后低血糖。对于非胰岛素依赖型的孕妈妈，饮食治疗后血糖正常就可以不注射胰岛素，但如果是胰岛素依赖型糖尿病，就必须注射胰岛素。

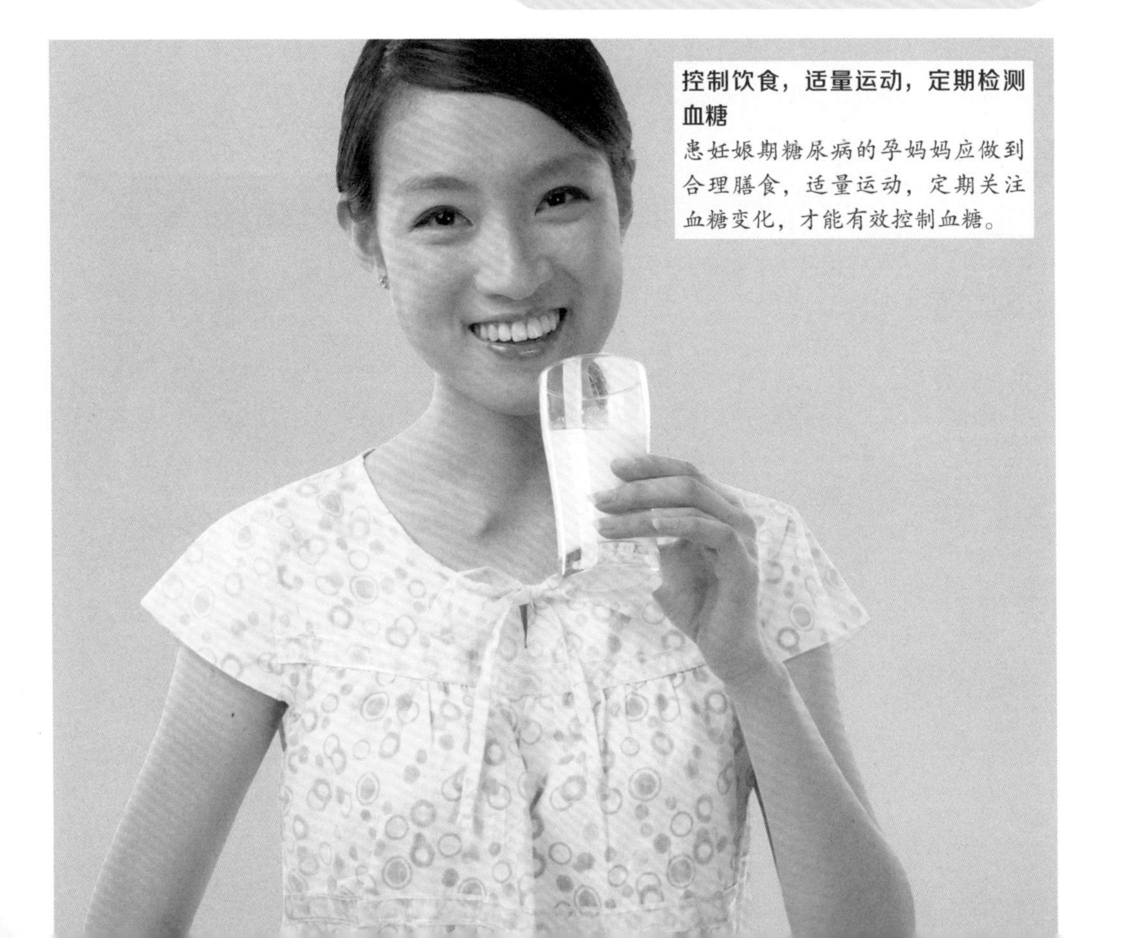

控制饮食，适量运动，定期检测血糖
患妊娠期糖尿病的孕妈妈应做到合理膳食，适量运动，定期关注血糖变化，才能有效控制血糖。

产后，注意这些常见病

十月怀胎，一朝分娩，在经历长达数小时的分娩后，瓜熟蒂落，一个小生命就诞生啦！但对新妈妈来说，生产只是万里长征的第一步，让新妈妈无比难熬却又得面临的“坐月子”到来了。

“月子期”是妈妈们重获健康、轻盈身体的休养黄金时段，但稍微不注意，就会出现很多问题。产后妈妈需要注意以下一些问题。

产后病是指产妇在产褥期内发生与分娩或产褥有关的疾病，产褥期一般为6~8周。简而言之，产后病就是在坐月子期间可能会出现的疾病，如果没调养好，可能会带来多种后遗症。

想要避免产后病的困扰就要知道产后病的成因，那产后病的病因是什么呢？

我国古代对产后病的论述不胜枚举。汉代《金匮要略》指出：“新产妇人有三病，一者病痉，二者病郁冒，三者大便难，何谓也？师曰：新产血虚、多出汗、喜中风，故令病痉；亡血复汗、寒多，故令郁冒；亡津液，胃燥，故大便难。”在《张氏医通·妇人门》中有“三冲”“三急”的说法。

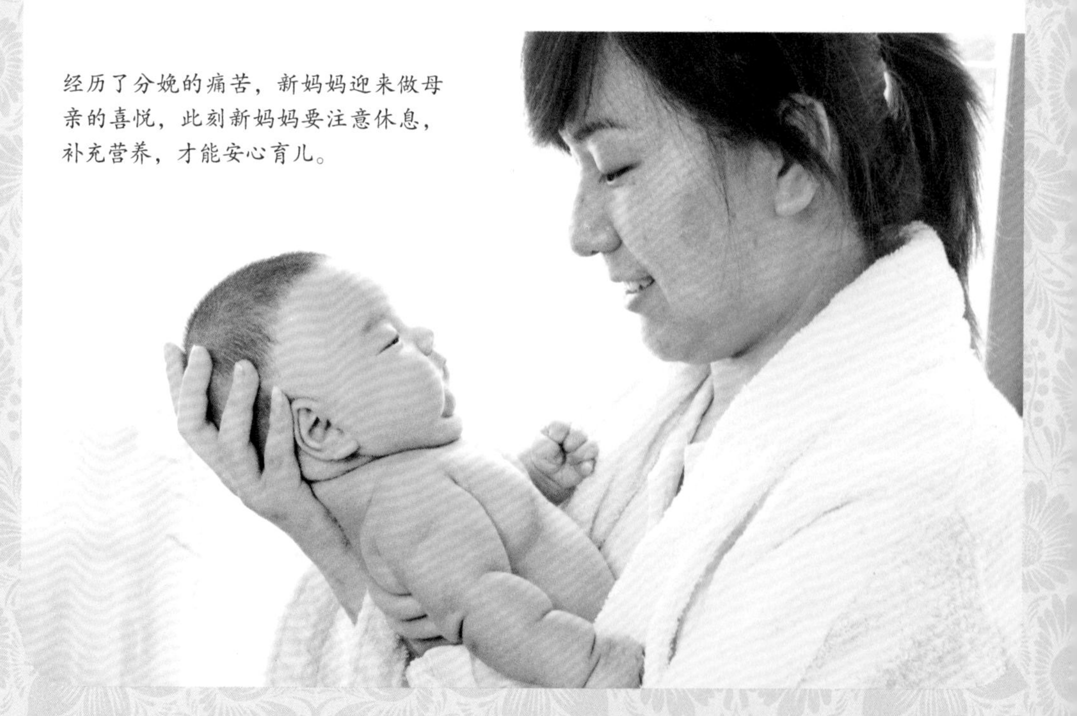

经历了分娩的痛苦，新妈妈迎来做母亲的喜悦，此刻新妈妈要注意休息，补充营养，才能安心育儿。

现代医学认为，正常的女性阴道对外界致病因子有一定的防御能力，妊娠和正常的分娩通常不会增加产妇的感染机会。但在分娩后由于机体免疫力下降、手术感染或清洁不到位等因素，让病菌有机可乘，造成产后一系列疾病。

而产后病发生的原因与新妈妈分娩完这一时期特殊的生理特性也有密不可分的关系。

1. 产妇分娩时过度用力，出汗、失血过多。因为分娩是一个体力活儿，整个过程疼痛难忍，还有会阴撕裂的危险。用力、出汗、出血、产创等都能导致新妈妈损伤精血、元气耗损、身体虚弱等。

2. 产后气血瘀滞。女性产后都会出现体虚的困扰。在此期间，风寒趁虚而入，血液遇寒便会凝滞，造成气血不通，进而瘀血内阻，出现腹痛、身痛等症状。

3. 产后饮食营养不足，加之宝宝哭闹，新妈妈操劳过度。饮食摄取不足，新妈妈体虚，导致气血不调、脏腑失常，产生产后缺乳、血虚等症状。

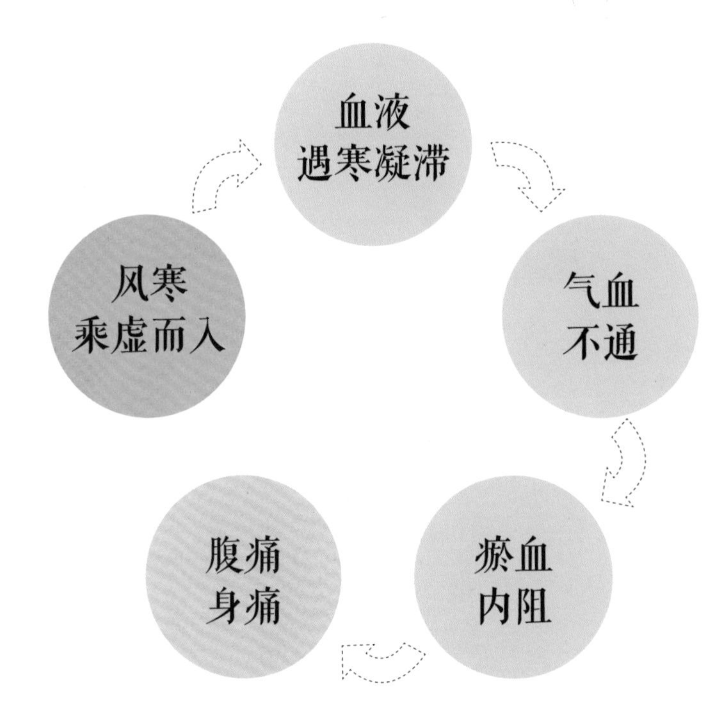

坐月子注意事项，预防产后病

女人经过十月怀胎，身体各方面都会发生一些变化，坐月子主要是让身体快速恢复的过程。在这个过程中有一些注意事项，新妈妈要懂得，以免将来身体出现问题自己受罪。送给新妈妈几个坐月子小窍门：慎起居，适寒温，节饮食，畅情志，禁房事，勤清洁，多走多动，产伤及时修复。

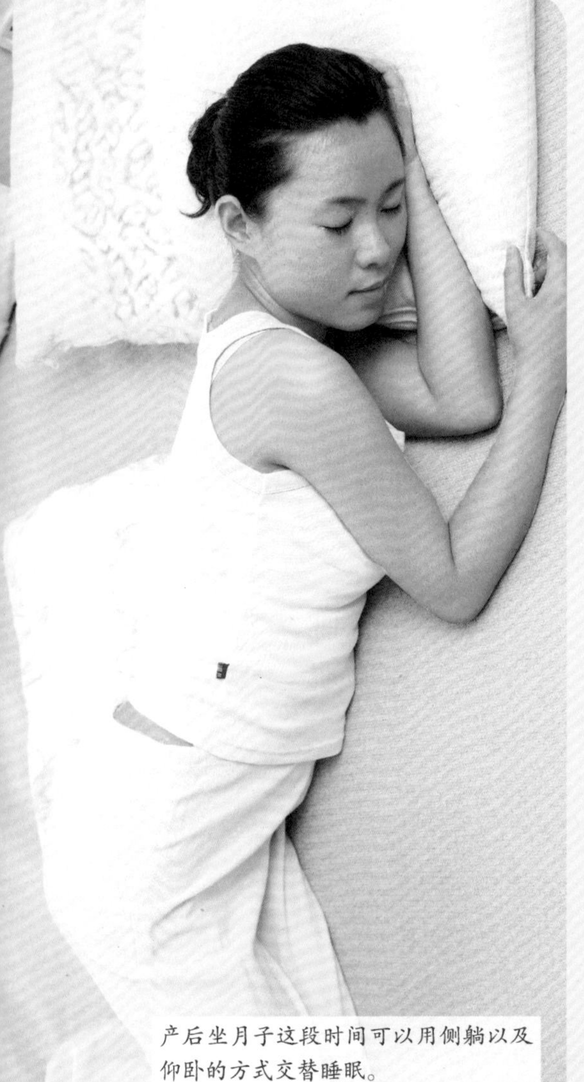

产后坐月子这段时间可以用侧躺以及仰卧的方式交替睡眠。

❀ 注意休息，保证睡眠

坐月子期间，新妈妈要注意休息，至少卧床 2 周，有利于子宫恢复。一般顺产后 24 小时就可以下床活动，有利于排除恶露，防止血栓形成。

多休息有利于身体的恢复，有些新妈妈觉得在床上躺着很无聊，会玩手机、看电视，但是要注意时间一定不能太长。母乳喂养的新妈妈给宝宝喂完奶后，要及时把宝宝放下，不要一直抱着，抱时间久了，腰部会感觉酸疼。

不要熬夜，晚上 12 点到凌晨 4 点是让身体恢复活力的重要阶段，此时段一定要进入熟睡状态才能恢复元气，因此建议新妈妈最晚在晚上 11 点就要上床睡觉。

❀ 坐月子饮食调理

注意饮食，多吃一些有营养且容易消化的食物。产后新妈妈最重要的工作就是哺乳，所以如何大量分泌乳汁，也是月子期间应该注意的问题。新妈妈刚经历完分娩，胃肠道功能较弱，因此，产后第 1 周是不适合进补的，应该以开胃、清淡、易消化的饮食为主。产后新妈妈的消化系统比较紊乱，也需要一定时间的恢复，多喝一些汤水，既养胃，也有助于乳汁的分泌。产褥期新妈妈应注意均衡饮食，可以比平时多吃一些鸡蛋、禽肉类等富含优质蛋白质的食物，同时保证水果蔬菜的摄入，这对身体康复以及乳汁分泌都有好处。

新妈妈也不宜过早喝下奶汤，否则容易出现涨奶、乳腺炎等问题。另外，坐月子还有一些饮食禁忌需要了解。

1. 忌吃太咸的食物。吃过咸食物会使盐分进入乳汁刺激宝宝的肾脏，给新生儿的肾脏带来一定负担。

2. 忌多吃味精。新妈妈应忌吃过量味精。因为味精内的谷氨酸钠会通过乳汁进入新生儿体内。过量的谷氨酸钠会影响新生儿发育，导致锌的缺乏，这样新生儿不仅会出现味觉差、厌食的症状，而且还可能造成智力减退、生长发育迟缓等不良后果。

3. 忌食寒凉生冷食物。产后进食生冷或寒凉食物，不利于气血的充实，容易导致脾胃消化吸收功能障碍，并且不利于恶露的排出和瘀血的去除。

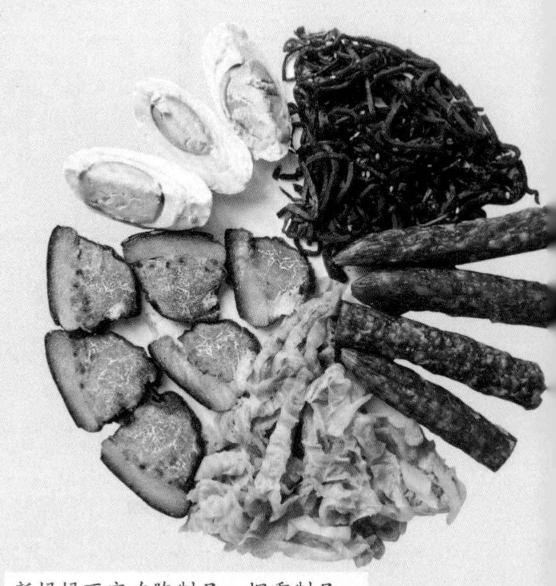

新妈妈不宜吃腌制品、烟熏制品。

4. 忌食辛辣刺激性食物。新妈妈产后气血虚弱，若进食辛辣发散类食物，可致发汗，不仅耗气，还会伤津损血，加重产后气血虚弱，甚至出现产褥期感染，并容易导致便秘，而且进入乳汁后对宝宝也不利。

坐月子能洗头、洗澡吗

新妈妈由于特殊生理状态，会出很多汗，同时还要排恶露，不注意清洗的话不仅不舒服，还容易引发产褥感染。所以，新妈妈体力恢复后就可以清洁身体，注意卫生更有利于恢复。但是洗头、洗澡时要注意以下几点，防止寒邪入侵。

- 坐月子洗头时的水温要适宜，应用温热的水。
- 产后头发较油，也容易掉发，洗头时不要使用刺激性较强的洗发用品，应使用性质温和的洗发水。
- 洗完头发后尽快将头发擦干、吹干，不可湿着头发睡觉，冬季可减少洗头次数。
- 洗澡时室温水温要适中，避免受凉，长时间不洗澡容易导致皮肤炎症，还会影响心情。

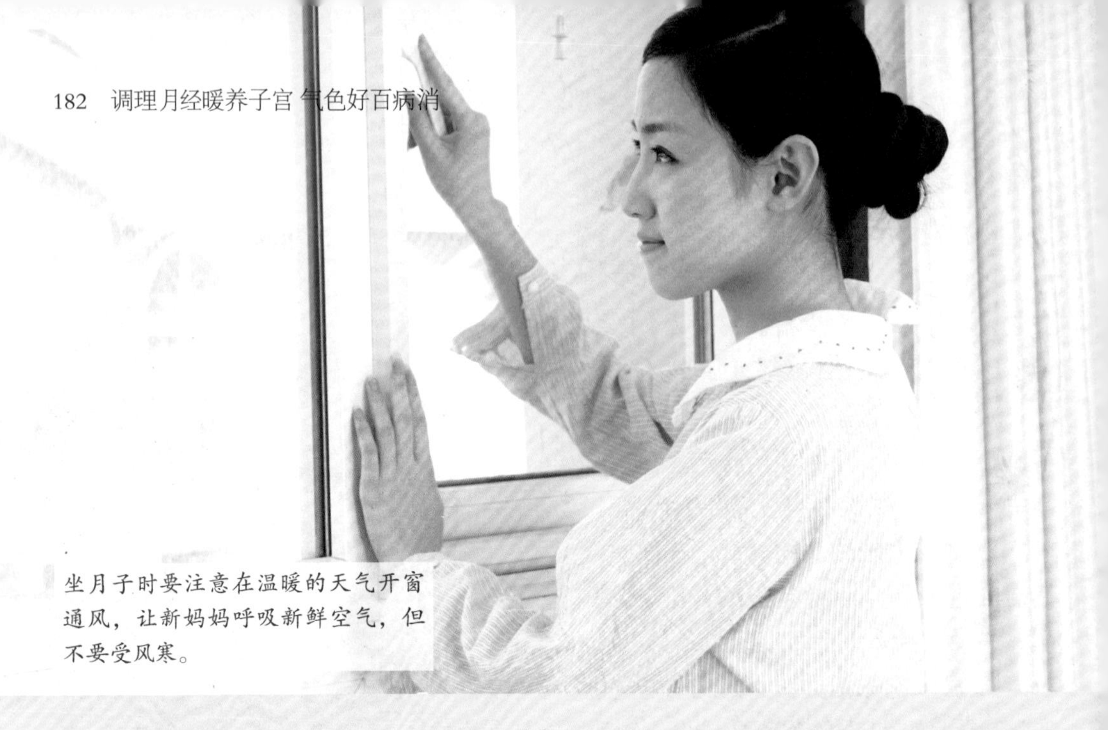

坐月子时要注意在温暖的天气开窗通风，让新妈妈呼吸新鲜空气，但不要受风寒。

5. 忌食酸涩收敛食物。产后新妈妈瘀血内阻，不宜进食酸涩收敛类食物，如乌梅、莲子、柿子等，以免阻滞血行，不利于恶露排出。

✲ 坐月子注意个人卫生

生完孩子后，新妈妈会排出像月经一样的红色血液，这说明子宫处在收缩恢复的状态。这段时间，一定要注意私处的清洁。有侧切的新妈妈，也要注意保持伤口清洁，以利于伤口及时长好。如果使用卫生巾，要注意及时更换，大小便后要及时清洗，以防感染。私处清洁应注意以下两点。

①对于隐私部位每天清洁，侧切伤口根据恢复情况进行清洁。

②每次临睡前，最好用温水清洗隐私部位，不要嫌麻烦。

✲ 坐月子温度要适宜，注意通风

坐月子的时候可以开空调。若在夏季生产，气温较高，开空调要注意风速不能太大，不要对着新妈妈直吹。

开空调的时候要注意房间温度维持在 26℃左右，温度适宜即可，不可过低。过 3 个小时要注意通风，因为长时间待在密闭的空调房里容易出现头晕的现象。新妈妈不能直接站在通风口吹风，主要是因为产后身体虚弱，容易出虚汗，吹风受凉容易感冒，还容易引起头痛、关节痛。

✲ 适当运动

坐月子的时候是可以下床运动的，顺产没有侧切的新妈妈一般当天就可以下床；侧切的新妈妈根据自身的伤口情况在 24 小时内下床；剖宫产的新妈妈一般是术后第 2 天再下床，毕竟腹部有伤口，大幅度地站起、坐下不利于伤口恢复。

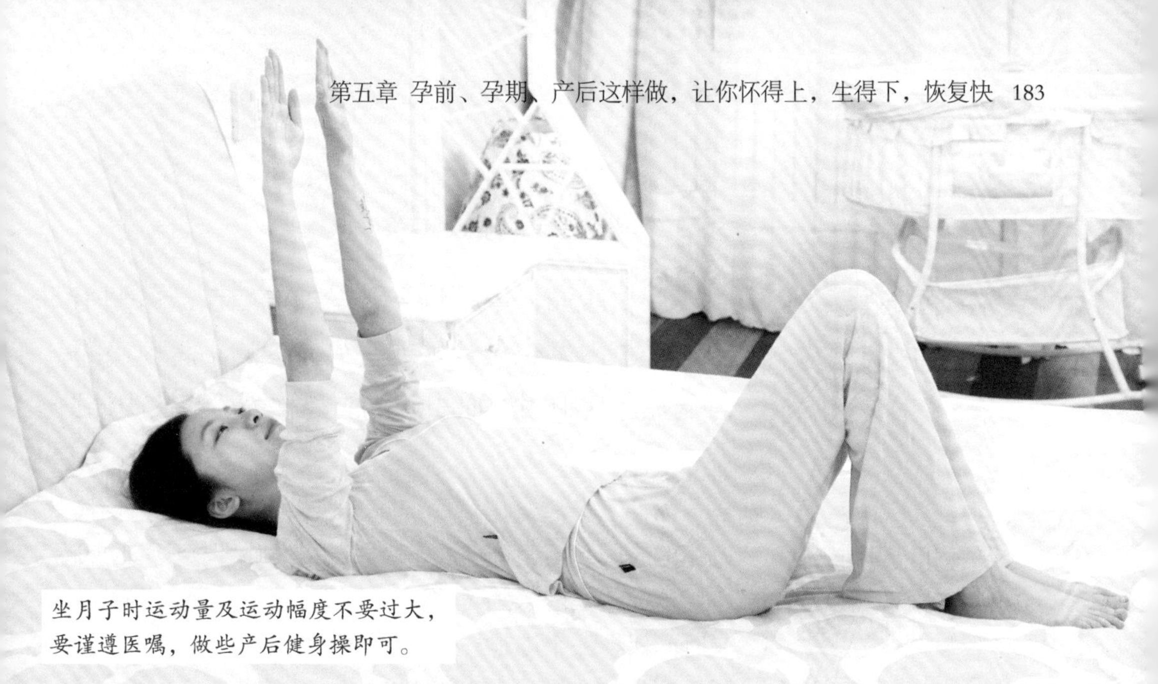

坐月子时运动量及运动幅度不要过大，要谨遵医嘱，做些产后健身操即可。

下床运动也需适度，毕竟分娩后，身体的机能还没有恢复，生产对身体的器官都有一定的损伤，恢复机能需要时间，所以坐月子期间下床运动需要注意以下几点。

①不要去做动作幅度大的运动，比如转呼啦圈、过度拉伸等。

②要先从动作幅度较小的运动开始，时间不宜过长，以免劳累。

③休息时间要大于运动时间。

④多饮水，运动出汗容易导致身体缺水。

✿ 不要过早进行性生活

无论是顺产还是剖宫产，新妈妈都需要一定的时间才能恢复身体。新妈妈应该在产后 42 天左右做产后复诊，让医生判断新妈妈身体恢复的情况。不要太早进行性生活，以免增加感染的风险。

✿ 调整好心态，不要让产后抑郁症找上门

怀孕与分娩，对于女性而言，无论是生理上还是心理上，都是非常重大的改变。而传统意义上的坐月子，让女性能够恢复怀孕前的身体功能，却常常忽略了心理健康问题。那怎样解决呢？

1. 用正确的态度面对问题。如果新妈妈出现产后抑郁的症状，要科学地治疗，在医生的指导下服用抗抑郁类药物。

2. 强化夫妻彼此间的沟通，多寻求家人帮助。多让丈夫参与到带宝宝的过程中，共同解决宝宝喂养中存在的问题。这样既有利于宝宝的成长，也有利于家庭的稳定。

3. 让新妈妈有自己的空间。新妈妈可以去做一些自己喜欢的事，如看书、喝茶、听音乐等。

4. 与朋友外出散心。新妈妈多散散步，见见朋友，可以舒缓心情。

产后腹痛

产后腹痛，中医病名，是指产妇在产褥期（即坐月子）内发生与分娩或产褥有关的小腹疼痛的一种病症。其中因瘀血引起的腹痛称为“儿枕腹痛”。

“气血两虚和瘀滞胞宫是产后腹痛的主要原因，所以调理时应分清证型，对症调理。”

为什么产后会出现腹痛呢？现代医学认为，产后腹痛发生的原因包括生理性的子宫收缩以及哺乳；不注意保暖，小腹受凉，缺少运动；或因产后站立、蹲下、坐卧时间过长，长时间保持一个姿势，不变换体位，引起瘀血停留，导致下腹疼痛坠胀，甚至引起腰酸、尾骨疼痛等。

中医认为，产妇平时身体虚弱，加之生产时失血过多，导致气血亏虚，胞宫（即子宫）失养，出现所谓的“不荣则痛”；或产妇由于受凉，情绪不定，或胎盘残留不下，导致气滞血瘀，瘀滞子宫，出现所谓的“不通则痛”。汉代《金匮要略》首次记载了产后腹痛的治疗方法，其中提及的当归生姜羊肉汤、枳实芍药散、下瘀血汤，至今仍为治疗此病的常用方。宋代《妇人大全良方》提出“儿枕腹痛”之名；明代《医学入门》指出产后腹痛除瘀血之外，更有气虚血虚之不同；清代《傅青主女科》将其归因于血虚血瘀，创立加减生化汤等。

如果新妈妈在分娩后的1~2日，小腹出现一阵阵的疼痛，持续2~3日消失，这是由于产后子宫的缩复产生的一种生理现象，一般不需要治疗。但是如果新妈妈小腹疼到难以忍受，持续不止，甚至影响到正常的休养和生活，那就需要治疗了。

中医把产后腹痛分为气血两虚型和瘀滞胞宫型两种类型。气血两虚型腹痛的特点一般为产后隐隐作痛，用手按揉则会稍觉舒服，伴病体虚弱，以面、睑、唇、舌、指甲的颜色淡白，脉细，恶露量少为主要表现。而瘀滞胞宫型腹痛的特点为恶露量少，色紫暗，小腹疼痛不移，按揉疼痛加剧，舌质紫暗，舌下络脉增粗、变长。

如何调理产后腹痛

对于气血两虚型产后腹痛，调理应补气补血，可服用当归生姜羊肉汤来进行食疗；对于瘀滞胞宫型腹痛，可服用加减生化汤来化瘀血，生新血；而对于有胎盘、胎膜残留，疼痛剧烈，服药无效的患者就要采用中西医结合法综合治疗。

新妈妈日常应注意生活各方面的调养，以预防产后腹痛。

▶ 要保障充足的睡眠，注意保暖防风，避免腹部着凉。

▶ 要用热水洗浴，保持阴部卫生。

▶ 适当活动，避免一种体位过久。

▶ 饮食上宜清淡而富有营养，多吃一些鱼类、蛋类和新鲜的水果蔬菜。

▶ 产后腹痛多见于经产妇，应做好产后护理工作，不宜过早进行性生活。

▶ 新妈妈在产后应消除恐惧与精神紧张，注意自我情绪调整，尽量做到放松身心。

▶ 密切观察子宫缩复情况，注意子宫底高度及恶露变化。如疑有胎盘、胎膜残留，应及时去医院检查处理。

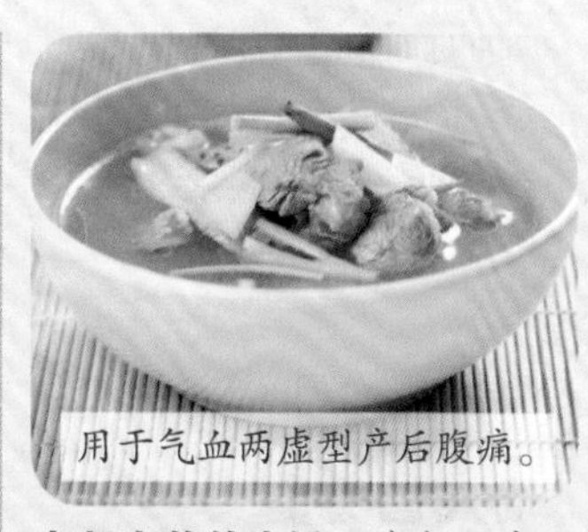

用于气血两虚型产后腹痛。

当归生姜羊肉汤 当归 9 克，生姜 15 克，羊肉 500 克，葱段、盐各适量。生姜切片，羊肉洗净斩块，入水汆烫备用。所有材料放入锅中，加适量水，小火煲至羊肉熟烂即可。本方可补养气血、散寒止痛。

加减生化汤，活血化瘀的良方

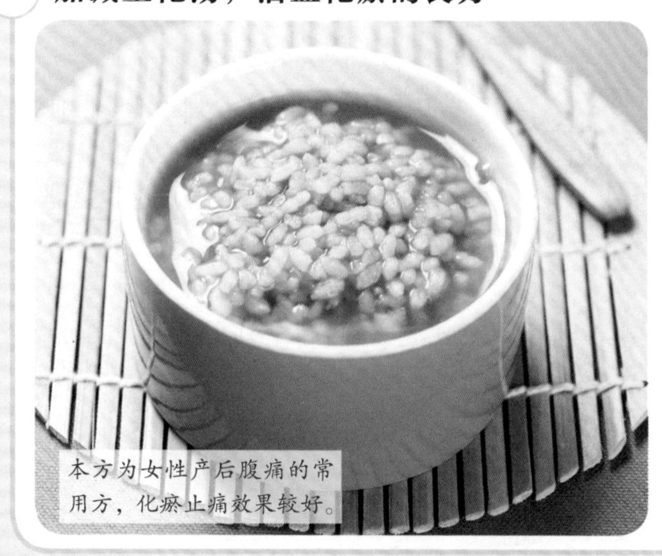

本方为女性产后腹痛的常用方，化瘀止痛效果较好。

全当归 24 克，川芎 9 克，桃仁（去皮尖，研）6 克，干姜（炮黑）、甘草（炙）各 2 克，水煎取汁。将药汁与粳米同煮成粥。此方中全当归补血活血、化瘀生新、行滞止痛；川芎活血行气；桃仁活血化瘀；干姜散寒止痛。总而言之，本方具有活血化瘀、温经止痛的功效。

产后恶露不绝

产后随着子宫内膜脱落，含有血液、坏死的内膜组织经阴道排出的现象就称为恶露，这是产妇在月子里的正常生理现象。恶露有血腥味，但无臭味，其颜色及内容物会随着时间而变化，一般持续 4~6 周。如果超出上述时间仍有较多恶露排出，则称之为产后恶露不绝。

恶露的类型

现代医学认为，产后恶露不绝属于晚期产后出血范畴，并将恶露分为 3 种类型。

◎按出现时间的早晚来看，首先出现的是血性恶露，时间为产后 3~4 天，大量流出的血液色鲜红，量多，有时有小血块。

◎其后是浆液恶露，特点是色淡红，含多量浆液，持续 10 天左右，有少量血液，但有较多的坏死内膜组织。

◎最后是白色恶露，约持续 3 周，质地黏稠，色泽较白，含大量白细胞、坏死组织、表皮细胞及细菌等。

古人在这方面的论述颇多，如《金匮要略》将本病称之为“恶露不尽”；隋代《诸病源候论》认为本病可由“风冷搏于血”“虚损”以及“内有瘀血”所致；明代《景岳全书》也提出了血热、气血俱虚、肝火、风热等原因所致本病。

产后恶露不绝的病因

无论是剖宫产产妇，还是顺产产妇，都容易因宫内残留物、宫腔感染、子宫收缩不良等因素引起恶露不绝。

中医认为，恶露是血所化，而血则来自脏腑，因此恶露不绝的病机主要有气虚、血瘀和血热这 3 种。这也是恶露不绝的主因。

女人以气血为本，而分娩则会耗伤气血，气虚不能固摄血液导致恶露不绝。这种恶露的颜色比较淡，质地比较清稀，无臭气；而产后胎盘、胎膜残留引起瘀血内留，形成的恶露颜色多暗，并夹有血块，同时还伴随小腹刺痛；若是由于

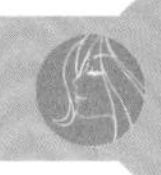

热迫血行而导致的恶露多为紫红色，质地比较黏稠，并有臭气。

现代医学认为，产后恶露不绝的原因有：子宫内膜炎；部分胎盘、胎膜残留；子宫肌炎或盆腔感染；子宫黏膜下肌瘤；子宫肌壁间肿瘤；子宫肌腺瘤；子宫过度后倾、后屈；羊水过多，胎盘过大使子宫肌肉收缩力弱而影响子宫复旧；子宫滋养细胞肿瘤。另外，剖宫产术后，子宫壁切口裂开、手术时止血不彻底或因术后感染，影响子宫复原也会导致流血不止。

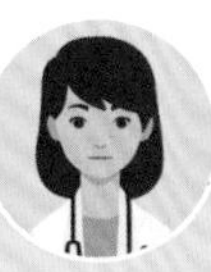

谢老师
开讲啦

为防止产后恶露长时间不绝，新妈妈们需要在分娩前积极治疗各种与妊娠相关的疾病，如妊娠高血压、贫血、阴道炎等；还要注意阴道卫生，最好每天用温水清洗外阴部；多让宝宝吃奶，宝宝吃奶时，吸吮奶头，可引起反射性子宫收缩，有利于子宫腔内的恶露排出。

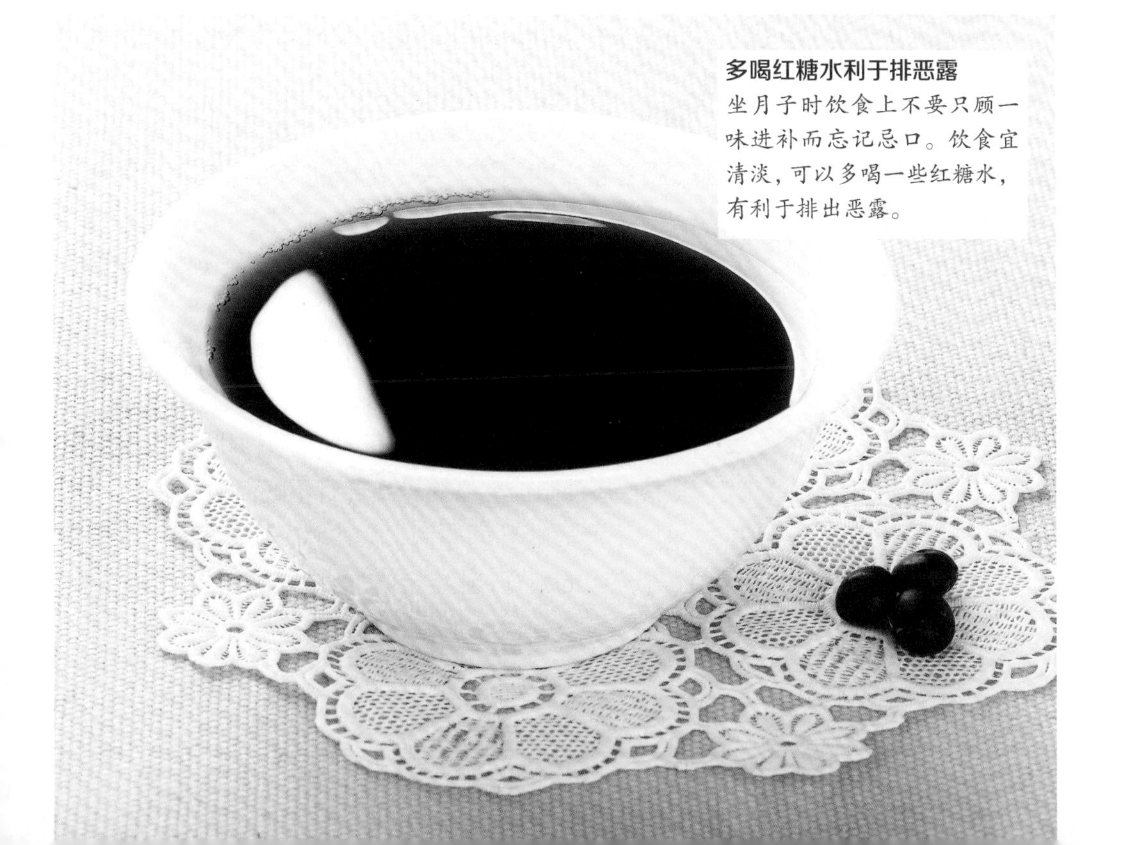

多喝红糖水利于排恶露
坐月子时饮食上不要只顾一味进补而忘记忌口。饮食宜清淡，可以多喝一些红糖水，有利于排出恶露。

产后缺乳

顾名思义，产后缺乳是指哺乳期内产妇乳汁过少或者全无，又称为产后乳汁不行。

“产后尽早让宝宝吸吮妈妈乳头，母乳按需喂养，保证妈妈营养，避免精神刺激等是预防产后缺乳的有效措施。”

对于宝宝而言，母乳无疑是营养充分、有利于宝宝吸收和成长的理想食物，但是有很多新妈妈会出现乳汁过少的症状。

中医对缺乳的研究由来已久。隋朝的《诸病源候论》认为其病因为“既产则血水俱下，津液暴竭，精血不足”；唐代《备急千金要方》则列出治疗妇人乳无汁的 21 副下乳方，其中就有大家熟知的猪蹄汤、鲫鱼汤；《妇人大全良方》认为“乳汁乃气血所化，主张补气养血，调补冲任而通乳”，且一直延续至今；清代《傅青主女科》着眼于气血，虚则补之，实则疏之，认为“阳明气血自通，则乳亦通”。

可是为什么在物质生活如此丰富的今天还会有缺乳现象呢？

现代医学认为，乳汁的分泌与母亲的精神、情绪、营养、休息、喂养宝宝的习惯有关，乳汁过少可能是由于乳房发育不良、乳房导管阻塞，或是产后出血过多，感染引起腹泻等疾病所致。另外，精神刺激如焦虑、恐慌、烦恼、悲伤也会导致乳汁分泌减少。

而中医则认为，缺乳的病机不外乎虚实两方面。虚证是由于气血虚弱而致乳汁生化不足；实证则是由于情志不畅、肝郁气滞，或素体肥胖，产后嗜食肥甘厚味，脾失健运，聚湿成痰，痰浊阻滞乳络等导致乳行不畅而引发缺乳。

了解了产后缺乳的原因，怎么解决缺乳问题，为宝宝提供一个充足的粮仓，让宝宝吃饱呢？

如何调理产后缺乳

对于气血虚弱导致的产后缺乳患者来说，调理原则为补气养血，佐以通乳。方药可用黄芪、当归同炖猪蹄；乳房有块者可用橘皮煎水外敷；乳汁不下可用猪蹄和通草同炖，食猪蹄饮汤水，去通草。

产后缺乳让很多新妈妈非常着急，但越是这个时候越要保持心情的舒畅，否则可能会加重缺乳现象。注意以下几方面可以防治产后缺乳。

▶ 要尽早哺乳，以刺激乳汁尽早分泌。早接触、早吸吮有助母乳顺利下行。注意一定要按需哺乳而不是定时喂奶。

▶ 要进补一些催乳的食物。产后应供给新妈妈高蛋白、高热量、高维生素的饮食，多吃新鲜蔬菜水果，尤其应注意增加鸡汤、鱼汤、肉汤等高汤类饮食。

▶ 新妈妈还要注意劳逸结合，保持心情舒畅，适当下床活动，有利于促进乳汁的分泌。

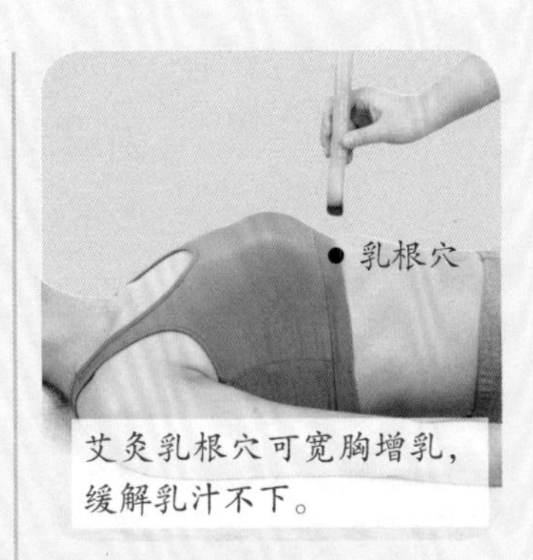

艾灸乳根穴可宽胸增乳，缓解乳汁不下。

艾灸疗法可通乳 取膻中穴、乳根穴、少泽穴、天宗穴，分别用艾条进行温和灸，每个穴位艾灸10~15分钟，以穴位皮肤感到温热舒适为宜。

通草猪蹄汤，可通乳

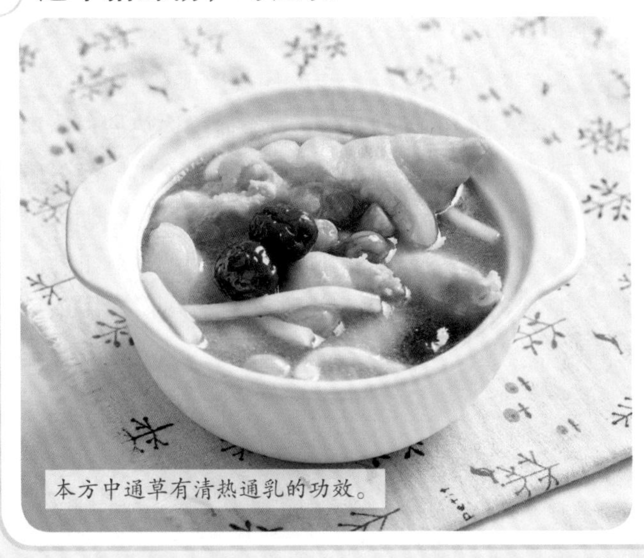
本方中通草有清热通乳的功效。

猪蹄2只，通草24克，红枣、花生、盐各适量。猪蹄洗净，入沸水中汆去血水；通草、红枣、花生分别洗净备用。锅中加适量水，放入猪蹄、通草、红枣和花生，加适量盐，大火煮沸后转小火，煮至猪蹄熟烂即可。

产后发热

产后发热为中医病名，类似于现代医学的产褥感染，是产褥期常见的严重并发症。产褥期内，出现发热持续不退，或突然高热寒战，并伴有其他症状者，称产后发热。如果是产后1~2日内，由于阴血骤虚，阳气外浮，而见轻微发热，无其他症状，此乃营卫暂时失于调和，一般可自行消退，属正常生理现象，不必过于紧张。

产后发热的类型

产后发热在中医上可分为5种类型。

◎ **感染邪毒型：**产后24小时至10天内寒战、高热不退，小腹疼痛拒按，恶露量或多或少，色紫黑，臭秽，心烦口渴，尿赤便结，舌红，苔黄腻，脉数有力。治宜清热解毒、凉血化瘀，方用五味消毒饮等。

◎ **外感风寒型：**发热恶寒，头身疼痛，无汗，咳嗽痰稀，鼻塞声重，舌苔薄白，脉浮紧。治宜疏风散寒、扶正解表，方用参苏饮等。

◎ **外感风热型：**发热，微恶寒，汗出，口干咽痛，咳嗽痰黄，舌苔薄黄，脉浮数。治宜疏风清热，方用银翘散等。

◎ **血瘀发热型：**产后发热，恶露不下或下之甚少，色紫暗有块，小腹疼痛拒按，舌紫暗有瘀点，脉弦涩。治宜活血化瘀，方用生化汤等。

◎ **血虚内热型：**产后低热不退或夜热早凉，眩晕，失眠，盗汗，手脚心热，面色苍白，舌淡，脉细数。治宜养血清热，方用八珍汤等。

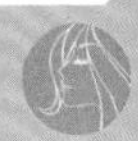

产后发热的病因

历代文献记载，引起产后发热的原因很多，主要有以下几点。

1. 感染邪毒。产时接生不洁，或产道损伤，或产后衣裤不洁，外阴护理不当，导致邪毒入侵而致。

2. 外感。产后元气虚弱，百脉空虚，腠理不密，时邪乘虚袭入，营卫不和，因而发热。

3. 血瘀。产后恶露不畅，瘀血停滞，阻碍气机，久而化热。

4. 血虚。产时失血过多，或素体血虚，产后更虚，营阴不足，虚热内生。

5. 伤食。产后脾运未复，饮食失节，运化失司，食滞内停，郁而化热。

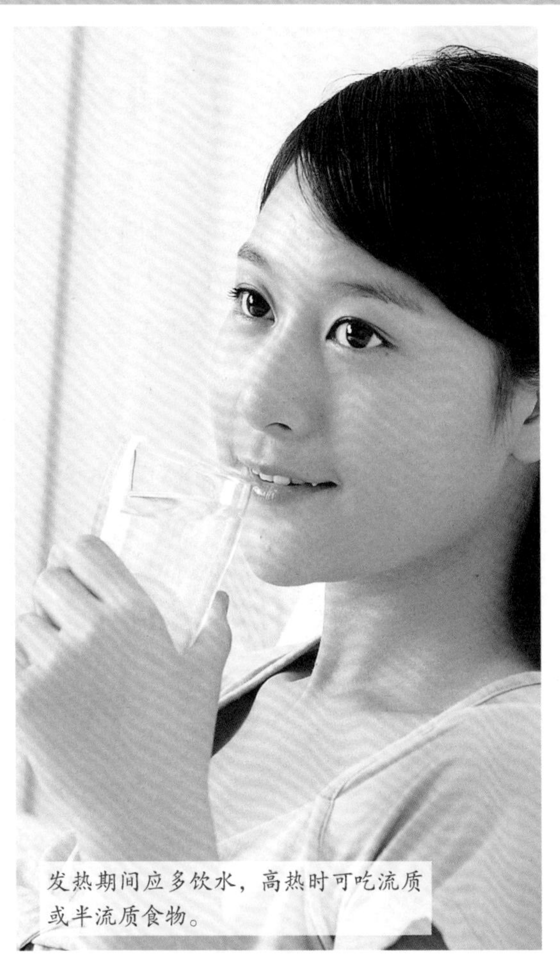

发热期间应多饮水，高热时可吃流质或半流质食物。

产后发热如何预防

产后发热虽然听着可怕，但是做好以下几个方面，就可以有效地预防。

①定期做好产前检查，注意孕期的卫生。产前患有贫血、营养不良、急性外阴炎、阴道炎和宫颈炎的新妈妈，应及时治疗。分娩后 2 个月内禁止性生活和盆浴。

②临产前应尽量进食和饮水，宫缩间隙抓紧时间休息，避免过度疲劳。对于有胎膜早破、产程延长、软产道损伤和产后出血者，除对症治疗外，还应给予抗生素预防感染。

③产后要注意卫生，保持会阴清洁，尽可能早点下床活动，以促进子宫收缩和恶露的排出。

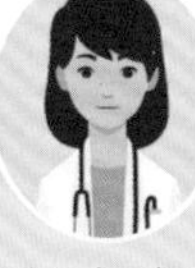

谢老师
开讲啦

治疗产后发热应以调气血、和营卫为主，应重视产后多虚多瘀的特点，实证亦不可过于发表攻里，但又不可不问证型片面强调补虚，而忽视外感邪毒和里实之证，致犯虚实之戒。其中感染邪毒型为产后发热之重症、危症，可采用中西医结合治疗。

产后汗证

产后汗证是指在产褥期内汗出过多，日久不止的一种病症，包括产后自汗和产后盗汗两种。如果在白天汗出过多，活动后加剧称之为自汗，相反睡觉时汗出，醒来即止则为盗汗。

“加强产后营养及适当锻炼，以增强体质，调和营卫。适寒温，慎起居，防外感。”

很多新妈妈会出现产后出汗，喂奶、排便、吃饭、穿衣、稍微活动时就汗出如雨的情况。

这时要视情况而定，如果因产后气血骤虚、腠理不密而致出汗，正常情况下可在数天后营卫自调而缓解。但如果一直出汗较多，久久不愈，就要引起重视了。

中医认为，产后汗出，多因体质素虚，失血过多，气血不足，致气虚失于固摄而汗出；或素体阴虚，产时阴血大量亡失，阴虚内热，睡眠时阳不入阴，迫津外泄而致盗汗。

宋代的《妇人大全良方》将本病分为虚汗和盗汗两类。汉代《金匮要略·产后病脉证治》认为“新产血虚，多汗出”。唐代《经效产宝》提出的治疗本病的玉屏风散加减，是后世治疗产后汗证的基础方。

现代医学认为，女性孕期内分泌变化较大，与孕妇体内雌性激素、孕激素、肾上腺素等多种功能旺盛有关。孕妈妈基础代谢加快，体内血容量增加，大量水液储存；分娩之后新妈妈新陈代谢降低，加之产后喝很多的营养汤液，为了减轻心脏负担，促进产后恢复，身体会自动将体内存留的水液转化为汗液排出体外。

怎样才能判断自己是气虚还是阴虚呢？

气虚就是白天出汗，活动时出汗加剧、倦怠乏力，气短懒言，舌质淡，脉细弱等；而阴虚则是睡觉时出汗，醒时则止，口燥咽干，面色潮红，腰膝酸软，舌红少苔，脉细数等。

知道了自己是哪种体质类型，就可以有针对性地进行调理。

如何调理产后汗证

对于气虚自汗要通过益气固表加强机体防护来止汗，首先是生活调理，亦可服用中药来益气固表、收敛固涩、滋养阴血。阴虚盗汗则要益气养阴、生津敛汗。

产后汗证影响日常生活，让很多新妈妈们非常着急，但是这个时候一定不能慌乱急躁，否则可能会加重出汗症状。

▶ 补气固表。食用养阴生津、和营止汗的药膳、药茶、药粥等，如山萸肉和生山药水煎服用。

▶ 汗出后及时擦干身体，更换内衣。

▶ 避风寒，以防感冒。多走多动，以增强体质，调和营卫，促进身体恢复。

▶ 多喝温开水，卧床休息，避免过冷过热的刺激，饮食忌辣椒、姜、葱、蒜等辛辣发散之品。

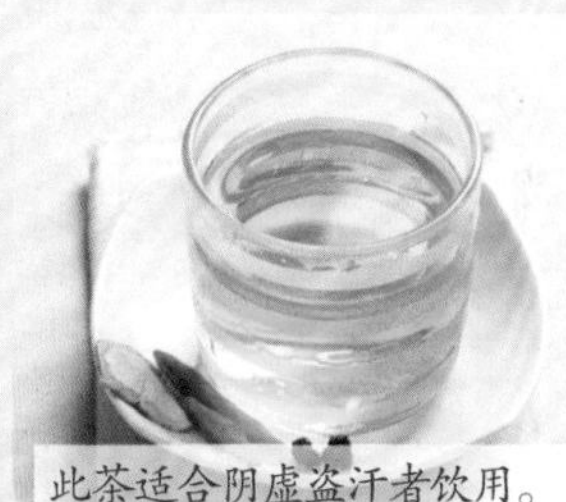
此茶适合阴虚盗汗者饮用。

人参麦冬五味子饮 人参、麦冬各1.5克，五味子7粒，煎水，与梨汁、西瓜汁、白糖搅匀代茶饮。此茶饮可滋阴润肺，缓解潮热盗汗。

沙参麦冬老鸭汤，可养阴滋补

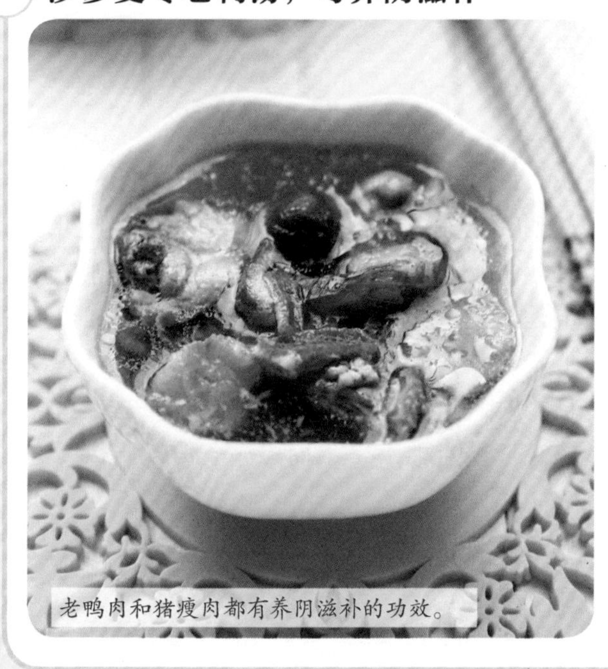
老鸭肉和猪瘦肉都有养阴滋补的功效。

老鸭肉200克，猪瘦肉150克，玉竹、龙眼肉、陈皮各10克，沙参50克，麦冬20克，老姜1块，盐适量。老鸭肉和猪瘦肉分别处理干净，切成小块；玉竹、沙参、麦冬、龙眼肉、陈皮用冷水浸泡10分钟后取出；老姜切片。老鸭肉块和猪瘦肉块放入汤煲中，加入足量的冷水大火烧开，调成小火，用汤勺撇去浮沫，放入剩余材料后加盖，用中火煲2小时，食用时调入盐即可。

产后抑郁

产后抑郁是指女性在分娩后出现以情绪低落、精神抑郁为主要症状的疾病，还伴有易怒、失眠、终日以泪洗面等症状。一般发生在产后的 6 周内，病情较轻的可以在 3~6 个月内恢复，严重者则长达产后数年。如果不及时诊治很可能出现无法挽回的悲剧。

产后抑郁要引起重视

经常有新闻会提到产妇产后抑郁的事件，有的非常严重，甚至危及产妇和新生儿的性命。而这样的事情或许就在你我身边。大部分男性或是未生过孩子的女性都不理解产后抑郁到底是怎么一回事，更有甚者认为这只是新妈妈们的矫情或没事找事。产后抑郁真的不可小觑，一旦发生，不仅会危害产妇的身心健康，还会影响到宝宝，严重者会产生自杀或是杀婴的行为。

产后抑郁的调理

◎ **自我调节：**可以偶尔放下宝宝看看书，听听音乐，欣赏美术作品，以缓解自己的负面情绪，让自己逐渐开朗，愉悦，心平气和，多与人沟通，保持好心情。

◎ **调整心态：**没有人能做一个完美的妈妈，不要对自己要求太高，适当降低心理预期可以减轻一些负担。

◎ **适当放松：**照顾新生宝宝是个体力活，宝宝睡眠不规律，所以宝宝休息的时候自己也要尽量休息。适当地丰富自己的生活，外出游玩、散步，放松自己。

◎ **主动治疗：**当感到无助、情绪崩溃时，可以向自己的伴侣、闺密、父母倾诉，寻求帮助，不要自己扛着。当这些办法都没有用时，应该积极就医，及时治疗产后抑郁。

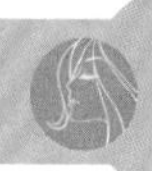

产后抑郁是怎么形成的

中医认为，产后新妈妈多血虚，血不足以养心而致心神失养；或是忧愁思虑、损伤心脾；或是情志不遂、肝气郁结；或是产后血瘀闭于心、神明失常而致产后抑郁。宋代《妇人大全良方》较广泛地论述了相关疾病，如产后癫狂、产后狂言谵语如有神灵、产后不语、产后乍见鬼神等。明代《万氏妇人科》记载本病发生的根源在于“产后血虚，败血停积”，可用茯神散和七珍散等方剂。

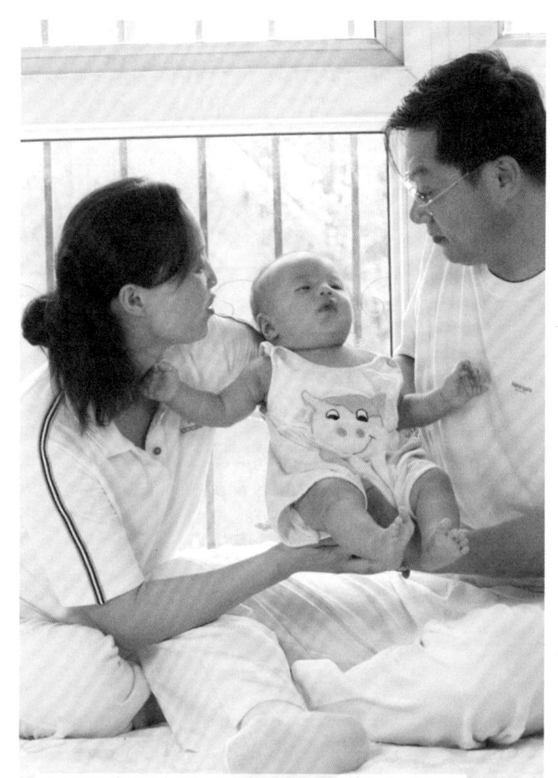

多与家人沟通，及时调整自己的不良情绪，才可安全度过产后抑郁时期。

产后抑郁的影响因素

现代医学认为，产后抑郁的发生与很多因素有关。首先，产妇因生产内分泌发生急剧的变化，孕期体内的雌性激素、孕激素水平偏高，产后这些激素会急剧下降至正常水平，会导致新妈妈情绪低落、抑郁；其次，与家庭环境有关，孕妈妈在孕期是全家的重点保护对象，而分娩后很多家庭关注的对象则换成了宝宝，新妈妈心理落差极大，再加上有的新爸爸不够体贴，夫妻关系不好，很容易引起产后抑郁；最后，就是新妈妈自身的因素，有的新妈妈平时就过于敏感，容易焦虑、情绪低落，是引起产后抑郁的主观原因。

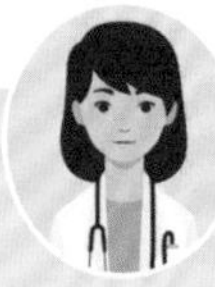

谢老师 开讲啦

夫妻一起提前了解产后身体变化的知识，做好心理准备，努力营造良好的家庭氛围，处理好宝宝、夫妻、长辈之间的关系，是预防产后抑郁的有效措施。家人需要给予新妈妈心理上的安全感和生活上的照顾。

图书在版编目（CIP）数据

调理月经暖养子宫　气色好百病消 / 谢文英，陈晓辉著．
-- 南京：江苏凤凰科学技术出版社，2020.11
（汉竹·健康爱家系列）
ISBN 978-7-5713-1347-0

Ⅰ．①调… Ⅱ．①谢… ②陈… Ⅲ．①月经病－中医妇科学 Ⅳ．① R271.11

中国版本图书馆 CIP 数据核字 (2020) 第 148609 号

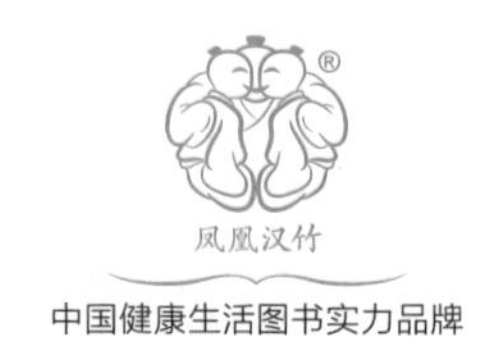

中国健康生活图书实力品牌

调理月经暖养子宫　气色好百病消

著　　者　谢文英　陈晓辉
编　　著　汉　竹
责任编辑　刘玉锋　黄翠香
特邀编辑　张　瑜　蒋静丽
责任校对　杜秋宁
责任监制　刘文洋

出版发行　江苏凤凰科学技术出版社
出版社地址　南京市湖南路1号A楼，邮编：210009
出版社网址　http://www.pspress.cn
印　　刷　合肥精艺印刷有限公司

开　　本　720 mm × 1 000 mm　1/16
印　　张　13
字　　数　260 000
版　　次　2020年11月第1版
印　　次　2020年11月第1次印刷

标准书号　ISBN 978-7-5713-1347-0
定　　价　39.80元（附赠：谢老师讲课视频）